Angelika Gräfin
Wolffskeel von Reichenberg

DEINE NAHRUNG SEI DEIN HEILMITTEL

Ernährung im Biorhythmus

Haben Sie Fragen an die Autorin?
Anregungen zum Buch?
Erfahrungen, die Sie mit anderen teilen möchten?

Nutzen Sie unser Internetforum:
www.mankau-verlag.de

mankau

Bibliografische Information der Deutschen Nationalbibliothek
Die Deutsche Nationalbibliothek verzeichnet diese Publikation in der Deutschen Nationalbibliografie; detaillierte bibliografische Daten sind im Internet über http://dnb.d-nb.de abrufbar.

Angelika Gräfin Wolffskeel von Reichenberg

Deine Nahrung sei dein Heilmittel

Ernährung im Biorhythmus

ISBN 978-3-938396-03-2

3. Auflage 2012
(2. Aufl. 2011, 1. Aufl. 2006)

Mankau Verlag GmbH
Postfach 13 22, 82413 Murnau a. Staffelsee
Im Netz: www.mankau-verlag.de
Internetforum: www.mankau-verlag.de/forum

Gestaltung des Umschlags (Außenseiten):
Johannes Wiebel, HildenDesign, München

Gestaltung von Innenteil und Umschlag (Innenseiten):
Heike Brückner, Grafikstudio Art und Weise, Regensburg

Druck: Westermann Druck Zwickau GmbH, Zwickau/Sachsen

FSC
www.fsc.org
MIX
Papier aus verantwortungsvollen Quellen
FSC® C110508

Der Inhalt wurde auf chlorfrei gebleichtem Recyclingpapier gedruckt.

Hinweis des Verlags
Die Autorin hat bei der Erstellung dieses Buches Informationen und Ratschläge mit Sorgfalt recherchiert und geprüft, dennoch erfolgen alle Angaben ohne Gewähr; Verlag und Autorin können keinerlei Haftung für etwaige Schäden oder Nachteile übernehmen, die sich aus der praktischen Umsetzung der in diesem Buch dargestellten Empfehlungen ergeben. Bitte respektieren Sie die Grenzen der Selbstbehandlung und suchen Sie bei Erkrankungen einen erfahrenen Arzt oder Heilpraktiker auf. Die vorgestellten Therapievorschläge sollen den Besuch beim entsprechenden Facharzt nicht ersetzen, sondern ergänzen.

Inhalt

Vorwort 7

I. Grundlagen einer ausgewogenen Ernährung 9

1. Einführung 9
   Lebens-Mittel 9
   Stoffwechsel 14
   Energiebedarf 17
2. Bausteine der Ernährung 19
   Proteine (Eiweiße) 21
   Fette 23
   Kohlenhydrate 26
   Vitamine 29
   Mineralstoffe 38
   Spurenelemente 49
   Antioxidantien (Radikalfänger) 61
   Sekundäre Pflanzenstoffe 64
   Gewürze und Küchenkräuter 80
   Wasser 87

II. Ernährung im Biorhythmus 95

1. Der Beginn des Lebens 96
2. Berufstätige und ältere Menschen 105
3. Die Organuhr 108
   Spätsommer/Frühherbst (Magen, Milz, Bauchspeicheldrüse) 110
   Der Herbst (Lunge, Dickdarm) 117
   Der Winter (Nieren, Blase) 125
   Der Frühling (Leber, Galle) 133
   Der Sommer (Herz, Dünndarm, Blut) 142
4. Seine Mitte pflegen – mit gesunder Ernährung 146
5. Psyche und Nerven – Nahrung für die Seele 149

III. Säure-Basen-Haushalt **153**

IV. Allergien **167**

V. Diabetes **177**

VI. Rheuma **185**

VII. Fasten und Kuren **191**

VIII. Praktische Empfehlungen zur Ernährung **209**

1. Goldene Regeln einer gesunden Ernährung 209

2. Allgemeine Ernährungsempfehlungen 211

3. Tagesablauf einer gesunden Ernährung 219

4. Diätanleitung zur Entlastung des Stoffwechsels 224

IX. Ausgewählte Rezepte **225**

1. Rezepte für den Alltag 226

2. Besondere Empfehlungen 249

Anhang **269**

A. Die wichtigsten Apfelsorten 269
B. Meine Wildkräuter-Favoriten 271
C. Bärlauch – eine wirkungsvolle Heilpflanze 276
D. Die Aspartam-Krankheit 279
E. Stevia – die süße Alternative zum Zucker 282
F. Trennkost bei Verdauungsschwäche 283
G. Grüne Mineralerde 284
H. Basen-Tipps 285
I. Kochen mit dem Dampfkochtopf 286
J. Hände weg von der Mikrowelle! 287
K. Gesundheitsgefährdung durch geopathogene Zonen 289
L. Das Immunsystem hört mit 291

Zur Autorin 295
Weitere Veröffentlichungen der Autorin 297
Literatur und Quellen 299
Stichwortregister 301

Vorwort

Eure Nahrung soll Euer Heilmittel sein.
Eure Heilmittel sollen Eure Nahrung sein.

Hippokrates (460–370 v. Chr.)

Schon die Ärzte in Antike und Altertum kannten die Heilkraft der Nahrung und arbeiteten gezielt mit dieser Heilkraft. Heutige Ernährungsberatung konzentriert sich meist auf einzelne Komponenten wie Vitamine, Mineralstoffe oder setzt bei Erkrankungen an, wie zum Beispiel erhöhtem Cholesterin. Das Wissen der Alten – „Eure Nahrung soll Euer Heilmittel sein" – ist nach wie vor therapeutisches Fundament zum Erhalt der Gesundheit. Jeder, der ein Essen zubereitet, ist im Grunde ein/e „Medizinfrau/-mann", wenn sie/er aus der Komposition der Lebensmittel und den dazugehörigen Kräutern und Gewürzen während des Kochvorgangs ein völlig neues Lebensmittel („Heilmittel" – Mittel zum Heilen, zum Heilsein) erschafft.

Über das Rezept für ein langes und gesundes Leben ist im Grundlagenwerk „Huang Di Nei Jing" der Traditionellen Chinesischen Medizin und Akupunktur (verfasst u. a. vom Gelben Kaiser Huang Di, ca. 2698–2598 v. Chr.) Folgendes zu lesen:

„In alten Zeiten orientierten sich die Leute an den Gesetzen der Natur: Sie waren zurückhaltend in Essen und Trinken, gingen zu gleichen Zeiten ins Bett und standen ebenso auf, sie mäßigten ihre Begierden und gingen achtsam mit der Lebenskraft um. Sie vermieden krankmachende Einflüsse und waren reinen Herzens. Die Hauptaufgabe des Arztes ist, dies zu lehren und die Leute anzuleiten."

Es ist bemerkenswert, dass dieser Kaiser seinerseits bei seinem Gesundheitsappell auf „alte Zeiten" Bezug nimmt und diese als Vorbild für sein Publikum heranzieht, das schließlich im 3. Jahrtausend vor Christus gelebt hat.

Auch wir sollten uns nicht scheuen, aus der Vergangenheit Erhaltenswertes für die heutigen Menschen fruchtbar zu machen. Dieses Buch möchte einen Beitrag dazu leisten.

Angelika Gräfin Wolffskeel von Reichenberg

I. Grundlagen einer ausgewogenen Ernährung

1. Einführung

Lebens-Mittel

Man verdeutliche sich den Begriff „Lebensmittel“: Mittel, um zu leben. Der menschliche Körper ist auf die Zufuhr von Lebensmitteln wie Obst, Gemüse, Wasser usw. angewiesen. Nur dadurch ist er lebensfähig.

„Lebensmittel“ bedeutet auch, dass das Lebensmittel selbst lebt. Ein Beispiel hierzu: Ein Boskoop-Apfel, der im September/Oktober geerntet wird, ist erst im Dezember/Januar genießbar. Würden wir ihn vorzeitig essen, bekämen wir Bauchschmerzen, Magenkrämpfe, ja eventuell sogar Durchfall. Wir wissen: Er muss zuerst reif werden. Im Keller bei ordnungsgemäßer Lagerung vollendet der Apfel seine Reife durch die weiter ablaufenden Stoffwechselschritte und wird dadurch erst genießbar und ein genussvolles Lebensmittel.

Die Suche beginnt bei den geeigneten Lebensmitteln. Und diese wachsen in der Regel vor unserer Haustüre, im Garten oder zumindest in der heimischen Region auf den Feldern. Unsere Nahrung sollte aus Lebensmitteln bestehen, die uns zur Gesundung dienen. Immerhin geht unser Wort „Nahrung“ auf den althochdeutschen Begriff „nara“ zurück, was so viel wie „Rettung“ bedeutet.

Lebensmittel – so naturnah wie möglich!

In § 5 regelt das Lebensmittel- und Futtermittelgesetzbuch (LFGB): *„Es ist verboten, Lebensmittel für andere derart herzustellen oder zu behandeln, dass ihr Verzehr gesundheitschädlich (…) ist (…).“*

Doch wir essen und trinken uns krank, denn unsere Lebensmittel sind verstrahlt, genmanipuliert, denaturiert. Lebensmittel sollten so wenig wie möglich mit Schadstoffen belastet und frei von Konservierungsstoffen und Genmanipulation sein. Warum? – Wir wissen noch lange nicht, wie alle Stoffwechselvorgänge in den Pflanzen, Tieren und in uns selbst ablaufen. Im Labor kann ein Gentransfer gelingen, wie sich dies aber in der weiteren Entwicklung darstellt, bleibt uns verborgen. Es besteht eine große Gefahr für Lebensmittelallergiker: Bis jetzt konnten sie die bekannten allergieauslösenden Nahrungsmittel einfach meiden. Nun aber laufen sie bei fehlender Kennzeichnung Gefahr, vielleicht gerade ein Lebensmittel zu essen, bei dem durch Genmanipulation ein Gen eingesetzt wurde, auf das sie allergisch reagieren. Nicht nur für Allergiker wird Gentech-Nahrung zunehmend zum „Russischen Roulette"!

Deshalb:

- Keine genmanipulierte Nahrung!
- Keine Konservierungsstoffe (wer lässt sich schon gerne konservieren?)!
- Keine Farb- und Zusatzstoffe (verändern die eigene Individualität)!
- Keine Antioxidationsmittel!
- Keine Weichmacher (machen mich weich und gefügig)!
- Keine Stabilisatoren (wer will mich erstarren lassen?)!
- Keine Geschmacksverstärker (kein Recht auf eigenen Geschmack?)!
- Keine Emulgatoren, Insektizide, Herbizide, Fungizide, Schwermetallbelastung, Abgase, Elektrosmog, Radioaktivität usw.!

Nun verstehen Sie, warum ich denaturierte Nahrung wie Weißmehle, Zucker, Fertiggerichte, Fast Food, Dosengerichte, gepökelte, geräucherte und geröstete Lebensmittel weder esse noch empfehle. Sie verdienen nicht das Wort „Lebens-Mittel", denn sie rauben uns unsere Energie und machen geradezu aggressiv.

Ebenso wenig empfehlenswert sind verschiedenerlei Zusätze in unseren Lebensmitteln. Der deutsche Gesetzgeber toleriert mindestens 200 offiziell erlaubte Zusatzstoffe. Weitere 320 Stoffe dürfen gemäß EU-Richtlinien in unserem Essen verwendet werden. Nur ein Teil dieser Zusatzstoffe ist deklarierungspflichtig.

Auch Lebensmittel mit Rückständen von Spritzmitteln sollte man tunlichst meiden, sofern dies dem normalen Verbraucher überhaupt möglich ist. Ein Beispiel hierzu sind die krebserregenden Spritzmittel Lindan und E 605. Sie wurden zwar in Deutschland verboten. Dies führte jedoch nur zu einer Verlagerung der Betriebe ins Ausland. Die Gifte kommen über den Import von Obst, Gemüse, Lederwaren, Möbeln, Teppichen, Stoffen und Kleidern aus der „Dritten Welt" zu uns zurück.

Lebensnotwendige Nährstoffe

Wir sollten unsere Lebensmittel stets so verarbeiten, dass sich der Gehalt an lebensnotwendigen Nährstoffen nicht vermindert.
„Lebensnotwendig" deshalb, weil der Körper sie nicht selbst herstellen kann, sie aber braucht. Mit Hilfe der essentiellen Nährstoffe – wie Vitamine, Mineralien, Spurenelemente – ist der Körper in der Lage, die Nahrung aufzuspalten, abzubauen und neue körpereigene Stoffe wie die Eiweißverbindungen Albumine und Globuline herzustellen. Die essentiellen Nährstoffe dienen als Katalysa-

toren im Stoffwechsel. Ein Mensch besteht aus Billionen von Zellen, die geteilt, erneuert, erhalten und aussortiert werden müssen. Dies läuft vom ersten Moment der Zellteilung bis zum Tode den eigenen Gesetzen folgend ab. Mineralstoffe und Spurenelemente steuern über eine Million verschiedener Stoffwechselvorgänge in unserem Körper – Tag für Tag. Als Beispiel sei Magnesium genannt, ein Mineralstoff, welchen der Körper nicht selbst herstellen kann, also über Nahrung aufnehmen muss. Alleine 420 Stoffwechselvorgänge sind an Magnesium gebunden.

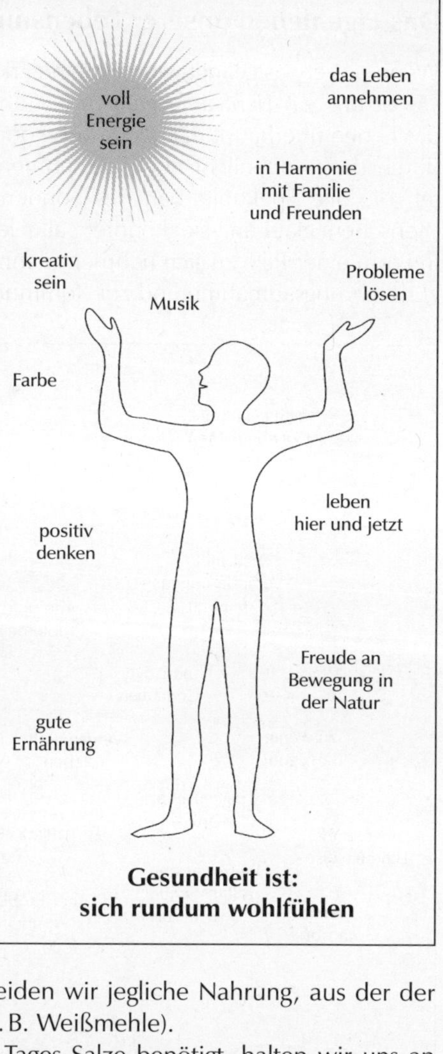

Gesundheit ist: sich rundum wohlfühlen

Biochemische Salze

Das Zellenleben unseres Körpers hängt von den Mineralsalzen ab, die den Kräftezustand oder die Energie der Zellen bestimmen, man spricht deshalb von den biochemischen Salzen (Mineralsalze). Je mehr biochemische Salze der Zelle zur Verfügung stehen, umso mehr Vitamine und Lebenskräfte entwickelt sie, umso weniger Bakterien, Krankheitskeime und organische Leiden treten auf. Deshalb meiden wir jegliche Nahrung, aus der der Körper keinen Nutzen ziehen kann (z. B. Weißmehle).

Wenn unser Körper im Laufe des Tages Salze benötigt, halten wir uns an Körnerfrüchte und Gemüse, aber immer in bescheidenen Mengen. Denn je mehr Verdauungsarbeit der Körper zu leisten hat, umso mehr Tätigkeit müssen die Organe entfalten. Überanstrengen wir sie, leiden vor allem Milz und Bauchspeicheldrüse – und in der Folge schwächen sich Nieren, Harnkanäle und Blase. Damit beginnen Gesundheitsstörungen oder Leiden und das Denken wird unklar.

(Weitere Informationen zu den „Schüßlersalzen" finden Sie in meinem Ratgeber „Die 12 Salze des Lebens – Biochemie nach Dr. Schüßler".)

Das Eigenleben unserer Lebensmittel

Wenn uns etwas gelingt, weil wir eine Erkenntnis gemacht haben, so sagen wir: *„Es ist uns ein Licht aufgegangen."* Strahlungsenergie stellt die Grundlage für das Leben überhaupt dar. Doch wie können wir diese Strahlungsenergie außer durch das Sonnenlicht noch aufnehmen? – ... Natürlich über die Lebensmittel, die alle Spektralfarben des Sonnenlichts in sich vereinigen. Wenn nun Menschen glauben, sie könnten alle lebensnotwendigen Nährstoffe täglich in Form einer Pille zu sich nehmen, dann irren sie. Unser Essen dient nicht nur zur Nahrungsaufnahme und zur Kommunikation der Familienmitglieder untereinander, es dient vielmehr zur Lebensfreude und vor allem zum Lebenserhalt.

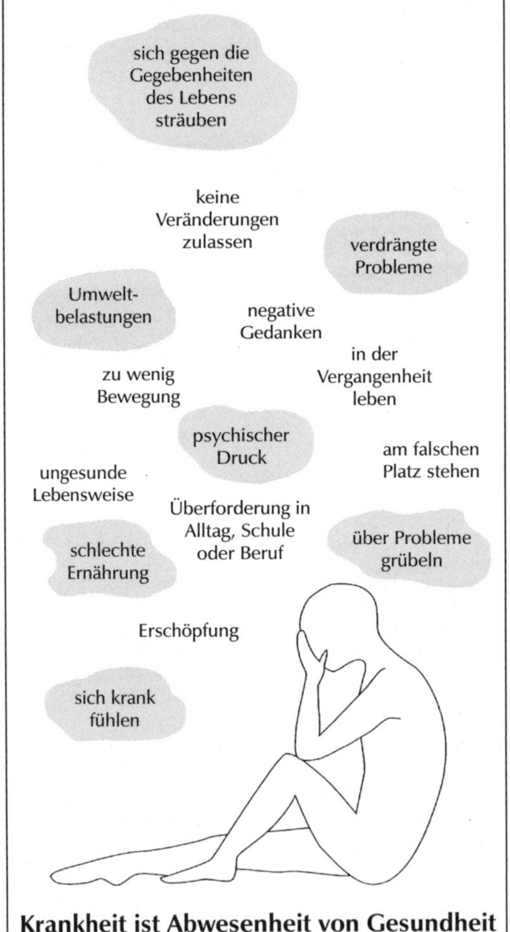
sich gegen die Gegebenheiten des Lebens sträuben
keine Veränderungen zulassen
verdrängte Probleme
Umweltbelastungen
negative Gedanken
in der Vergangenheit leben
zu wenig Bewegung
psychischer Druck
am falschen Platz stehen
ungesunde Lebensweise
Überforderung in Alltag, Schule oder Beruf
über Probleme grübeln
schlechte Ernährung
Erschöpfung
sich krank fühlen

Krankheit ist Abwesenheit von Gesundheit

Lebendige Lebensmittel haben ein Eigenleben. Dieses Eigenleben ist nach heutigen Erkenntnissen durchaus nachvollziehbar und damit beweisbar geworden. Was unsere Vorfahren als tiefes Wissen immer schon wussten: Lebensmittel sind lebenserhaltend und lebendig. Lassen Sie mich dazu etwas weiter ausholen.

Eine gesunde Zelle in unserem Organismus hat 90 Millivolt Spannung. Wenn wir bedenken, dass die natürlichen Funktionen im menschlichen Körper, wie Nerven und Gehirnströme, mit wenigen tausendstel Volt arbeiten, wird uns klar, dass die von außen auf uns einwirkenden Störungen unseren Körper beeinflussen. Unsere Lebensvorgänge werden durch diese winzigen Signale (elektromagnetische Schwingungen), die unsere natürlichen Impulsgeber aussenden, gesteuert. Aus der Bio- und Quantenphysik liegen nun Erkenntnisse vor, dass elektromagnetische Schwingungen um und in lebenden Organismen den biochemischen Vorgängen funktionsmäßig übergeordnet sind; das heißt, im lebenden Organismus sind immaterielle biophysikalische Steuerungsimpulse wirksam, welche alle biochemischen Vorgänge auslösen, steuern und regulieren. Die deutschen Physiker Burkard Heim und F. A. Popp mit ihrer Arbeitsgruppe „Biophotonen" haben theoretisch und experimentell nachgewiesen, dass Zellen lebender Organismen Licht in Form von Biophotonen in der DNS (Erbgut) über längere Zeit speichern, amplitudenmoduliert wieder ausstrahlen und dadurch ihre Informationen austauschen.

1980 konnten auch die deutschen Nobelpreisträger Erwin Neher und Bert Sackmann (Göttingen) die intrazelluläre Kommunikation mittels Ionenströmen nachweisen. Aus biophysikalischer Sicht wird heute eine Erkrankung, also die Störung biochemischer Abläufe in biologischen Systemen, als eine Störung der Ordnung elektromagnetischer Schwingungen im Organismus angesehen. Durch von außen einwirkende Fremdfelder werden die naturgegebenen Felder verzerrt und in ihrem natürlichen Zusammenwirken gestört. Die Folge sind funktionelle Störungen in unserem Körper. Jedes Organ strahlt mit einer ganz bestimmten messbaren Frequenz. Es ist offensichtlich, dass der mit der Verdauung beschäftigte Magen eine ganz andere Qualität besitzt als das steuernde Gehirn.

Im Übrigen werden auch durch starke Emotionen Frequenzen gestört. Diese treffen nun das in dem Wellenbereich liegende Organ. Ist das Organ erst einmal gestört, erhöht diese Frequenz wechselwirkend die auslösende Emotion. Ein Mensch, der durch Ärger Magenschmerzen bekommt, wird schließlich durch den Schmerz nicht glücklicher. Im Gegenteil, das unangenehme Symptom regt den Ärger noch zusätzlich an. Der Volksmund sagt: *„Mir hat etwas auf den Magen geschlagen"*, oder: *„Dem läuft die Galle über"*.

Dr. Max Otto Bruker und andere führende Ernährungsexperten haben belegt:

- Jede Verhaltensstörung – seelisch, durch Stress, Hektik oder falsche, belastende Ernährung bedingt – hat eine spezifische Resonanz zu einem ganz bestimmten Organ.
- Jegliches Leben ist Schwingung. Mensch, Tier und Pflanze beziehen ihre Energie hauptsächlich vom Sonnenlicht, direkt oder indirekt.

Der Mensch wird krank, weil er sich falsch ernährt.
Der Mensch wird krank, weil er falsch lebt.

Dr. Max Otto Bruker (1909–2001)

Stoffwechsel

„Stoffwechsel“ darf man ganz wörtlich nehmen: „Der Stoff wird gewechselt.“ Im Grunde geht es hierbei um die zentrale Organisation des Körpers selbst.

Während eines Essens nehmen wir verschiedene Nährstoffe in Form von Proteinen (Eiweißen), Fetten, Kohlenhydraten, Vitaminen, Mineralien und Spurenelementen zu uns.

Das ermöglicht dem Körper, Energie durch „Verbrennung“ dieser zugeführten Nährstoffe zu gewinnen. Damit gelingt es dem Körper, seine eigene Organisation in Form von Bau- und Betriebs- oder Energiestoffwechsel und gleichzeitig die damit verbundenen Lebensfunktionen wie Zellwachstum, Wachstum, Körpertemperatur usw. in Gang zu setzen und zu halten.

Stoffwechselbelastung im Körper

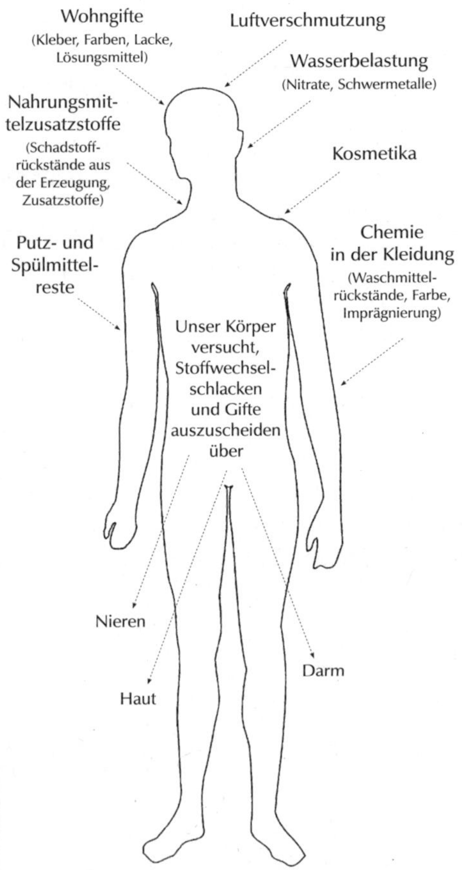

Die mit der Nahrung aufgenommenen Nährstoffe werden in den verschiedenen Abschnitten des Verdauungstraktes durch Enzyme der Verdauungsdrüsen zerkleinert und damit in resorbierbare chemische Verbindungen zerlegt. Sie können dann über die Schleimhaut des Magen-Darm-Kanals aufgenommen werden (Resorption).

Nun gelangen diese resorbierten Stoffe ins Blut. Die übergetretenen energiereichen Verbindungen, zum Beispiel Glukose, werden in den Pfortaderkreislauf weitergeleitet und damit in die Leber und letztendlich zu den Körperzellen. Hier erreichen sie die „Kraftwerke“ (Mitochondrien) der Zelle; hier werden die Proteine, Fette und Kohlenhydrate zu Kohlendioxid und Wasser abgebaut (biologische Oxidation), wobei die für den Stoffwechsel notwendige Energie entsteht, die in Form von Adenosintriphosphat (ATP) gespeichert wird (mitochondriale Atmungskette). Das ATP wiederum wird für energieverbrauchende Prozesse (z. B. Proteinsynthese, Muskelarbeit) zur Verfügung gestellt.

Der Stoffwechsel (Metabolismus) stellt die Gesamtheit der lebensnotwendigen biochemischen Vorgänge zum Auf-, Um- und Abbau im Organismus dar.

Aufbau- bzw. Baustoffwechsel (= Anabolismus)

Unter Aufbaustoffwechsel versteht man den Neuaufbau von Zellsubstanz, das bedeutet die Neubildung von körpereigenen Substanzen (z. B. Proteine, Kohlenhydrate, Fette), die dem Wachstum des Organismus dienen. Im Allgemeinen spricht man von energieverbrauchenden Assimilationsvorgängen, also die Umwandlung der aufgenommenen körperfremden Substanzen (Nahrung) in körpereigene Stoffe (= Anabolismus).

Bei der Assimilation der Pflanzen (Photosynthese) wird die Energie aus dem Sonnenlicht gewonnen und es erfolgt eine Umwandlung von aufgenommenen anorganischen energiearmen Stoffen in organische energiereiche Stoffe.

Wichtig: Mensch und Tier können nicht wie die Pflanzen organische Substanzen mittels Photosynthese aufbauen, deshalb sind sie zu diesem Zweck auf die regelmäßige Aufnahme durch Lebensmittel angewiesen.

Stellen Sie sich vor, Sie trinken biologische Milch aus artgerechter Tierhaltung zum Frühstück. 100 g Milch enthalten 3,4 g Eiweiß, 3,4 g Fett, 4,7 g Kohlenhydrate, 88 % Wasser und liefern 65 kcal.

Aus der Milch macht nun der Körper nach der Verdauung in der Nacht neue körpereigene Strukturen etwa für neue Zellen, Hormone usw. Das Eiweiß aus der Milch entspricht somit nicht dem Eiweiß unseres Blutes, sondern liefert in unserem Beispiel die Voraussetzung dafür, dass neue Bluteiweiße gebildet werden können (Stoffwechsel).

Außerdem wird die aus der Nahrung gewonnene Energie für unsere körperliche Arbeit, für die Aufrechterhaltung des inneren Milieus und für die biochemische Syntheseleistung verwendet.

Energie- bzw. Abbaustoffwechsel (= Katabolismus)

Hierunter versteht man den im Organismus unter Freisetzung von Energie erfolgten Abbau von energiereichen Stoffen wie beispielsweise Fette, Kohlenhydrate und Eiweiße in energieärmere (= Dissimilation).

Dissimilationsvorgänge sind somit abbauende (katabolische) Reaktionen. Einer der wichtigsten katabolen Prozesse ist die biologische Oxidation. Die in Form von ATP gespeicherte Energie wird sowohl für den Bau- als auch für den

Energiestoffwechsel benötigt, sie dient somit der Aufrechterhaltung lebensnotwendiger Prozesse, wie:

- Erhalt der Körpertemperatur;
- Muskelarbeit;
- Resorption und Transportvorgänge (z. B. Nährstoffe) zu den Zellen;
- Erregungsleitung in den Nerven.

Bei dieser Arbeit geht ein großer Teil an Energie verloren. Mensch und Tier müssen durch erneute Nahrungsaufnahme diesen Energieverlust ersetzen.

Energiebedarf

Der Energiebedarf beziehungsweise Energieumsatz des menschlichen Organismus hängt von vielen Faktoren und Bedingungen ab – wie Geschlecht, Alter, Gewicht, Umgebungstemperatur und körperliche Aktivität.

Er ist selbst bei vollkommener körperlicher Ruhe (Ruhe- bzw. Grundumsatz) noch sehr unterschiedlich.

Energiegehalt von Nahrungsstoffen

Während der Stoffwechselprozesse ist die Energieausbeute unter anderem von den Nährstoffen der zugeführten Lebensmittel mit ihrem Gehalt an Eiweißen, Fetten, Kohlenhydraten abhängig.

Heute verwendet man als Maßeinheit für Wärmeenergie – statt der veralteten Kalorie (cal) – das Joule (J). 1 J entspricht 0,239 Kalorien, 1 cal 4,185 J. Verbreitet sind Angaben in Kilokalorien (1 kcal = 1.000 cal) und Kilojoule (1 kJ = 1.000 J).

Die drei wichtigsten Nahrungsbestandteile verfügen über folgende Energiegehalte:

- Kohlenhydrate 17 kJ/g
- Fette 39 kJ/g
- Proteine 22 kJ/g

Nährstoff-, Wasser- und Energiegehalt ausgewählter Lebensmittel

100 g enthalten	g Eiweiß	g Fett	g Kohlen-hydrate	% Wasser	Energie-gehalt in kcal/100 g
Nudeln	14	2,4	69	13	362
Milch	3,4	3,4	4,7	88	65
Bier	0,5	-----	4,8	90	45
Vollkornbrot	7,8	1,1	46	42	231
Hühnerfleisch	20	12	Spuren	68	200
Äpfel	0,4	-----	14	84	59
Kartoffeln	2	0,1	14,6	74	70
Blumenkohl	2,5	-----	4	91	27
Sojabohnen	37	24	32	7	435
Erbsen	22,4	1,7	42	75	277
Schokolade	7	22	65	2	500

Energiebedarf eines Menschen

Der Energiebedarf im Ruhezustand (Grund- bzw. Ruheumsatz) eines Menschen hängt von vielen Faktoren ab.
Bei einem erwachsenen Mann beträgt er pro Kilogramm Körpergewicht und Stunde etwa 42 kJ oder 1 kcal. Das bedeutet bei einem Körpergewicht von 70 kg rund 7.000 kJ (1.700 kcal) pro Tag. Bei einer gleich schweren Frau würde der Wert ca. 10 bis 20 % niedriger ausfallen.

Neben Größe, Alter, Gewicht und Geschlecht hängt der Energieumsatz in körperlicher Ruhe noch von folgenden Faktoren ab:

- geistige Tätigkeit,
- emotionale Reaktionen wie Freude, Angst, Trauer usw.,
- Fieber,
- Überfunktion der Schilddrüse (führt zu Umsatzsteigerung),
- Unterfunktion der Schilddrüse (führt zu Umsatzminderung),
- Schlaf (führt zu Umsatzminderung),
- Narkose (führt zu Umsatzminderung).

Während körperlicher Arbeit wird der Energiebedarf (Arbeitsumsatz) erhöht. Der Tagesumsatz steigt dadurch über den so genannten Freizeitumsatz, welcher bei durchschnittlicher Freizeitgestaltung ohne viel Bewegung bei ca. 10.000 kJ (2.300 kcal) liegt.

Energiebedarf in kcal / Tag (kJ / Tag)		
Tätigkeit	**Mann (70 kg)**	**Frau (60 kg)**
leichte Tätigkeit (Büroangestellter, Lehrer, Pkw-Fahrer)	ca. 2.500 (10.400)	ca. 2.100 (8.800)
mittelschwere Tätigkeit (Schlosser, Maler, Krankenschwester)	ca. 3.000 (12.500)	ca. 2.600 (10.800)
schwere Arbeit (Masseur, Maurer, Zimmermann)	ca. 3.600 (15.000)	ca. 3.500 (15.000)
Schwerstarbeit (Hochleistungssportler, Waldarbeiter, Stahlarbeiter)	bis über 4.000 (17.000)	bis über 4.000 (17.000)
Der Energiebedarf bei der Arbeit schwankt in Abhängigkeit der körperlichen Tätigkeit beträchtlich. Auch der Energieumsatz in der Freizeit ist sehr variabel. Im letzten Drittel der Schwangerschaft und beim Stillen steigt der Energiebedarf von Frauen natürlich an.		

2. Bausteine der Ernährung

„Vor allem sei sorgsam ..."

Diese Ermahnung gibt ein Spruch aus dem 17. Jahrhundert allen Zeitgenossen und nachfolgenden Generationen mit auf den Weg. Eine solche Aufforderung gilt besonders hinsichtlich der Erhaltung körperlicher und geistiger Kräfte. Damit wird es möglich, zusätzliche und wertvolle Lebenszeit zu gewinnen und bis zum Lebensende für neue Eindrücke aufnahmefähig zu bleiben.

Erbanlagen spielen eine wesentliche Rolle, um alt zu werden. Unsere Chance, auch wenn wir eventuell Erbanlagen nicht so optimal ausschöpfen können, besteht darin, bewusst auf die Gesundheit zu achten und zu vermeiden, dass sich anlagebedingte Schwächen womöglich noch verstärken. Nicht das Alter, sondern Krankheiten und irreversible Schädigungen machen uns das Leben schwer und beeinträchtigen damit die Lebensqualität mit fortschreitenden Lebensjahren.

Lesen wir bei dem englischen Philosophen, Naturforscher und Schriftsteller Francis Bacon (1561–1626) in seiner „Historia vitae et mortis":

„Die Behandlung von Krankheiten wird bewirkt durch Arzneimittel, die Verlängerung des Lebens aber setzt die Beachtung der Diät voraus, jene Dinge, die durch Zufall geschehen, vergehen so schnell, wie sie kommen, aber der stetige Lauf der Natur, wie das Strömen eines Flusses, fordert ein unablässiges Rudern und Segeln gegen den Strom. Deshalb müssen wir mit Diät arbeiten."

Gemäß dem aus dem Griechischen stammenden Wort „diaita" (Lebensweise) meint Bacon mit „Diät" die persönliche Lebensführung und stellt dabei die Ernährung in den Mittelpunkt. Nicht Schlankheitskur oder Abnehmprogramm sind hier gemeint; stattdessen bezieht sich Bacon auf die schon von Hippokrates verbreitete Deutung: Diät als maßvolle Lebensart und Lebenseinteilung. Wer auch im höheren Alter ein gesundes und erfülltes Leben genießen möchte, wird somit aufgerufen, so früh wie möglich seine Gesundheit selbst in die Hand zu nehmen. Eine maßvolle Lebensart ist Aufgabe eines jeden Einzelnen! Beginnen Sie in diesem Augenblick mit der Veränderung – beim Lesen dieses Sprichworts:

„Eine Krankheit hat viele Väter,
die Mutter ist immer eine falsche Ernährung."

Besinnen Sie sich bei der Auswahl Ihrer Lebensmittel auf die Ursprünge, die innere Qualität der Lebensmittel, und schon ist sehr viel gewonnen. Eine einfache Forderung, doch ein sehr schwerer Weg, da Gaumen und Zunge von einem verlockenden Angebot an Speisen überreizt und verwöhnt sind.

Ausgewogene Ernährung

Zu einer ausgewogenen menschlichen Ernährung gehören:
- Proteine
- Kohlenhydrate
- Fette
- Mineralstoffe
- Spurenelemente
- ausreichend Wasser
- Ballaststoffe

Eine empfohlene tägliche Zufuhr der drei Hauptlieferanten bei einem 70 kg schweren Mann sieht folgendermaßen bei leichter Tätigkeit aus:
- 90 g Eiweiß
- 75 g Fett
- 340 g Kohlenhydrate

Dies entspricht folgendem Anteil am menschlichen Energiebedarf:
- Eiweiß/Proteine 15 %
- Fette 30 %
- Kohlenhydrate 55 %

Müssen wir den Energieumsatz anheben – etwa bei stärkerer körperlicher Betätigung –, so sollte der Fettanteil zugunsten des Kohlenhydratanteils erhöht werden. Sinkt dagegen der Energieumsatz, ist der Fettanteil zu reduzieren.

Was sind essentielle Nährstoffe?

„Essentiell" bedeutet lebensnotwendig. Der Organismus ist auf Zufuhr dieser Nährstoffe durch die Ernährung angewiesen, da diese vom Körper nicht selbst hergestellt werden können.

Zu den essentiellen Nährstoffen zählen etwa bestimmte Vitamine, Mineralien, Spurenelemente und Aminosäuren. Mit ihnen ist der Körper in der Lage, die zugeführte Nahrung aufzuspalten, abzubauen und neue körpereigene Stoffe herzustellen.

Proteine (Eiweiße)

Proteine sind vor allem Aufbaustoffe. Ihre Bausteine sind die Elemente Kohlenstoff, Wasserstoff, Sauerstoff und Stickstoff. Dazu können Schwefel, Phosphor und Eisen kommen.

Proteine sind aus einfachen Eiweißen aufgebaute Riesenmoleküle. Eiweiße liefern unserem Organismus vor allem Aminosäuren (Bausteine der Proteine).

Essentielle Aminosäuren

Von den 20 natürlich vorkommenden Aminosäuren, die für die körpereigene Proteinbiosynthese zwingend benötigt werden, können acht – sowie zwei weitere bei Kindern und Säuglingen (semi-essentiell) – vom Organismus nicht hergestellt werden.

Essentielle (lebensnotwendige) Aminosäuren sind: Arginin (semi-essentiell), Histidin (semi-essentiell), Isoleucin, Leucin, Lysin, Methionin, Phenylalanin, Threonin, Trypthophan, Valin.

Wie stark sich unser Stoffwechsel auf die Zufuhr vorgefertigter Proteinbausteine eingestellt hat, geht aus der Tatsache hervor, dass ca.10 Aminosäuren essentiell sind, also im Stoffwechsel nicht ausreichend schnell oder überhaupt nicht produziert werden können.

Fleisch, Eier, Milchprodukte

Der erwachsene Mensch hat einen geringeren Eiweißbedarf als der Säugling. Er benötigt maximal 30 g pro Tag, ca. 0,5 g pro kg Körpergewicht.

Wer regelmäßig Fleisch, Eier oder Milchprodukte zu sich nimmt, führt seinem Körper ständig eine Überdosis Eiweiß zu. Die Fähigkeit des Körpers, Eiweiß auszuscheiden, ist äußerst begrenzt, und die Ausscheidung über den Urin belastet die Nieren. Deshalb versucht der Körper, diese Eiweißüberschüsse im Stoffwechsel abzubauen. Da wir als Früchteesser nicht darauf eingerichtet sind, derart große Eiweißmengen zu verstoffwechseln, kommt es zur Bildung von halbfertig abgebauten Eiweißstoffwechselprodukten (Mucupolysacchariden und Amyloiden), die überall im Organismus zu krankheitserzeugenden Ablagerungen führen. Diese Eiweiß-Überernährung führt oft zu Eiweißspeicherkrankheiten wie Herzinfarkt, Nierenerkrankungen aller Art, Gicht, rheumatischen Krankheiten, Arteriosklerose, Allergien, Neurodermitis, Lymphatismus, verklebten Sehnen und Bändern. Bänderrisse und Meniskusschäden sind schon in der Jugend vorzufinden.

Essentielle Aminosäuren sind für unseren Körper besonders wertvoll. Sie werden beim Erwachsenen etwa fünfmal langsamer umgesetzt als nicht-essentielle Aminosäuren, um die „Reibungsverluste" im Stoffwechsel so gering wie möglich zu halten.

Biologische Wertigkeit von Nahrungseiweißen

Tierisches Eiweiß wie Eier und Fleisch hat einen hohen Anteil an essentiellen Aminosäuren und daher eine hohe biologische Wertigkeit. Diese ist bei pflanzlichen Eiweißprodukten wie Getreide und Hülsenfrüchten deutlich niedriger. Die Frage der biologischen Wertigkeit von Eiweißen wird häufig als Argument gegen eine ausschließlich und überwiegend vegetarische Kost vorgebracht. Bei rein pflanzlicher Kost sollte besonders darauf geachtet werden, eine einseitige Ernährung zu vermeiden. Vor dem Hintergrund der weltweiten Bevölkerungszunahme und der immer weniger werdenden landwirtschaftlichen Anbauflächen bleibt den Menschen vermutlich nichts anderes übrig, als sich in Zukunft überwiegend vegetarisch zu ernähren, weil für die Produktion tierischen Eiweißes die vielfache Menge pflanzlicher Proteine verfüttert werden muss.

Verdauung und Absorption von Eiweiß

Unser Organismus spaltet Nahrungseiweiße zunächst nur bis zur Stufe der Aminosäuren und benutzt diese Bausteine für die Neusynthese von Körpersubstanz. Lediglich der nicht benötigte Rest wird zu Kohlendioxid (CO_2) und Wasser verbrannt. Die Leber entgiftet den dabei frei werdenden Stickstoff zu Harnstoff, den wir über die Niere abgeben.

Die Spaltung von Eiweißstoffen im Magen-Darm-Kanal (Verdauung) und die Aufnahme der Eiweißbruchstücke über die Darmwand ins Blut (Absorption) bedeuten für den gesunden Organismus keine größeren Schwierigkeiten. Die Verdauung beginnt dabei im Magen, wird im Zwölffingerdarm fortgeführt und am Ende des ersten Drittels des Dünndarms beendet.

Bedarf an Proteinen

Um den Körper mit den lebensnotwendigen Aminosäuren zu versorgen, sollten wir täglich 0,5 – 1 g Eiweiß pro kg Körpergewicht mit der täglichen Ernährung aufnehmen, bevorzugt aus pflanzlicher Herkunft.

Proteine finden wir in

- tierischen Nahrungsstoffen: Fleisch, Fisch, Eier, Milch, Käse;
- pflanzlichen Nahrungsstoffen: insbesondere in Sojabohnen, Mandeln, Erdnüssen, Haselnüssen, Bohnen, Erbsen, Haferflocken, Zwieback und Weizenmehl. In geringer Menge auch in Brot und essbaren Pilzen.

Fette

Fette (Lipide) sind die energiereichsten Nahrungsstoffe in unserer Ernährung. In erster Linie dienen sie dem Körper als Energielieferant, aber auch als Energiereservoir. Fette liefern Rohstoffe für den Bau von körpereigenen Substanzen und die Vitamine A, D, E und K. Deshalb müssen wir Fett mit der Nahrung zu uns nehmen. Achten Sie hierbei auch auf die versteckten Fette, die sich in Schokolade, Kuchen, Eiern und Käse verbergen. Die Fettaufnahme sollte nicht mehr als 30 % der täglichen Kalorienzufuhr überschreiten. Fette liefern uns natürlich auch die essentiellen Fettsäuren, die vorwiegend in pflanzlichen Ölen vorkommen und hier als mehrfach ungesättigte Fettsäuren, wie Linolsäure und a-Linolensäure, vorliegen. Würden diese völlig in unserer täglichen Ernährung fehlen, käme es zu Mangelerscheinungen wie Hautveränderungen und Wachstumsstörungen.

Wir nennen die natürlich vorkommenden Fette auch Neutralfette, gelegentlich werden diese auch als Triglyceride bezeichnet. Die Energiegewinnung aus Körperfettdepots bei körperlicher Anstrengung nennen wir Lipolyse. Im Zusammenhang mit unserer täglichen Ernährung ist eine Unterscheidung der Fette wichtig. Je nach Zusammensetzung bestehen die Fette aus Fettsäuren mit einer oder mehreren chemischen Doppelbindungen.

Wie werden Fette verdaut?

Fettstoffe werden teils als Neutralfette, teils in Form von Fettsäuren und Glycerin größtenteils in die Lymphgefäße der Darmzotten aufgenommen und gelangen auf dem Lymphweg in den venösen Teil des Blutkreislaufs. Sie umgehen somit die Leber. Die Fettablagerungen des Körpers unterstehen einem ständigen Auf- und Abbau. Das abgebaute Fett gelangt in die Leber und wird dort in Fettsäuren und Glycerin gespalten. Die meisten Fette bestehen aus Glycerin, an das je drei langkettige Fettsäuren gebunden sind (Triglyceride sind die Neutralfette). Zu den Lipiden gehören nicht nur die Neutralfette, sondern auch noch weitere Stoffe wie das Cholesterin und die so genannten Phospholipide. Phospholipide sind ähnlich aufgebaut wie die Neutralfette; Lecithin ist hier der bekannteste Vertreter. Phospholipide haben ihre größte Bedeutung als Bestandteil der Zellhülle, ebenso auch das Cholesterin. Cholesterin kann einerseits vom Körper selbst hergestellt werden, andererseits nehmen wir es über tierische Nahrungsmittel zu uns. Das zentrale Organ des Cholesterin-Stoffwechsels ist die Leber, die einerseits Cholesterin bildet, aber auch speichert. In Pflanzen kommt es nie vor. Cholesterin wird für die Zellhülle benötigt, um die fettlöslichen Substanzen überhaupt in die Zelle gelangen zu lassen (Schlüssel-Schloss-Prinzip). Weiterhin wird Cholesterin für die Hormonbildung und für die Bildung von Gallensäuren benötigt. Hohe Konzentrationen an Fettsäuren finden wir in den

Geschlechtsorganen, an der Zellhülle, als Hormonvorläufer und beim Cholesterinstoffwechsel.

Fette werden in der Ernährung dazu benötigt, fettlösliche Vitamine wie A, E, D, K im Magen-Darm-Trakt aufzuschließen und aufnehmen zu können.

Beispiel: Das Vitamin A der Karotten wird für den Körper verwertbar, indem ein Stich Butter an das Gemüse gegeben wird.

Gesättigte und ungesättigte Fettsäuren

Man unterscheidet:

- gesättigte Fettsäuren (z. B. in Butter oder Kokosfett);
- einfach ungesättigte Fettsäuren (z. B. Olivenöl oder Erdnussöl);
- zweifach ungesättigte Fettsäuren (z. B. Linolsäure);
- mehrfach ungesättigte Fettsäuren (z. B. Leinöl oder Fischöl).

Fettsäuren können mit der Nahrung aufgenommen, aber auch von den Zellen selbst hergestellt werden. Mehrfach ungesättigte Fettsäuren kann der Körper nicht herstellen. Sie müssen deshalb über die Nahrung aufgenommen werden. Die ungesättigten Fettsäuren – zum Beispiel Linolsäure, Linolensäure

Gehen Sie auch mit Pflanzenölen maßvoll um!

Ungesättigte pflanzliche Öle wie Soja-, Sonnenblumen- oder Maisöle galten bisher als gesund fürs Herz. Doch leider ist das Kochen mit Pflanzenölen nicht so gesund, wie bis vor Kurzem angenommen wurde.

Amerikanische Wissenschaftler stellten fest, dass sich bei Verwendung von Ölen zum Frittieren – wenn sie länger als eine halbe Stunde auf 185 Grad Celsius erhitzt werden – das giftige HNE bildet. Dieser Stoff wird mit Arteriosklerose, Alzheimer, Parkinson, Schlaganfällen sowie der Huntington-Krankheit in Verbindung gebracht.

HNE bildet sich aus der im Öl enthaltenen Linolensäure und ist bekannt als stark toxischer Stoff, der leicht mit der Nahrung aufgenommen wird. Zusammen mit Proteinen und anderen Molekülen reagiert er in der Zelle (z. B. der DNA). Es baut sich die gleiche Konzentration in die frittierte Nahrung ein, wie HNE im Öl vorkommt.

Nach Meinung der Forscher ist das Wiederholen des Frittiervorganges mit hoch ungesättigten Ölen besonders schädlich. HNE reichert sich bei jedem Erhitzen an.

Wie lange ein mehrfach ungesättigtes Öl in einem niedrigeren Temperaturbereich erhitzt werden muss, bis sich HNE und verwandte Stoffe bilden, wird in neuen Studien untersucht.

und Arachidonsäure – sind für den Menschen lebenswichtig (essentiell), weil er sie für die Erhaltung der Zellmembranen, als Regulator des Cholesterinstoffwechsels und bei der Herstellung hormonähnlicher Substanzen benötigt. Man bezeichnet sie als essentielle Fettsäuren.

Gesättigte Fettsäuren

Die gesättigten Fettsäuren stammen in der Regel aus tierischen Fetten (z. B. Schweinefett) und sind bei 20 Grad Celsius von fester Konsistenz. Sie können eine Erhöhung des Blutfettspiegels bewirken, deshalb sollten sie in der Ernährung wenig Verwendung finden.

Mehrfach ungesättigte Fettsäuren

Sie sind in Pflanzenölen – wie Sonnenblumenöl, Leinöl und Distelöl – sowie in Fischölen enthalten und bei 20 Grad Celsius flüssig. Wird flüssiges Pflanzenfett zu einer festen Konsistenz verarbeitet, verliert es einen Teil seiner ungesättigten Fettsäuren, wie etwa beim Kokosfett, das gerne zum Braten verwendet wird.

Bei den mehrfach ungesättigten Fettsäuren unterscheidet man Omega-6-Fettsäuren (Linolsäure) und Omega-3-Fettsäuren. Omega-3-Fettsäuren verhindern die Verklumpung der Blutplättchen, ein wichtiger Teilschritt bei der Entstehung der Arteriosklerose. Omega-6- und Omega-3-Fettsäuren befinden sich hauptsächlich im Fett der Seefische (z. B. Lachs, Makrele, Hering, Kabeljau, Sardinen und Dorsch), aber auch im Rapsöl oder Walnussöl.

Kohlenhydrate

Kohlenhydrate sind chemisch gesehen Saccharide (= Zucker). Neben Fetten und Eiweißen (Proteinen) sind Kohlenhydrate der dritte Nährstofflieferant. Ihre Hauptaufgabe liegt in der Energielieferung und sie dienen in geringem Maße auch als Baustoff.

Im Vergleich zu all den anderen Nährstoffen stellen die Kohlenhydrate mengenmäßig den Hauptanteil an der täglichen Ernährung. Nehmen wir diese im Verbund mit Fetten auf, dienen diese der Sättigung. Je mehr komplexe Kohlenhydrate (die so genannten Polysaccharide = Mehrfachzucker) wir aufnehmen, desto größer der Sättigungsgrad. Kohlenhydrate bilden sich durch Photosynthese mit Hilfe der Sonnenenergie in den Pflanzen.

Sie werden in mehrere Gruppen unterteilt:

Einfachzucker (Monosaccharide)

Zucker, die nur aus einem einzigen Baustein bestehen, werden als Einfachzucker (Monosaccharide) bezeichnet. Vertreter dieser Gruppe sind:

Glukose (Traubenzucker): ist der universelle Energielieferant für fast alle Organe. Die meisten Körperzellen decken ihren Energiebedarf im Normalfall aus Glukose.

Fruktose (Fruchtzucker) und ***Galaktose*** (Schleimzucker): Galaktose bildet zusammen mit Traubenzucker (Glukose) den Milchzucker (Laktose). Fruchtzucker zusammen mit Traubenzucker bildet wiederum den Haushaltszucker (Saccharose). Als Zuckeraustauschstoff wird Fruchtzucker in den Lebensmitteln für Diabetiker verwendet, da er ohne Insulin verwertet werden kann. Fruchtzucker süßt in seiner Kraft mehr als der Haushaltszucker.

Glukose und Fruktose sind in Obst und Honig enthalten. Sie sind leicht löslich, werden sehr schnell ins Blut aufgenommen und schmecken süß.

Zweifachzucker (Dissaccharide)

Dissaccharide bestehen aus zwei Bausteinen. Vertreter dieser Gruppe sind:

Saccarose (Haushaltszucker): kommt vor allen in den Zuckerrüben vor, aber auch im Zuckerrohr.

Maltose (auch als Malzzucker bekannt): in keimender Gerste zu finden; liefert uns im Malzbier den süßen Geschmack.

Laktose (bekannt als Milchzucker): besteht aus Traubenzucker (Glukose) und Galaktose und findet sich unter anderem in der Milch. In der Frauen- und Kuhmilch ist es das wichtigste Kohlenhydrat. Im Erwachsenenalter wird der Milchzucker zunehmend schlecht vertragen und wirkt in großen Mengen abführend.

Die Eigenschaften: Zweifachzucker schmecken schwach süß bis süß, sind sehr gut löslich und werden wiederum schnell ins Blut aufgenommen.

Vielfachzucker (Polysaccharide)

Zu den Polysacchariden gehören insbesondere Stärke und Glykogen:

Stärke: ein Kohlenhydrat, welches durch Verknüpfung vieler Bausteine des Traubenzuckers (Glukose) entsteht. Die Bildung der Stärke wird nur von Pflanzen vorgenommen. Die großen Stärkelieferanten sind deshalb Kartoffeln, Getreide und Getreideprodukte. Als Rohstoff kommt die Stärke zum Beispiel auch bei der Gewinnung von Alkohol wie Kartoffel- oder Kornschnaps zum Einsatz. Da Stärke in kaltem Wasser unlöslich ist, in warmem Wasser – ab 50 Grad – quillt und damit verkleistert, verwenden wir sie zum Binden von Soßen, Suppen usw.

Zu den Zusatzstoffen zählt die so genannte „modifizierte Stärke“, die durch physikalische und chemische Veränderungen der Stärke gewonnen wird. Sie quillt und löst sich dann besser.

Glykogen (tierische Stärke): ein Kohlenhydrat, das aus Traubenzucker aufgebaut ist. Nur Leber und Muskulatur von Menschen und Tieren können es bilden, es ist die Stapelform der Kohlenhydrate in der Leber und in den Muskeln.

Zucker – Nährboden für Darmpilze

Lebensmittel werden zwar meist durch unseren Geschmack akzeptiert, sind jedoch leider oft mit viel Zucker versehen. Zucker verursacht zusätzlich eine übermäßige Gärung im Darm. Die starken Darmgärungen erzeugen Fuselalkohole, Kohlendioxid-Gas und Methan-Gas.

Fuselalkohole schädigen die Leber stark. Kohlendioxyd-Gas verursacht Atemnot, Blutdruckanstieg und Müdigkeit. Zucker ist ein hervorragender Nährboden für Pilze des Darms. Die giftigen Stoffwechselprodukte der Darmpilze (Mykotoxine) überlasten die Entgiftungsorgane und das Immunsystem. Das geschädigte Abwehrsystem (Immunsystem) kann das Pilzwachstum im Darm schließlich nicht mehr ausreichend stoppen.

Über Blut- und Lymphwege gelangen die giftigen Stoffwechselprodukte der Darmpilze in jene Organe, die den Giften den geringsten Widerstand entgegensetzen. Diese schädlichen Stoffe will der Organismus über eine allergische Entzündung verbrennen und ableiten.

Allergische Krankheiten befallen häufig die Haut (Ekzeme), die Lunge und die Bronchien (Asthma), die Nase und die Nebenhöhlen (Heuschnupfen).

Der Vorteil von Glykogen ist, dass es bei kurzen, schnellen Anstrengungen, aber auch bei Hungerzuständen zur Verfügung steht.

Unser Depotfett (gespeichertes Fett) wird erst abgebaut, wenn der Glykogenvorrat aufgebraucht ist. Unser Körper speichert Glykogen gleichzeitig mit Wasser. Fasten wir, so beruht der relativ hohe Gewichtsverlust in den ersten Tagen auf Abbau von Glykogen und dem damit entstehenden Wasserverlust.

Die Eigenschaften: Vielfachzucker müssen im Verdauungstrakt erst gespalten werden. Sie gehen langsam ins Blut über und schmecken nicht süß.

Ballaststoffe

Unverdauliche pflanzliche Stoffe (Schlacken), wie etwa Zellulose (kommt u. a. in den Zellwänden von Pflanzen vor), Hemizellulose und Pektin, dienen als Ballaststoffe und kommen in pflanzlichen Lebensmitteln wie Getreide, Obst, Gemüse, Hülsenfrüchte usw. vor. Zellulose ist ein Bestandteil der Zellwände der Pflanzen. Ballaststoffe fördern bekanntlich nicht nur die Darmtätigkeit, sondern führen auch zu einer verzögerten Magenentleerung und bringen uns dadurch einen größeren Sättigungseffekt. Auf diese Weise werden Blutzuckerspitzen vermieden (siehe auch Kapitel V. Diabetes).

Da Ballaststoffe eine hohe Wasserbindungskapazität aufweisen, vergrößern sie auf diese Weise das Stuhlvolumen und regen so die Darmtätigkeit (Peristaltik) an, was zu einer Verkürzung der Darmpassagezeit und in der Folge zur regelmäßigen Stuhlentleerung führt.

Vitamine

In unserer Ernährung spielen die Vitamine weder eine Rolle als Energielieferant noch als Baumaterial für körpereigene Substanzen. Die Vitamine sind organische Substanzen, die der Körper nicht selbst aufbauen kann, jedoch in kleinsten Mengen zum Leben benötigt. Er muss sie mit der Nahrung aufnehmen. Viele Vitamine sind Bestandteile von Enzymen. Schauen wir uns zunächst die Aufgaben der Enzyme an.

Was sind Enzyme?

Enzyme (auch Fermente genannt) sind Eiweißstoffe (Proteine), die als Katalysatoren biochemische Stoffwechselvorgänge und Reaktionen im Körper erleichtern und beschleunigen können. Heute kennt man mehrere hundert verschiedene Enzyme. Sie ermöglichen die Verdauung und steuern in den Zellen die Stoffwechselvorgänge. Die Nahrungsmittel müssen für den Abbau zerkleinert und in Wasser gelöst sein.

Coenzyme (= „Enzymhelfer") sind keine Eiweißverbindungen, sondern meist Vitaminabkömmlinge. Coenzyme sind Substanzen, die an Enzymreaktionen beteiligt sind bzw. deren Arbeit unterstützen.

Für die Gesundheit des Menschen ist die volle Aktivität seiner körpereigenen Enzyme Voraussetzung.

Körpereigene Enzyme regeln:

- die Bindung und den Abtransport aller Gifte und freien Radikale,
- den Abbau arteriosklerotischer Ablagerungen (Cholesterin),
- die Fließeigenschaft des Blutes (Vermeidung von Thrombosen),
- die Freischaltung blockierter Nervensysteme,
- Wundheilung und Schmerzlinderung,
- den Säure-Basenhaushalt,
- das Gleichgewicht in Magen und Darm,
- das hormonelle System,
- Fehlsteuerungen, die Autoimmunerkrankungen auslösen können (wie z. B. Gelenkleiden und Arthrose, Schuppenflechte, Multiple Sklerose usw.),
- den Heilungsprozess bei Infektionskrankheiten,
- die Erkennung und Vernichtung entarteter Zellen (Tumore).

Allgemeines zu den Vitamingruppen

Chemisch gesehen gehören Vitamine verschiedenen Stoffgruppen an. Definiert werden sie deshalb nach ihrer Wirkung. Aufgrund ihrer Funktionen lassen sich die Vitamine in zwei große Gruppen einteilen: in fettlösliche und wasserlösliche Vitamine, die beide nachfolgend näher betrachtet werden.

Die Einteilung macht durchaus Sinn und hat vor allem medizinische Bedeutung. Denn fettlösliche Vitamine sind vorwiegend in fettreichen Nahrungsmitteln enthalten und lassen sich nur dann vom Körper aufnehmen, wenn auch genügend Galle abgesondert wird und die Fettresorption im Darm funktioniert. Sie können in der Leber und im Fettgewebe gespeichert werden. Anders ist dies bei den wasserlöslichen Vitaminen, die im Körper so gut wie gar nicht gespeichert werden. Sie zirkulieren ständig im Blut, sofern sie nicht zu Reaktionen in den Körperzellen abgerufen werden. Ein Überschuss an wasserlöslichen Vitaminen wird normalerweise schnell mit dem Urin ausgeschieden. Vitaminmangel wie auch Vitaminüberschuss können zu unterschiedlichen Krankheitssymptomen führen.

Vitamine sind für den menschlichen und den tierischen Stoffwechsel unentbehrliche (essentielle) Verbindungen, die vom Organismus nicht oder nur unzureichend hergestellt werden können. Aus diesem Grunde müssen sie regelmäßig mit der Nahrung aufgenommen werden. In den Lebensmitteln sind Vitamine in sehr unterschiedlicher Menge enthalten.

Von Haus aus sind alle Vitamine essentiell. Lediglich Vitamin D kann der menschliche Körper, allerdings nur in sehr begrenztem Maße, selbst herstellen. Einige der Vitamine können auch als Vorstufen (Provitamine) (z. B. wird ß-Carotin auch als „Provitamin A" bezeichnet) mit der Nahrung aufgenommen werden und der Körper wandelt diese dann selbst in Vitamine um. Wiederum andere Vitamine werden dem Organismus durch symbiotisch lebende Organismen, wie z. B. unsere Darmbakterien, zur Verfügung gestellt. Vitamin K, Vitamin B_2, Folsäure und Biotin bezieht der Körper nicht nur aus der Nahrung. Im Rahmen der Stoffwechselprozesse der Darmbakterien werden diese gebildet und ins Darmlumen abgegeben.

Fettlösliche Vitamine (ADEK oder EDeKA)

Vitamin A (Renitol)

Die Substanzen der Vitamin-A-Gruppe umfassen eine ganze Reihe fettlöslicher, sehr lichtempfindlicher Wirkstoffe wie Retinol, Retinal und Retinsäure. Diese werden in der Darmwand durch Spaltung der (mit der Nahrung zugeführten) Provitamine a-, ß- und y-Carotin (Karotinoide) gebildet und anschließend in der Leber gespeichert.

Vitamin A ist beteiligt am Sehvorgang und ein entscheidender Wachstumsfaktor für Epithelzellen (geschlossener Zellverband, der äußere oder innere Körperoberflächen bedeckt). So kann zum Beispiel bei fehlendem Vitamin A das Flimmerepithel der Nasen- und Lungenschleimhaut nicht schlagen und etwa für den Rücktransport von Schleim, während einer Erkältung, bepackt mit Bakterientrümmern, in Richtung Nase und Rachen sorgen. Wir können dann nicht abhusten und schnäuzen. Bei Mangel kommt es an den Augen zur gefürchteten Nachtblindheit und zu Schädigungen an der Haut, wie Altersflecken, zu brüchigen Nägeln, Haarausfall und verstärkter Hornbildung z. B. an den Füßen. Überdosierung kann neben Kopfschmerzen und Leberschäden ebenfalls zu Haarausfall und zu fetalen Schäden in der Schwangerschaft führen.

Vitamin D (Calciferole)

Nach neueren Erkenntnissen wird die Gruppe der Vitamin-D-Substanzen oder Calciferole nicht mehr zu den Vitaminen, sondern zu den Hormonen („Vitamin-D-Hormon") gerechnet.

Da Vitamin D aus den Provitaminen unter der Einwirkung von UV-Licht gebildet wird, kann Sonnenmangel eine Vitamin-D-Zufuhr notwendig machen. Gehen Sie täglich in die Natur und nehmen Sie zumindest über die Hände, die Unterarme und das Gesicht UV-Licht auf, damit es nicht zu Mangelerscheinungen kommt. Die Vitamin-D-Versorgung ist jahreszeitlich bedingt unterschiedlich. Bekannt ist, dass Vitamin D den Einbau von Calcium und Phosphor und weiterer Mineralien in die Knochen fördert. Ein weiterer wichtiger Aspekt ist der Beitrag zur Festigkeit und zur Belastbarkeit des Skeletts. Mangel an Vitamin D kann Rachitis (Osteomalazie) verursachen.

Vitamin E (Tokopherole)

Vitamin E bzw. die fettlösliche Gruppe der Tokopherole wird nur von Pflanzen hergestellt. Vitamin E wird vor allem in den Nebennieren, der Bauchspeicheldrüse (Pankreas) und der Milz gespeichert. Immer noch nicht konnte die eindeutige biologische Wirksamkeit von Vitamin E geklärt werden. Heute vermutet man, dass es als Antioxidans bei verschiedenen Stoffwechselvorgängen wirkt, besonders beim Abbau ungesättigter Fettsäuren. Vitamin E beeinflusst den Fettstoffwechsel günstig. Es ist eine Vorbeugung gegen Arterienverkalkung, Herz-Kreislauf- und Krebserkrankungen. Ein Schutz vor Alterung wird in Zusammenhang mit Vitamin E gebracht.

In Tierversuchen wurde eindeutig nachgewiesen, dass es sich auf Fruchtbarkeit, Blutbild, Muskulatur und Gehirn günstig auswirkt. Beim Menschen scheint es eine wichtige Rolle für die Funktion der männlichen Keimdrüsen, aber auch für einen geregelten Schwangerschaftsverlauf zu spielen. Mangelerscheinungen sind unbekannt, nur im Tierversuch kam es zur Sterilität bei Ratten.

Vitamin K (Phyllochinone)

Im menschlichen Organismus kommt Vitamin K, genannt Menachinon (Vit. K_2), natürlicherweise vor. Man kann es durch das in Pflanzen enthaltene Vitamin K_1 oder das synthetisch hergestellte Vitamin K_3 ersetzen. Die beiden Abkömm-

Vitamine				
Wasserlösliche Vitamine	Bedeutung für den Stoffwechsel/ Beteiligung an folgenden Vorgängen im Körper	Bedarf/Tag	Symptome bei Mangel	In folgenden Nahrungsmitteln enthalten:
Vitamin B_1 (Thiamin, Aneurin)	Schlüsselfunktion bei Kohlenhydratstoffwechsel, wichtig für Nerven-, Herz- und Muskeltätigkeit	1–2 mg	Form der Beri-Beri-Krankheit mit Polyneuropathien, v. a. bei Alkoholismus	Keimanlagen des Getreides (Vollkorn), Hefe, Gemüse, Kartoffeln und Innereien
Vitamin B_2 (Laktoflavin oder Riboflavin)	Synthese von Coenzymen, Beteiligung an Proteinstoffwechsel, Stoffwechsel allgemein und Hormonstoffwechsel	1–2 mg über 15 g toxisch	Mangel selten auftretend; Entzündungsneigung; Anämie	Hefe, Getreidekeime, Leber, Milch und auch Käse
Vitamin B_6 (Pyridoxin)	Aminosäurestoffwechsel, Zellstoffwechsel	2 mg höchstens 2 g/Tag	Nervenschäden, Entzündungen an der Haut	Hefe, Körnerfrüchte, grünes Gemüse, Innereien und Milchprodukte; in allen lebenden Zellen
Vitamin B_{12} (Cobalamin)	Zellteilung, Aminosäurestoffwechel, Bildung von roten Blutkörperchen (Erythrozyten)	5–10 μg	Anämie	tierische Nahrungsmittel
Niacin (Nicotinsäure und Nicotinsäureamid)	wichtig für den Energiestoffwechsel	15–20 mg	„Pellagra" mit neurologischen Störungen; Durchfall, Hautentzündungen	Hefe, Nüsse, Weizenkeime, Hülsenfrüchte, Innereien, Milchprodukte
Folsäure	Nukleinsäureaufbau, Erythrozytenbildung, Aminosäurestoffwechsel	ca. 0,1 g	Anämie, vergleichbar einem Vitamin-B_{12}-Mangel	Vollkornmehl, Weizenkeime, Blattgemüse, Bierhefe, Leber, Milch

Panthotensäure	Kohlenhydrat- und Fettstoffwechsel, Zitronensäurezyklus (Muskelarbeit), Bestandteil des Coenzyms A	10 mg	nicht bekannt	überwiegend in tierischen Lebensmitteln, aber auch in Getreide, Nüssen und grünem Gemüse
Biotin	Kohlenhydrat-, Fettsäure- und Aminosäuresynthese	2 mg	Entzündungen der Haut	Hefe, Innereien, Eigelb
Vitamin C	Kollagenbildung, Hormonstoffwechsel, Immunabwehr, Blutgerinnung, Wundheilung, Antioxidans, Aminosäurestoffwechsel	50–100 mg	Skorbut, Zahnfleischbluten, Bindegewebsschwäche	Zitrusfrüchte, frisches Obst, Kartoffeln, Sanddorn, dunkelgrünes Gemüse, Hagebutten; milchsauer Vergorenes (z. B. Sauerkraut)

Fettlösliche Vitamine	Bedeutung für den Stoffwechsel/ Beteiligung an folgenden Vorgängen im Körper	Bedarf/Tag	Symptome bei Mangel	In folgenden Nahrungsmitteln enthalten:
Vitamin A (Renitol)	Sehvorgang, Epithelzellenwachstum	1–2 mg Überdosierung wirkt embryotoxisch	Nachtblindheit, Hautschäden	Obst, Gemüse, Milch, Eier, Leber, Butter, Fischtran
Vitamin D (Calciferole)	Einbau von Mineralien in die Knochen, Festigkeit des Skeletts	50 μg Überdosierung wirkt toxisch	Rachitis (Osteomalazie)	Leber, Fischlebertran, Butter, Eigelb
Vitamin E (Tokopherole)	Antioxidans, Schutz vor Alterung	15 mg	beim Menschen nicht bekannt; Sterilität bei Ratten	Getreidekeime, Pflanzenöle (Weizenkeimöl), Blattgemüse
Vitamin K (Phyllochinone)	Prothrombinbildung (Blutgerinnung)	1 mg	sehr selten; Störung der Blutgerinnung	alle grünen Pflanzen, Blattgemüse, Kohl, Karotten, Leber, Fleisch, Fisch

linge haben die gleiche Wirksamkeit wie Vitamin K_2. Sie steigern den Aufbau der Gerinnungsfaktoren in der Leber.

Vitamin K ist essentiell für die Blutgerinnung, denn es ist die Grundvoraussetzung für den Blutgerinnungsfaktor II (Prothrombin) in der Leber. Vitamin K unterstützt die Gerinnungsfaktoren VII, IX und X. Diese Fähigkeiten machen sich nun die Antikoagulantien (Blutverdünnungsmittel) vom Typ der Kumarine zunutze. Hier verdrängen die Kumarine das Vitamin K in der Leber. Dadurch wird die Bildung von Prothrombin herabgesetzt und es kommt zur Verzögerung der Blutgerinnung. Deshalb dürfen beispielsweise Marcumarpatienten keine Gemüsesorten mit viel Vitamin K essen, damit die Wirkung des Medikamentes nicht gestört wird. Ein Mangel kommt praktisch nie vor, da Vitamin K von den Darmbakterien gebildet wird. Liegt eine Magen-Darm-Störung, ein Gallestau, eine Störung der Fettverdauung und der fettlösliche Vitamine vor oder gar eine Schädigung der Vitamin K produzierenden Darmflora, z. B. als Folge einer Antibiotikatherapie, kann es zu Mangelerscheinungen kommen.

Wasserlösliche Vitamine

Vitamin B_1 (Thiamin, Aneurin)

Vitamin B_1 wird im Organismus mit Phosphatgruppen verbunden und dadurch in die wirksame Form Thiaminpyrophosphat überführt. Als Coenzym hat es eine wesentliche Schlüsselfunktion innerhalb des Kohlenhydratstoffwechsels und bei der Synthese des Neurotransmitters Acetylcholin. Daraus ergibt sich ein großer Wirkfaktor an der Herzfunktion und an den Nerven. Etwa die Hälfte des Tagesbedarfs an Thiamin wird für die Muskeltätigkeit benötigt.

Bei Mangel kann die bekannte „Beri-Beri"-Krankheit auftreten, die man aus Hungergebieten der Dritten Welt kennt.

Vitamin B_2 (Laktoflavin oder Riboflavin)

Neben den Lebensmitteln tragen auch Darmbakterien zur Bereitstellung von Vitamin B_2 bei. Zwei Coenzyme werden durch B_2 gebildet. Die Oxidation von Glukose und Fetten zur Energieerzeugung sowie für den Proteinstoffwechsel ist abhängig von diesem Vitamin. Sein Einfluss auf Stoffwechselprozesse und Hormonproduktion ist wesentlich.

Bei Mangel kommt es in seltenen Fällen zu einer Anämie. Eine Bereitschaft zu Entzündungen kann begünstigt werden.

Vitamin B_6 (Pyridoxin)

Wir fassen unter dem Begriff Vitamin B_6 folgende drei Stoffe zusammen:

- Pyridoxol (gehört chemisch zu den Alkoholen),
- Pyridoxal (ein Aldehyd),

- Pyridoxamin (ein Amin).

Die Wirksamkeit ist gleichermaßen bedeutsam und setzt bevorzugt im zellulären Stoffwechsel an, wo es einem Umbau zu einem Coenzym unterliegt, und regelt wesentlich den Aminosäurestoffwechsel.

Mangel führt zu Nervenschäden und zu Entzündungen an der Haut.

Vitamin B_{12} (Cobalamin)

Vitamin B_{12} ist unser Zellteilungsvitamin. B_{12} ist ein Bestandteil von Coenzymen und beteiligt am Eiweißstoffwechsel und am Stoffwechsel aller Zellen, die zu reproduzieren sind. Ohne B_{12} gibt es keine Zellteilung.

Der Körper braucht es besonders für die Blutbildung, es fördert die Bildung der Erythrozyten (rote Blutkörperchen). Vitamin B_{12} ist für die Erhaltung des Nervensystems, den Aufbau des genetischen Materials und den Eiweißstoffwechsel nötig. Damit B_{12} überhaupt im Ileum (Abschnitt des Dünndarms) aufgenommen werden kann, muss es sich mit einem im Magensaft vorkommenden Faktor („Intrinsic Factor") verbinden, auf diese Weise wird es vor einer Zerstörung durch die Verdauungssäfte des Magens geschützt. Ein Mangel an B_{12} führt zur Anämie, speziell zur perniziösen Anämie.

Niacin (Nicotinsäure und Nicotinsäureamid)

Nicotinsäure und Nicotinsäureamid werden zusammenfassend als Niacin bezeichnet. Für uns stellt Niacin den Baustein eines lebenswichtigen Coenzyms dar. Seine Hauptarbeit liegt hier bei der Freisetzung von Energie aus den Kohlenhydraten oder auch von Fetten. Es ist dienlich bei der Energiespeicherung. Folglich nimmt es eine zentrale Stellung im Energiestoffwechsel ein. Der Mensch selbst kann mit Hilfe der Darmbakterien aus der Aminosäure Tryptophan Niacin gewinnen. Nehmen wir mit der täglichen Ernährung einen ausreichenden Gehalt an Tryptophan zu uns, muss Niacin nicht von außen zugeführt werden.

Ein Mangel führt zu „Pellagra" (Stoffwechselstörung) mit neurologischen Störungen. Auch Hautentzündungen oder auch Durchfall können möglich sein.

Folsäure

Die Bildung neuer Erbsubstanz (Nukleinsäuresynthese) und roter Blutkörperchen (Erythrozyten) ist nur mit Hilfe von Folsäure möglich. Diese muss hierzu allerdings erst mit Vitamin C zu Tetrahydrofolsäure umgebaut werden. Ebenso wichtig ist Folsäure für den Aminosäure-Stoffwechsel. Die Aufnahme der über die Nahrung zugeführten Folsäure in den Organismus geschieht bereits im Dünndarm. Im Dickdarm wird Folsäure zwar vom Körper aufgebaut, diese wird jedoch ungenutzt ausgeschieden und damit nicht mehr aufgenommen.

Folglich treten Folsäuremangelzustände häufig auf. Die Mangelerscheinung bei Folsäuremangel ist die Anämie, ähnlich wie bei einem Vitamin-B_{12}-Mangel.

Panthotensäure

Panthotensäure ist ein Bestandteil des Coenzyms A, eine durch ihre hohe Bindungsenergie zentrale Substanz für den gesamten Stoffwechsel.

Sie ist verantwortlich für das Zusammenspiel zwischen Zitronensäurezyklus (Muskelarbeit), Kohlenhydratstoffwechsel und Fettstoffwechsel.

Mangelerscheinungen sind nicht bekannt.

Biotin

Die Funktion des Biotins im Stoffwechsel ist die eines wichtigen Coenzyms. Damit ist Biotin an der Synthese von Kohlenhydraten, Fettsäuren und Aminosäuren beteiligt. Der Organismus ist in der Lage, Biotin selbst zu bilden, unter der Voraussetzung einer intakten Darmflora.

Bei einem Mangel an Biotin können Hautentzündungen resultieren.

Vitamin C (Ascorbinsäure)

Ascorbinsäure wird nicht nur von Pflanzen, sondern auch von fast allen tierischen Organismen selbst aufgebaut. Neben dem Menschen haben nur noch Affen und Meerschweinchen im Rahmen der Entwicklungsgeschichte durch einen Genverlust die Fähigkeit verloren, das benötigte Vitamin C selbst zu produzieren.

Im Stoffwechsel ist Vitamin C am Auf- und Umbau von Hormonen und Coenzymen sowie am Stoffwechsel der Aminosäuren beteiligt.

Eine weitere wichtige Rolle spielt Vitamin C bei der Wundheilung, der Blutgerinnung, der Abdichtung von Kapillaren, der Immunabwehr und dem Aufbau des Kollagens. Vitamin C gilt, ebenso wie das Vitamin E, als Oxidationsschutzmittel (Antioxidans) im zellulären Stoffwechsel. Es verbinden sich Antioxidantien mit den freien Radikalen und nehmen ihnen damit ihre Aggressivität. Dieser Mechanismus im Körper schützt die Zellen vor Entartung.

Bei Mangel kann es im schlimmsten Fall zu Skorbut kommen, da Vitamin C ja eine wichtige Rolle bei der Kollagenbildung einnimmt. Auch Zahnfleischbluten und Bindegewebsschwäche können auf Vitamin-C-Mangel hinweisen.

Zusammenfassung

Der Bedarf an Vitaminen beim Menschen wird von Alter, Geschlecht sowie physiologischen Bedingungen wie Schwangerschaft, Stillzeit, körperlicher Belastung, seelischer Belastung und Ernährung beeinflusst.

So führen zum Beispiel Unterernährung (Nahrungsmangel), Fehlernährung (einseitige Kost, hier oft ältere Menschen und Alkoholiker, Fast-Food-Ernährung) oder aber Resorptionsstörungen im Magen-Darm-Trakt zu einer Unterversorgung mit Vitaminen (Hypovitaminosen).

Auch eine medikamentöse Behandlung, bei der beispielsweise die Darmflora geschädigt wird, kann wegen Ausbleibens des bakteriellen Vitaminaufbaus zu Mangel an Vitaminen (vor allem der Vitamine B_{12} und K) führen.

Überdosierungen von Vitaminen führen dagegen nur bei fettlöslichen Vitaminen A und D zu Vergiftungserscheinungen (Hypervitaminosen). Dies gilt nicht für die wasserlösliche Vorstufe von Vitamin A, das Beta-Carotin.

Ein Überschuss von wasserlöslichen Vitaminen wird im Normalfall schnell mit dem Urin ausgeschieden.

Damit das Mögliche entsteht,
muss immer wieder das Unmögliche versucht werden.

Hermann Hesse (1877–1962)

Mineralstoffe

Mineralstoffe sind lebensnotwendige, anorganische Nährstoffe, welche der Organismus nicht selbst herstellen kann und die ihm deshalb mit der Nahrung zugeführt werden müssen. Sie sind folglich essentiell. Die im Folgenden genannten Mineralstoffe beziehen sich ausschließlich auf den menschlichen (oder tierischen) Organismus. Sie sind lebensnotwendig und werden normalerweise in ausreichender Menge durch die Nahrung aufgenommen.

Da sie im Körper in großen Mengen vorkommen, werden sie auch „Mengenelemente" oder „Makroelemente" genannt. Speziell für alle Stoffwechselfunktionen sind Mineralstoffe unentbehrlich, worauf ich im Einzelnen noch eingehen werde. Sehr drastisch wird beim christlichen Begräbnisritus auf eine unbestreitbare Tatsache hingewiesen: „Von Erde bist genommen, zu Erde sollst du werden." Was bei der Verbrennung als Asche zurückbleibt, sind nichts anderes als Mineralstoffe.

Für eine Vielzahl wichtiger Körperfunktionen sind sie von großer Bedeutung:

- Aufbau, Erhalt und ständige Erneuerung von Knochen und Zähnen,
- Aktivierung von Enzymen,
- Erregungsleitung im Nervensystem,
- Muskelfunktion,
- konstante Regulierung des Salz- und Wasserhaushalts (Elektrolyte),
- konstante Aufrechterhaltung des osmotischen Druckes,
- konstante Aufrechterhaltung des pH-Werts des Blutes und anderer Körperflüssigkeiten,
- Blutgerinnungsfunktion,
- Aufbau von Hormonen,
- Aufbau von Blutzellen.

Der Körper hält normalerweise von diesen essentiellen Mineralstoffen einen bestimmten Vorrat gespeichert. Ein Mangel oder aber auch ein Überangebot im Körper verändern die normale Mineralstoffverteilung. Schwere gesundheitliche Störungen können dann die Folge sein. Eine grundsätzliche Veränderung kann sich durch Mineralstoffmangel, durch erhöhten Bedarf bzw. durch Mineralstoffverluste ergeben.

Die wichtigsten Mineralstoffe und deren Mengen im menschlichen Körper:

- Natrium (Na): 80 g,
- Chlorid (Cl): 120 g,
- Kalium (K): 130–150 g,
- Calcium (Ca): 1.500 g,
- Phosphor (P): 750 g,
- Magnesium (Mg): 40 g.

Veränderungen im Mineralstoff-Gleichgewicht

Ein möglicher Mangel an Mineralien entsteht durch:

- Mangelernährung,
- Fehlernährung,
- Diät,
- Alkoholismus,
- hohes Lebensalter,
- chronische Erkrankungen.

Erhöhter Bedarf ergibt sich in folgenden Situationen:

- Schwangerschaft,
- Stillzeit,
- schwere körperliche Arbeit,
- Fieber,
- Infektionskrankheiten.

Verluste an Mineralstoffen können verursacht werden durch:

- Schwitzen,
- Erbrechen,
- Durchfall,
- Nierenerkrankungen,
- Arzneimittel wie Diuretika (Entwässerungsmittel).

Mineralstoffe und Spurenelemente steuern über eine Million verschiedener Stoffwechselvorgänge in unserem Körper – Tag für Tag, bis zum Tod. Als Beispiel sei Magnesium genannt, ein Mineralstoff, den der Körper nicht selbst herstellen kann, also über Lebensmittel aufnehmen muss. Wir wissen heute, dass es für über 400 Stoffwechselschritte im Körper Sorge trägt. Realistisch betrachtet bedeutet dies: Fehlt nur einer einzigen Zelle im richtigen Augenblick Magnesium oder liegt für einen kurzen Augenblick eine Verteilungsstörung (im Sinne der Biochemie nach Dr. Schüßler) vor, so können diese 400 Schritte vom Körper nicht erledigt werden – und irgendwann beginnen Befindlichkeitsstörungen wie zum Beispiel Wetterfühligkeit; auch Erkrankungen können eintreten. In der Regel beginnt jetzt der Gang von Arzt zu Arzt, ein langer Weg der Diagnosesuche beginnt.

Wir wissen, dass Nerven, Herz, Knochen, Muskulatur und Organe Magnesium benötigen. Magnesium hat eine entkrampfende und beruhigende Wirkung und setzt vor allem im vegetativen Nervensystem an. Wer sich also vor Herzinfarkt, Arteriosklerose, Diabetes, Krebs, Fäulnisgasen, Lebererkrankungen, Kreislaufstörungen, erhöhtem Cholesterin, Herzjagen und Wadenkrämpfen schützen will, sollte zusehen, dass seine Lebensmittel möglichst viel Magnesium enthalten. Die Magnesiumversorgung (auch aller anderen Stoffe) ist alleine mit der natürlichen Nahrung nicht mehr gewährleistet, weil die Böden ausgelaugt sind und daher an die Pflanzen nicht mehr ausreichend Magnesium abgegeben wird. Deutschland gilt als Magnesium-Mangelland.

Wir sollten wissen: Im Boden liegen Mineralstoffe wie Magnesium, Calcium, Kalium usw., aber auch die Spurenelemente in anorganischer Form vor. Die Natur macht aus den anorganischen Mineralstoffen des Bodens über das Wachstum der Pflanze, mit Hilfe der Photosynthese, organische Mineralien. Das bedeutet für uns: Damit können diese vom Körper aufgenommen werden und sind verdaubar. Sie greifen dadurch ordnend und korrigierend in den Stoffwechsel und den Organismus ein.

Sehen wir uns diese Mineralstoffe, auch als Mineralsalze bezeichnet, einmal näher an. Unter dem Mikroskop werden sie uns als Kunstwerk der Natur in den schönsten Farben und wunderbarsten kristallinen Formen (wie die Eisblumen am Fenster) offenbar. Heute ist bekannt, dass auch unser Körper diese Wunderwerke in sich trägt und durch die tägliche Ernährung aufnimmt. Durch die chemische Vereinigung von Nichtmetallen und Metallen entstehen diese Mineralstoffe, die aus elektrisch geladenen Atomen, auch Ionen genannt, aufgebaut sind. Letztlich sind es die Ionen, die im Körper an all seinen Funktionen beteiligt sind und dadurch unterschiedliche Aufgaben erfüllen.

Prof. Fritz Albert Popp (Biophotonenforscher) hat schon vor Jahrzehnten erkannt, dass Nahrung aus sich heraus „leuchtet". Durch Restlichtverstärker (Photomultipler) sind diese ultraschwachen Lichtemissionen zuverlässig physikalisch messbar und dadurch belegbar.

Warum haben wir ein Defizit an Mineralstoffen?

Mineralstoffe sind wichtig für unsere Gesundheit. Meistens leiden die Menschen nicht so sehr an einem Mangel an Vitaminen, sondern viel öfters an einem Mangel an Mineralstoffen und Spurenelementen.

Wir wissen heute, dass Mineralstoffe lebenswichtig sind als Antioxidantien. Antioxidantien fangen schädliche freie Radikale im Körper ab und machen sie durch Oxidation unschädlich. Sie dienen als Ausgleichssystem für das Säure-Basen-Gleichgewicht, für das optimale Funktionieren enzymatischer Abläufe, für die Aufnahme von Vitaminen und den Aufbau neuer Zellen, die Aufrechterhaltung des Innendrucks der Zellen, Gewebespannung und vieles mehr.

Der Rückgang der Mineralstoffe in unseren Lebensmitteln ist erschreckend und kann durchaus als dramatisch bezeichnet werden. In den letzten 50 Jahren hat der Gehalt um durchschnittlich 60 % abgenommen! So ist der Calcium-Gehalt beispielsweise in Brokkoli um 75 % zurückgegangen, in Frühlingszwiebeln um 74 %. Möhren haben 75 % des lebensnotwendigen Magnesiums eingebüßt.

Ernährungswissenschaftler sehen in der modernen Landwirtschaft die Ursachen für das Problem der Qualitätseinbußen von Obst und Gemüse.

Kunstdünger wurde ausgebracht, ohne die lebensnotwendigen Mineralien gleichzeitig mitzuliefern. Längst sind die Böden in dieser Hinsicht ausgelaugt.

Lebensreiche Böden

Finden wir gesunde Böden, also Felder/Gärten mit aktiven Bodenlebewesen (Mikroorganismen) vor, sind diese immer mineralstoffreicher als tote, verkrustete Böden. Wir wissen heute, wie wichtig etwa die Regenwürmer sind. Sie machen nicht nur den Boden leicht und luftig, sondern bringen auch Kalk in die Böden, denn in ihrer Speiseröhre haben sie eine Kalkdrüse.

Sind die Böden lebendig, speichern sie das Wasser wie Schwämme. Durch „tote" Böden sickert das Regenwasser hindurch, weil diese verkrustet sind. Gesunde Böden haben einen pH-Wert von 6 bis 7 und sind damit ausgeglichen. Falsch bearbeitete Böden sind sauer. Weniger Mineralstoffe und Spurenelemente stehen den Pflanzen zur Verfügung, während Schwermetalle nicht durch die vorhandene Humusschicht zurückgehalten werden. Die Pflanzen nehmen diese leichter auf, sodass Schwermetalle gegenüber den Mineralien das Rennen machen.

Die Umweltbelastung der letzten Jahrzehnte – mit saurem Regen – verstärkt diesen Effekt auf die Böden und führt zu einer weiteren Belastung der ohnehin schon sauren Erde. Am Ende dieser Spirale steht der „saure" Mensch.

Neueste Forschungen ergeben, dass die Aufnahme von Mineralstoffen durch den Körper über die Pflanze wesentlich effektiver ist als über pharmazeutisch hergestellte Präparate. Dies gilt übrigens auch für die Vitamine. Die über die Pflanzen vorverdauten und vor-informierten Mineralien werden vom Körper als solche erkannt und somit wesentlich effizienter eingelagert.

Pflanzen richten ihr Wachstum immer nach dem Minimum der im Boden vorliegenden anorganischen Mineralstoffverbindungen aus.

Die Erde, sprich: der Mutterboden, verbraucht, um sich selbst im Gleichgewicht zu halten, die eigenen Mineralstoffe und Spurenelemente und gibt dadurch weniger an die Pflanzen ab. Das ist der wahre Grund, warum immer mehr Pflanzen in einen wirklichen Mangel geraten und uns immer weniger zur Verfügung steht, damit unser Körper gut funktionieren kann. Passend dazu ist der Ausdruck „an vollen Kochtöpfen verhungern".

Dazu kommt die deutliche Reduzierung von frischem Gemüse in unserer täglichen Ernährung – vor allem von Kartoffeln, weil diese vor Jahren in den falschen Ruf geraten sind, dick zu machen. Sie machen jedoch nur dick, wenn sie in Form von Pommes, Chips und dergleichen gegessen werden.

Mineralstoffe

Bezeichnung	Bedeutung für den Stoffwechsel/ Beteiligung an folgenden Vorgängen im Körper	Bedarf/Tag	Auswirkungen bei Mangel	Auswirkungen bei Überversorgung	In folgenden Nahrungsmitteln enthalten:
Calcium	Aufbau und Erneuerung von Knochen und Zähnen; wichtige Rolle bei Reizweiterleitung im Nervensystem und bei der Muskelkontraktion; Herztätigkeit	1.000 mg	Osteoporose, Muskelkrämpfe, Herzbeschwerden, Bluthochdruck	keine, da der Körper den Spiegel gut regulieren kann	Milch (nicht denaturiert), Milchprodukte, Käse; Gemüsesorten wie Brokkoli, Fenchel, Grünkohl; Mandeln, Hasel- und Paranüsse; calciumreiche Mineralwässer mit mehr als 150 mg/l Calcium
	Hinweis: Durch Vitamin-D-Mangel und/oder Phosporüberversorgung wird die Aufnahme von Calcium vermindert. Empfehlung: Essen Sie reichlich Gemüse!				
Chlor	Wasser- und Elektrolythaushalt, Bildung von Magensäure, Säure-Basen-Haushalt	550 mg	starkes Schwitzen, Erbrechen, dadurch Störungen im Säure-Basen-Haushalt mit Muskelkrämpfen und Herzstörungen	keine, da Ausscheidung über die Nieren	Kochsalz, salzhaltige Lebensmittel
Phosphor	Aufbau von Knochen und Zähnen; Energiegewinnung und Speicherung; Regulation von Nierenfunktion, Säure-Basen-Haushalt, pH-Wert des Blutes	700 mg	Mangel kaum möglich	Störungen der Calciumaufnahme – dadurch Auslösen von Calcium aus den Knochen, langfristig Osteoporose	proteinreiche Lebensmittel, Vollkornprodukte, Nüsse, Bohnen, Erbsen, Sojabohnen

Kalium	regelmäßiger Herzschlag, Blutdruck; Aufrechterhaltung des Elektrolythaushaltes; Gewebespannung; Erregbarkeit von Muskeln und Nerven; Stoffaustausch	2.000 mg	Herzbeschwerden und Muskelschwäche	Erhöhung der Harnproduktion, Lethargie, Lähmungserscheinungen, Bradykardie (verlangsamter Herzschlag), Herzversagen	Kartoffeln, Spinat, Grünkohl, Erbsen, alle Vollkornprodukte, Nüsse, Trockenobst, Fisch, Soja, Banane, Weizenkeime, Weizenkleie, (Kochwasser des Gemüses)
Schwefel	Reinigung und Entschlackung der Zellen; Bestandteil von Aminosäuren und Vitaminen	1.000 mg	Mangel nicht bekannt	nicht bekannt	alle pflanzlichen und tierischen Lebensmittel
Natrium	Wasser- und Elektrolythaushalt; Weiterleitung von Nervenimpulsen; Muskelkontraktion; Säure-Basen-Haushalt; Volumen- und Druckbestimmung außerhalb der Zellen	550 mg	Störung der Nieren- und Muskelfunktion, z. B. Wadenkrämpfe; Bluthochdruck, Ödeme	Bluthochdruck, Ödeme	Kochsalz, alle salzhaltigen Lebensmittel
Magnesium	wichtige Rolle bei Reizübertragung von Nerven auf Muskeln; Muskelkontraktion; Aufbau von Knochen und Zähnen; Energiegewinnung; Beteiligung an Aminosäure-, Kohlehydrat- und Fettstoffwechsel; positiver Einfluss auf Cholesterinspiegel	300–400 mg	Krämpfe, Muskelzuckungen, mangelhafte Auswertung der Nahrung, Wachstumsstörungen, Verkalkungen von Blutgefäßen, Nieren und Knorpeln	Durchfall	Vollkornprodukte, Soja, Erbsen, Bohnen, Milchprodukte, Fisch, Fleisch, Beerenobst,Bananen, Kartoffeln, Gemüse, Sonnenblumenkerne, Sesam, Mandeln, Pistazien, Haselnüsse, Cashewnüsse, Kräuter, Wildgemüse (z. B. Löwenzahn); Mineralwässer mit ca. 100 mg/l Magnesium
	Hinweis: Beeinträchtigung der Aufnahme von Magnesium durch fettreiche und zu calciumreiche Kost. Empfehlung: Bevorzugen Sie Getreide und -produkte wie Brot, Nudeln oder Reis aus Vollkorn.				

Calcium (Ca)

Mengenmäßig ist Calcium am stärksten im Körper vertreten – insgesamt bei einem Erwachsenen 1.000 bis 1.500 g. Ungefähr 99% davon sind in den Knochen und Zähnen mit Phosphor gebunden. Calcium ist am Aufbau von Knochen und Zähnen und deren Erhalt durch ständige Erneuerung beteiligt. Es verleiht den Knochen die Festigkeit. Im Kinder- und Jugendalter wird deshalb besonders viel benötigt, damit die Knochen stabil wachsen können. Die Funktion von Calcium ist wichtig für die Aktivierung der Blutgerinnung und zur Reizübertragung im Nervensystem.

Dienlich zur Aufnahme von Calcium aus dem Darm sind Vitamin D, Amino- und Zitronensäuren sowie Laktose.

Ein Mangel an Calcium kann durch Aufnahmestörungen im Darm entstehen. Oxalsäure (z. B. in Spinat oder Rhabarber enthalten), aber auch eine fettreiche beziehungsweise eiweißarme Nahrung kann für diese Aufnahmestörung verantwortlich sein.

Bei mangelhafter Calcium-Zufuhr durch die Nahrung bedient sich unser Körper aus seinen eigenen Vorräten, die im Knochengewebe gespeichert sind. Das tut er, damit er für andere wichtige Funktionen im Körper eine stabile Calcium-Konzentration im Blut stets gewährleisten kann. Löst er nun viel Calcium aus dem Knochen, wird dieser leicht brüchig. Ernähren wir uns basisch und sorgen wir in jedem Alter für genügend Calcium im Körper, wirken wir dem Knochenschwund (Osteoporose) entgegen. Muskelkrämpfe sowie Herzprobleme mit Bluthochdruck können weitere Hinweise auf einen Calcium-Mangel sein. Liegt tatsächlich ein Mangel vor, kann dies die Folge einer zu geringen Versorgung mit Vitamin D sein.

Die Gefahr einer Überversorgung besteht faktisch nicht, da der Körper den Calcium-Spiegel im Blut selbst regelt. Einnahme von zu viel Vitamin-D-Präparaten kann zu einer Überversorgung mit Calcium führen, die der Körper schließlich nicht mehr selbst kompensieren kann. Er lagert dann das Zuviel an Calcium zum Beispiel in die Gefäße ab.

Erhöhter Bedarf an Calcium liegt vor bei

- Säuglingen, Kindern, Jugendlichen,
- Schwangeren,
- Stillenden (1 l Muttermilch enthält 330 mg Calcium) und
- älteren Menschen (besonders Frauen).

Chlor (Cl)

Wie Natrium ist es wesentlich für die Aufrechterhaltung unseres Wasserhaushaltes verantwortlich – hauptsächlich für die Wasserbilanz zwischen den Zellen. Chlor finden wir vor allem in der Magensäure, wo es mit Wasserstoff die für die Verdauung wichtige Magensäure (HCl) bildet, und in der Hirn- und Rückenmarksflüssigkeit. Es spielt eine wichtige Rolle im Säure-Basen-Haushalt und regelt zusammen mit Kalium und Natrium den Wasser- und Elektrolythaushalt. Der menschliche Organismus enthält ca. 120 g Chlor.

Mangel an Chlor kann sich durch andauerndes starkes Schwitzen oder durch lang anhaltendes Erbrechen einstellen. Das führt zu Störungen im Säure-Basen-Haushalt mit Muskelkrämpfen und Störungen der Herzfunktion.

Chlor wird über den Darm aufgenommen und über die Nieren ausgeschieden.

Phosphor (P)

Phosphor sorgt durch den Aufbau von Knochen und Zähnen für deren Gesundheit. Weiterhin wird es zur Energiegewinnung und -verwertung in den Zellen und zur Nährstoffverwertung im Körper benötigt. Es ist als Bestandteil von Biomolekülen (Moleküle organischer Substanzen, die in der Natur vorkommen), wie der Nukleinsäure, bekannt.

Der Körper eines Erwachsenen enthält ca. 700 g Phosphor, meist in Verbindung mit Calcium (ca. 80 %), und ist in unserem Skelettsystem gebunden. Phosphor ist an fast allen Prozessen im Körper beteiligt, besonders aber an der Gewinnung und Speicherung von Energie. Nierenfunktion, Herz und Säure-Basen-Haushalt werden durch dieses Mineralsalz reguliert. Im Blut hat Phosphor eine Pufferfunktion bei der Aufrechterhaltung des pH-Wertes inne.

Die Magnesium-Verwertung kann durch eine zu hohe Aufnahme von Phosphor gestört werden.

Mangel an Phosphor ist sehr selten. Zu bedenken ist, dass Phosphor und Calcium in einem bestimmten Gleichgewicht im Körper stehen sollten. Normalerweise stellt dies in der Ernährung kein Problem dar, denn calciumreiche Lebensmittel sind zumeist auch reich an Phosphor.

Nehmen wir zu viel Phosphor auf, verhindert dies die Calcium-Verwertung und führt so zu Störungen im Calcium-Haushalt. Zu allem Unglück wird dann die Nebenschilddrüse angeregt, mehr Hormone (Parathormon) zu produzieren. Dieses Hormon bewirkt, dass Calcium vermehrt aus dem Knochen gelöst wird, damit der Calcium-Spiegel im Blut konstant gehalten wird. Hieraus folgt ein verstärkter Abbau der Knochensubstanz, was wiederum die Osteoporose begünstigt.

Kalium (K)

Kalium zeichnet für den Druck innerhalb der Zelle verantwortlich und befindet sich im Gegensatz zu Natrium und Chlor fast ausschließlich im Innern der Zellen. Es dient der Aufrechterhaltung der Gewebespannung und sorgt damit auch – zusammen mit Natrium und Chlor – für das Gleichgewicht im Elektrolythaushalt. Kalium ist am regelmäßigen Herzschlag und an der Regulierung des Blutdruckes beteiligt. Es ist erforderlich bei der Weiterleitung von Nervenimpulsen und hier unabdingbar. Es sorgt für die Erregbarkeit von Muskeln und Nerven. Im Energiestoffwechsel unterstützt Kalium maßgelblich die Einschleusung (Nährstrom) von Nahrungsbestandteilen in die Zellen.

Zu einem Mangel an Kalium kann es nach größeren Flüssigkeitsverlusten wie Durchfall, Erbrechen oder auch durch längere Einnahme von Entwässerungs- und Abführmitteln kommen. Dieser Mangel kann schließlich zu Störungen am Herzen und zu Muskelschwäche führen.

Eine Überversorgung an Kalium kann sich harntreibend auswirken. Wir wissen, dass Kalium die Erhöhung der Harnproduktion anregt. Aus diesem Grunde gibt man kleinen Kindern am Abend keine Kartoffeln zum Essen. Das Kalium regt die Harnproduktion an, die Kinder nässen dadurch vermehrt ein. Zu hoher Kaliumgehalt im Blut kann zu Herzversagen führen, da Kalium sich hemmend an der Kontraktion des Herzmuskels auswirkt. Anzeichen können Lethargie, Lähmungserscheinungen und ein verlangsamter Herzschlag sein.

Schwefel (S)

Schwefel gilt als so genannter „Drahtbesen“ der Zelle. Schwefel sorgt für die Reinigung und Entschlackung, wir finden ihn deshalb in jeder Körperzelle. Schwefel ist ein Bestandteil vieler Proteine, besonders der zusammenziehenden Anteile des Muskels. Sehr hohe Konzentrationen von Schwefel sind in Haut, Nägeln und Haaren zu finden.

Schwefel als Teil der Aminosäuren Cystin und Methionin nehmen wir hauptsächlich über unser Nahrungseiweiß auf. Schwefel ist außerdem Bestandteil von Vitamin B_1, Panthothensäure und Biotin.

Mangel an Schwefel tritt praktisch nie auf.

Natrium (Na)

Natrium wird benötigt zur Weiterleitung von Nervenimpulsen und zur Muskelkontraktion. Bei der Aufrechterhaltung des Wasserhaushaltes ist es unabdingbar und reguliert zusammen mit Kalium den Flüssigkeitshaushalt.

Der menschliche Körper enthält ca. 80 g Natrium, von dem ein Drittel in den Knochen gespeichert ist. Sollte ein Mangelzustand eintreten, so kann Natrium aus den Knochen mobilisiert und ans Blut abgegeben werden. Eine wichtige Aufgabe von Natrium ist die Volumen- und Druckbestimmung außerhalb der Zellen. Es ist das Haupt-Ion des Extrazellularraums (= Raum außerhalb der Zelle). Für das Säure-Basen-Gleichgewicht im Körper ist Natrium von großer Bedeutung.

Mangel kann durch extremes Schwitzen oder lang andauernde Durchfälle auftreten. Dies führt zur Entwässerung des Körpers, was in der Folge zu Störungen der Nieren- und Muskelfunktion führen kann. Erstes Anzeichen für einen Mangel können Wadenkrämpfe sein. Ernährt sich jemand strikt salzfrei, kann dies zu gravierenden gesundheitlichen Schäden führen.

Zu hoher Kochsalzverbrauch hat eine vermehrte Ausscheidung von Natrium über die Nieren zur Folge. Gleichzeitig wird auch Calcium ausgespült. Bei Empfindlichkeit gegenüber Natrium, die eventuell durch zu viel Salzkonsum ausgelöst werden kann, führt dies unter Umständen zu Bluthochdruck oder kann bestehenden verstärken. Deshalb wird Patienten mit Bluthochdruck angeraten, den Kochsalzkonsum strikt einzuschränken.

Auch Wasseransammlungen in Geweben (Ödeme) können eine Folge sein.

Gewöhnlich nehmen wir durch unsere Lebensmittel weitaus mehr Kochsalz (NaCl) zu uns, als wir benötigen.

Magnesium (Mg)

Magnesium ist Bestandteil vieler Enzyme und zusammen mit Calcium und Phosphor am Aufbau von Knochen und Zähnen beteiligt. Seine Funktion ist bedeutsam für die Muskelkontraktion und die Reizleitung der Nerven. Magnesium ist wiederum in fast allen Zellen des menschlichen Körpers zu finden. Rund 30 g enthält der Körper, davon sind alleine 50–60% in Knochen und Zähnen eingebaut.

Der Rest steuert enzymatische Reaktionen und hilft maßgeblich bei der Energiegewinnung. Weiterhin wird Magnesium zum Aufbau von körpereigenem Eiweiß und beim Kohlenhydrat- und Fettstoffwechsel benötigt. Der Einfluss von Magnesium auf den Cholesterinspiegel ist bekannt. Essen wir zu fett und zu calciumreich, beeinträchtigen wir die Magnesium-Aufnahme. Wer Fleisch verspeist, sollte immer auch zugleich Salate, Gemüse und Kartoffeln zu sich nehmen, weil sich sonst das Magnesium-Defizit mit jedem Bissen erhöhen wird.

Mangel an Vitaminen B_1 und B_6 wirkt sich ebenfalls ungünstig aus. Normalerweise kann der Körper seinen Magnesium-Spiegel sehr gut selbst regeln. Führen wir einmal zu viel zu, wird der Mineralstoff wieder ausgeschieden.

Dagegen führt Magnesium in großen Mengen zu Durchfall.

Mangel hingegen macht sich in vielfältigen Störungen bemerkbar – etwa Muskelzuckungen, mangelhafter Auswertung der Nahrung, Wachstumsstörungen, Verkalkungen von Blutgefäßen, Nieren und Knorpel.

Magnesium-Mangel führt zum Beispiel zu Herzrhythmusstörungen, Muskel-, Magen- und Darmkrämpfen, Depressionen, verminderter Muskel- und Knochenqualität. Es kommt zu Störungen im Immunsystem und beim Stoffwechsel (z. B. Diabetes). Der Körper kann dann die benötigte Energie nicht mehr so schnell mobilisieren. Auch Wadenkrämpfe und/oder Fußkrämpfe in den

Morgenstunden, kurz vor dem Aufstehen, können auf Magnesium-Mangel hinweisen.

Leistungssportler und Menschen mit einer anstrengenden Tätigkeit haben einen erhöhten Bedarf. Durch Schweiß geht eine nicht zu unterschätzende Menge verloren, die in jedem Falle ergänzt werden sollte. Auch Abführmittelmissbrauch, Entwässerungsmittel, Stress, Durchfall, Alkohol erfordern einen höheren Bedarf. Mit einer Flasche Weißwein vernichten wir den Magnesium-Vorrat für zwei Tage. Deshalb sollten wir unbedingt vor Weingenuss und vor allem danach darauf achten, dass wir über Lebensmittel und Kräutertees für einen Ausgleich sorgen.

Spurenelemente

Bestimmte Mineralien, die im Körper oder in den Nahrungsmitteln nur in sehr geringen Mengen – Spuren – vorkommen, nennen wir Spurenelemente oder auch Mikroelemente. Ihre erforderliche Zufuhr liegt unter 100 mg/Tag. Viele dieser Spurenelemente sind lebensnotwendig, andere hingegen können auch toxisch (giftig) wirken.

Der Körper benötigt diese essentiellen Spurenelemente, damit wichtige Substanzen wie Enzyme oder Hormone überhaupt aktiviert werden können.

Im Blut sind ca. 8–9 g Spurenelemente wie Chrom, Eisen, Fluor, Geranium, Jod, Kobalt, Kupfer, Mangan, Molybdän, Nickel, Selen, Silicium, Vanadium, Zink, Zinn, aber auch Spuren von Aluminium, Arsen, Barium, Gold und Rubidium nachweisbar. Ihre Bedeutung ist noch nicht eindeutig geklärt.

- Essentielle Spurenelemente sind: Chrom, Eisen, Fluor, Jod, Kobalt, Kupfer, Mangan, Molybdän, Selen, Silicea, Vanadium, Zink, Zinn.
- Spurenelemente, die nicht unbedingt als essentiell anerkannt sind, bei denen man jedoch eine biologische Funktion vermuten darf: Aluminium, Barium, Bismut, Bor, Lithium, Nickel, Quecksilber, Rubidium, Silicium, Strontium, Tellur, Titan, Wolfram.
- Toxisch wirkende Spurenelemente: Antimon, Arsen, Blei, Cadmium, Quecksilber, Thallium.

Nachfolgend werden die wichtigsten Spurenelemente ausführlich besprochen.

Eisen

Aufgrund der Besonderheit von Eisen, welches wegen seines mengenmäßigen Vorkommens eine Zwischenstellung (Mineralstoffe/Spurenelemente) einnimmt, folgt hier eine ausführliche Beschreibung:

Eisen ist unabdingbar für den Aufbau der Atmungsfermente der Zellen: Es ist lebensnotwendig für den Sauerstofftransport und Kohlendioxid-Abtransport. Eisen nimmt am enzymatischen Energiestoffwechsel teil. Für eine zuverlässige Abwehrfunktion wird es dringend benötigt, indem es durch vermehrte Sauerstoffbindung das Blut schneller bewegt. Dadurch wird der Eindringling eliminiert, was von großer Bedeutung ist. Eisen ist Bestandteil des Blutfarbstoffes Hämoglobin und des Muskelfarbstoffes Myoglobin.

Um bei einer Anämie (Blutarmut) auch eine richtige Aussage des Blutbefundes zu bekommen, sollten wir Folgendes verstehen: Verminderte Eisenwerte im Blutserum sind nicht gleichbedeutend mit einem tatsächlichen Eisenmangel. Zusätzliche Laboruntersuchungen sind dann unbedingt notwendig.

Der Gesamtbestand an Eisen beträgt bei einem Erwachsenen ca. 3–5 g.

3g davon befinden sich im Hämoglobineisen der roten Blutkörperchen (Erythrozyten). Die an Eiweiß gebundene Transportform des Eisens wird medizinisch als Transferrin bezeichnet. Als Speichereisen wird es bezeichnet, wenn es in Knochenmark, Milz und Leber mit ca. 1,5 g vorliegt.

Alles übrige Eisen macht kaum ¼ g aus. Mit der Nahrung nehmen wir täglich ca. 10 – 15 mg auf, können jedoch höchstens 10 % davon verwerten. Damit der Verwertungsprozess auch wirklich gut gelingt, werden Calcium und Vitamin C dazu benötigt.

Der Körper geht mit diesem essentiellen Spurenelement sehr sorgfältig um. Das Eisen verbrauchter roter Blutkörperchen wird fast vollständig wiederverwertet.

Eisen wird mit der Galle, dem Kot, dem Harn, dem Schweiß und den Abschilferungen von Deckzellen der Haut ausgeschieden. Durch diesen Vorgang gehen dem Körper täglich ca. 1 – 2 mg verloren.

Halten sich Aufnahme und Ausscheidung nicht die Waage, kann es zu Eisenspeicherung (Siderose) oder Eisenmangel (Anämie) kommen.

Mangel kann zu Veränderungen der Eisenversorgung, -aufnahme und -verteilung beitragen. Ein versteckter Eisenmangel kann vorliegen, ohne dass wesentliche Beschwerden eintreten. Bei chronisch verminderten Werten kann es zu rascher Ermüdbarkeit, Stimmungsschwankungen, Neigung zu Kopfschmerzen (latenter Eisenmangel) kommen. Sind Blut- und Eisenwerte vermindert (chronischer Eisenmangel), können sich Beschwerden der Blutarmut zeigen, wie Mund- und Zungenschleimhauteinrisse, Verstopfung sowie Durchfall, erhöhte Infektanfälligkeit. Da fast jede Schwangere an Eisenmangel leidet, kann diese dem Säugling kaum noch eine ausreichende Eisenreserve mitgeben.

Kinder, Jugendliche und Schwangere haben einen erhöhten Eisenbedarf. Bei einer normalen Regelblutung gehen ca. 20–30 mg Eisen verloren. Schwangerschaft, Geburtsblutung und Stillzeit verbrauchen sehr viel Eisen.

Zink

Zink ist Bestandteil von über 200 Enzymen und gleichzeitig deren Aktivator. Es sitzt im aktiven Zentrum der Enzyme. Für unser Immunsystem fördert Zink die Abwehrstärkung und Wundheilung. Für Hautstruktur, Haare, Beweglichkeit der Spermien, Fruchtbarkeit ganz allgemein, Wachstum, Schilddrüse, Bauchspeicheldrüse und Keimdrüsen ist Zink ein unentbehrliches Spurenelement. Im Körper liegen ca. 2 g vor.

Mangel führt zu Wachstumsstörungen, Wundheilungsstörungen, Unfruchtbarkeit und Haarausfall, weiterhin zu Erkrankungen an Schilddrüse und Bauchspeicheldrüse.

Kupfer

Kupfer als Spurenelement bietet Schutz vor „freien Radikalen". Diese sind häufig verantwortlich für akute oder chronisch verlaufende Entzündungen. Kupfer ist ein Bestandteil vieler körpereigener Enzyme, beispielsweise von Superoxid-Dismutase. Kupfer erleichtert die Aufnahme von Eisen aus dem Darm und ist damit wesentlich für den Einbau von Eisen in das Hämoglobin verantwortlich. Bei einer eventuellen Anämie ist immer auch das Zusammenwirken von Kupfer und Eisen zu berücksichtigen, gerade in einer Schwangerschaft, bei der zugunsten des werdenden Lebens der Eisenspiegel etwas fällt und Kupfer steigt. Bei einer therapieresistenten Anämie sollte auch immer im Labor nach dem Kupferwert gesehen werden. Im Körper liegen ungefähr 0,1 g Kupfer als Bestand vor.

Bei der Herstellung von Kollagen ist kupferhaltiges Enzym entscheidend. Nur damit gelingt es, für die Elastizität von Knochen, Sehnen, Bändern, Knorpel sowie den bindegeweblichen Anteil der Gefäße zu sorgen.

Im Zusammenhang von Osteoarthrosen und Osteoporose ist dies von entscheidender Bedeutung. Neueste Erkenntnisse diskutieren den Einfluss von Kupfer auf die Entstehung von Alzheimer-Plaques und es stellt sich die Frage, ob Kupfer den Verlauf der Krankheit verlangsamen kann.

Von immenser Bedeutung ist auch die Interaktion von Kupfer mit anderen Mikronährstoffen in der Supplementierung von Eisen, Zink, Selen und Calcium. Hier sollte bei der Einnahme auf jeden Fall ein Zeitabstand von wenigstens zwei Stunden eingehalten werden.

Mangel an Kupfer führt folglich zu Anämie, Störungen in der Eisenresorption und in der Kollagensynthese. Erhöhter Bedarf besteht bei einseitiger Ernährung, bei Malabsorptionsstörungen wie einer Darmentzündung, gestörtem Eiweißstoffwechsel, aber auch bei akuter oder chronischer Entzündung.

Mangan

In unserem Körper liegen etwa 10–40 mg Mangan vor. 40 % davon befinden sich in Knochen. Leber, Nieren, Bauchspeicheldrüse, Muskeln und Haarpigmente weisen Mangan auf. Mangan ist vor allem in den Knorpel- und Knochengeweben am Aufbau der Bindegewebe beteiligt. Weiter trägt es zur Synthese von Proteinen (hier Abbau von Aminosäuren) und Fetten bei.

Bedeutend ist Mangan für die Insulinbildung der Bauchspeicheldrüse. Bei der Bildung von Harnstoff wird es ebenfalls benötigt. Die Bildung von Melanin (Pigmente) und Dopamin (Neurotransmitter) hängt von Mangan ab. Mangan ist Bestandteil vieler Enzyme. Für die Verwertung von Vitamin B_1 (Phosphatase) und für die Glukoneogenese, also für die Bildung von Glukose, wird Mangan benötigt.

Mangelerscheinungen bei Mangan sind bisher kaum bekannt, obwohl diskutiert wird, ob nicht einige Störungen (siehe Untersuchungen des Amerikaners Melvyn R. Werbach!) damit verbunden sein können. Dazu gehören zum Beispiel Arteriosklerose, Glukose-Intoleranz, Hörverlust und Tinnitus, Hypercholesterinämie, Muskelschwäche und Pankreasstörungen. Auch mangelnder Appetit und Gewichtsverlust können entstehen.

Typische Folge eines Mangels ist die Störung des Aufbaus bei Knorpel- und Knochengewebe. Schädigungen von Haut, Haaren und Nägeln sind möglich.

Oxidativer Stress, auch die Anfälligkeit für freie Radikale erhöht sich bei einem Mangel bzw. Fehlen von Mangan. Hierauf können laut Werbach auch psychische Störungen wie Depressionen, Demenz, Persönlichkeitsstörungen zurückgeführt werden. Auch als Ursache von Unfruchtbarkeit wird Manganmangel in Fachkreisen diskutiert.

Mit einer ausgewogenen Ernährung wird in der Regel der tägliche Manganbedarf gedeckt. Überdosierungen sind kaum möglich, da der Körper Mangan schlecht resorbieren kann. Calcium, Eisen und Phosphat behindern z.B. die Resorption.

Molybdän

Als Schwermetall der Chromgruppe ist Molybdän ein für den Körper essentielles Spurenelement. Im menschlichen Körper sind ungefähr 8–10 mg Molybdän eingelagert, davon allein 60% im Skelett. Auf Leber, Lunge, Nieren und Haut verteilt sich der Rest. Im Stoffwechsel ist es ein Cofaktor von flavin- und eisenhaltigen Enzymen. Schwefelhaltige Aminosäuren und Harnsäure benötigen Molybdän für den Stoffwechsel. Es sorgt für den Abbau von Harnsäure und schwefelhaltiger Aminosäuren. Für die Gesundheit ist ein guter Harnsäurespiegel von enormer Wichtigkeit. Es ist ein Fänger hochreaktiver freier Radikale und ein kräftiges Antioxidans. Molybdän ist an der Energiegewinnung beteiligt. Wir wissen heute, dass es zur Speicherung von Fluoriden beiträgt und daher möglicherweise auch als Vorbeugung gegen Karies dienen kann. Auch zur Osteoporose-Prophylaxe kann es einen wichtigen Beitrag leisten. Die Aufnahme von Molybdän kann durch einige Kupfer- und Schwefelverbindungen gehindert werden. Hohe Aufnahmen von Molybdän können zu Kupferverlusten führen.

Mangelerscheinungen sind kaum bekannt. Möglicherweise stehen chronische Darmentzündungen und der Morbus Crohn mit einem Mangel in Verbindung. Auch eine Störung der gesunden Darmflora kann möglich sein.

Liegt ein tatsächlicher Mangel vor, stellen sich Störungen im Stoffwechsel von schwefelhaltigen Aminosäuren und von Nukleotiden (Bausteine der Nukleinsäuren) ein. In der Folge sinkt die Produktion von Harnsäure und der antioxidative Schutz. Symptome wie Herzjagen, Kurzatmigkeit, Nachtblindheit, Erregtheit und Funktionsstörungen an Nerven und Gehirn sind möglich. Bauchkrämpfe, Übelkeit, Durchfälle, Atembeschwerden, Benommenheit, Juckreiz, Schwellungen und schwankende Stimmungen sind weitere mögliche Folgen.

Mehrbedarf an Molybdän ergibt sich bei:

- Ernährung, die stark industriell verarbeitet ist;
- Belastungen durch Chemikalien;
- oxidativem Stress;
- einer gestörten Darmflora (Darmdysbiose);
- hohen Harnsäurewerten;
- Menschen mit gichtähnlichen Beschwerden;
- bekanntem Kupfermangel.

Jod

Als Spurenelement ist Jod für die Funktion der Schilddrüse von Bedeutung. Durch den Einbau in die Schilddrüsenhormone reguliert es Stoffwechsel und Körpertemperatur. Der Körper speichert etwa 10–20 mg. Damit es zu einer normalen Entwicklung von Nervensystem und Geweben kommt, wird das Schilddrüsenhormon benötigt.

Deutschland gilt als Jodmangelgebiet, aufgrund der Verarmung der Böden und damit auch der Nutzpflanzen, die dadurch zu wenig aufnehmen können.

Mangel an Jod zeigt sich als Kropf, seltener als Schilddrüsenunterfunktion. Dieser Mangel zeigt sich dann durchaus schleichend, sodass zunächst keine Beschwerden wahrgenommen werden. Stärkere Unterfunktion zeigt sich als Müdigkeit, Antriebsarmut, Wachstums- und Entwicklungsstörungen bei Kindern, erhöhtes Schlafbedürfnis, Konzentrationsstörungen, Kälteempfindlichkeit und Verstopfung. Derzeit besteht im Mittel ein Joddefizit von 100 bis 170 mg pro Tag. Die Jodzufuhr bei Männern stellt sich aufgrund ihrer Ernährungsgewohnheiten günstiger dar. Frauen und Erwachsene über 50 Jahre haben ungünstigere Werte. Als gefährdet gelten nach wie vor Schwangere und Stillende. Jodmangel ist die häufigste Ursache für geistige Schäden, wie zum Beispiel Entwicklungsverzögerungen.

Kobalt

Der Name leitet sich von „Kobold" ab, einer Form von neckischem (Berg-) Geist, und stammt von den Bergleuten des Mittelalters. Sie verwechselten Kobalt wegen seines silbrigen Aussehens oft mit Silber und vermuteten deswegen Silber in Kobaltvorkommen. In der Natur liegt es in einer Reihe von Erzen vor. In reiner Form trifft es auf die Erde durch Meteoriten.

Im menschlichen Körper schätzt man den Bestand auf 1–2 mg. Leber, Knochenmark, Bauchspeicheldrüse, Milz und die Nieren sind die Speicherorgane für Kobalt. Bekannt ist, dass Kobalt Bestandteil von Vitamin B_{12} und dadurch

Spurenelemente				
	Bedeutung für den Stoffwechsel/Beteiligung an folgenden Vorgängen im Körper	Bedarf/Tag	Symptome bei Mangel	In folgenden Nahrungsmitteln enthalten:
Eisen	Bestandteil des Hämoglobins/ Myoglobins; Sauerstoff- und Kohlendioxidtransport; Energiestoffwechsel, Immunsystem	5–30 mg	Ermüdbarkeit, Stimmungsschwankungen, Mund- und Zungenschleimhauteinrisse; Verstopfung bei Durchfall; Infektanfälligkeit	Getreide, Brot; Hafer, Hirse; Innereien wie Leber und Niere, Rind- und Kalbfleisch, Leberwurst, Blutwurst; Bohnen, Linsen, Kichererbsen; Sojabohnen, Spinat, Wirsing, Mangold, Fenchel, Schwarzwurzeln; dunkle, rote Säfte und Beeren; Wildgemüse (z. B. Löwenzahn)
	Unsere Empfehlung: Ein- bis zweimal pro Woche kann fettarmes Fleisch auf dem Speisezettel stehen.			
Zink	Enzymaktivator, Abwehrstärkung, Wundheilung; Haare, Hautstruktur, Fruchtbarkeit, Wachstum; Hormonhaushalt	0,5–5 mg	Wachstumsstörungen, Wundheilungsstörungen, Haarausfall, Unfruchtbarkeit; Erkrankungen von Schild- und Bauchspeicheldrüse	Mais, Sesam; Rindfleisch, Schweinefleisch, Geflügel; Hühnerei; Käse; Vollkorngetreideprodukte; Bohnen, Kichererbsen, Linsen
	Unsere Empfehlung: Planen Sie öfters fleischlose Mahlzeiten ein, etwa Linsen- oder Bohnengerichte.			
Kupfer	Antioxidans; Einbau von Eisen in Hämoglobin; Kollagensynthese	1,5–3 mg	Anämie; Störungen der Eisenresorption und Kollagensynthese	Hülsenfrüchte, Nüsse, Kakao, Pilze, Fisch, Vollkornprodukte, Innereien, Fisch, Schalentiere und einige Gemüsesorten
Mangan	Knorpel-, Knochen- und Bindegewebsaufbau; Insulinsynthese und -sekretion; Enzymaktivator	2,5–5 mg	Störungen im Knochengewebe- und Knorpelaufbau; Haut-, Haar- und Nagelschädigungen	Getreide, Hülsenfrüchte, Fisch, Fleisch, Käse, Quark

Molybdän	Aminosäure- und Harnstoffwechsel; Speicherung von Fluorid; Energiegewinnung; Abbau schwefelhaltiger Aminosäuren	0,5 g	Herzjagen, Kurzatmigkeit, Nachtblindheit, Erregtheit und Funktionsstörungen an Nerven und Gehirn; Bauchkrämpfe, Übelkeit, Durchfälle, Atembeschwerden, Benommenheit, Juckreiz, Schwellungen; schwankende Stimmungen	In normaler Mischkost enthalten; Hülsenfrüchte, Weizenkeime, Dill, Petersilie, Schnittlauch, Innereien, Eier; Sojamehl, Rotkohl, Naturreis, weiße und grüne Bohnen, Trinkwasser
Jod	Schilddrüsenfunktion; Regulation des Stoffwechsels und der Körpertemperatur	ca. 0,15 mg Schwangere und Stillende ca. 30–90 mg	Schilddrüsenüberfunktion (Kropf), seltener Unterfunktion	grundsätzlich in allen Lebensmitteln, besonders aber in Seefischen, Meersalz, Milch und Milchprodukten
Kobalt	Bestandteil des Vitamin B_{12}, dadurch Beteiligung an Erythrozytenbildung; Enzymaktivator	unter 1 mg	wie bei Vitamin-B_{12}-Mangel; Schädigungen des Nervensystems; Gedächtnisschwäche bis Demenz; Anämie	Fleisch, Innereien, Leber, Nieren, Herz, Fisch, Milch, Eier
Selen	Chromosomen- und Zellschutz vor schädlichen, toxischen und kanzerogenen Stoffen; Antioxidans; Gegenmittel bei Schwermetallbelastung; Stärkung des Immunsystems; Schutz vor Thrombose	mind. 20 mg max. 300 mg	Herzerkrankungen; Tumore, besonders der Haut, der Leber und des Dickdarms; Leberzirrhose; rheumatische Erkrankungen	Muskelfleisch, Leber; Hummer, Karpfen, Thunfisch, Miesmuscheln, Garnelen, Sardinen; Hühnerei, Getreide (v. a. Roggen), Kartoffeln, Naturreis, Hülsenfrüchte; Kokosnuss, Paranüsse; Steinpilze
	Unsere Empfehlung: Essen Sie ein- bis zweimal Fisch pro Woche, im Herbst Gerichte aus Steinpilzen.			

Chrom	Kohlenhydratstoffwechsel (Glukosetoleranz); Fettstoffwechsel (Cholesterin); vermutlich Beteiligung an Zellteilung; noch relativ unerforscht, was die Wirkung im Stoffwechsel betrifft	ca. 30–300 mg	Diabetesähnliche Symptome; Diabetes; Erhöhung des Insulin-, Cholesterin- und Fettsäurespiegels im Blut; Gewichtsverlust und periphere Nervenstörungen	Bierhefe, Fleischprodukte, Austern, Gewürze (v. a. Pfeffer), Nüsse, brauner Zucker (in der Melasse) Kartoffeln, Gemüse, Vollkornprodukte, Obst
Fluor	Härtung von Knochen und Zähnen	Kariesprophylaxe 1 mg Säuglinge 0,25 mg Männer 4 mg Frauen 3 mg	Karies; vermutlich Osteoporose, Arteriosklerose (jedoch nicht gesichert)	Trinkwasser, Ölsardinen, Hühnerfleisch, schwarzer und grüner Tee, einige Mineralwässer
Silicium	Aufbau von Bindegewebe, Knochen, Nerven, Lungen, Nieren, Bauchspeicheldrüse, Bändern, Sehnen, Knorpel; Stärkung des Immunsystems; Reduktion von Harnsäure im Blut; Schutz vor Eiterungen	10–25 mg	Störungen an Haaren, Haut und Nägeln; Geräuschempfindlichkeit; Gewebeschwächung; Infektanfälligkeit; Erhöhung der Harnsäurewerte	Getreide, grüne Bohnen, Tomaten, Gurken, Kartoffeln, Karotten, Mais

an der Bildung von roten Blutkörperchen beteiligt ist. Eine Reihe von Enzymen wird durch Kobalt aktiviert, wie zum Beispiel Superoxiddismutase. Dieses Enzym baut in der Zelle Wasserstoffperoxid (H_2O_2, eine sauerstoffreiche chemische Verbindung) ab.

Da Kobalt und Eisen eine enge chemische Verwandtschaft besitzen, kann es bei hohen Eisenkonzentrationen im Darm, eventuell durch Eisentabletten, zu einer verminderten Aufnahme von Kobalt kommen.

Mangel an Kobalt macht sich erst nach sehr langer Zeit, nach ca. 2–5 Jahren, bemerkbar, weil Vitamin B_{12} und damit auch Kobalt in der Leber gespeichert werden kann. Veganer, ältere Menschen, aber auch Patienten, denen der

Magen entfernt wurde, sowie Alkoholiker haben oft Vitamin B_{12}-Mangel. Im Übrigen kann der Mangel auch von einseitiger Ernährung herrühren.

Dies führt zu Schädigungen am Nervensystem, zur Gedächtnisschwäche bis hin zur Demenz, wie auch zur makrozytären Anämie, bei der sich, aufgrund eines Mangels an Vitamin B_{12}, die Erythrozyten-Stammzellen im Knochenmark nur verzögert teilen und dadurch zu wenige funktionsfähige Erythrozyten gebildet werden. Eine Überdosierung von Kobalt ist kaum möglich, da Vitamin B_{12} wasserlöslich ist.

Selen

Selen als Spurenelement kommt im Körper mit etwa 3–15 mg vor. Drüsengewebe, Leber, Nieren und Blutplättchen weisen Selen auf.

Seine Hauptwirkung ist der Schutz der Zellen vor schädigenden Belastungen. Selen gehört neben Vitamin A, Beta-Carotin, Vitamin C und Vitamin E sowie den Enzymen Katalase und Superoxiddismutase zu den Antioxidantien. Diese schützen vor oxidativem Stress (Näheres zu den Antioxidantien siehe S. 61). Chromosomen und Zellen werden durch Selen vor schädlichen Einflüssen des Sauerstoffs (Peroxide) und vor freien Radikalen geschützt.

Selen schützt die Zellen vor Umwelt- und Strahlenbelastungen. So stellt Selen einen Teil des Enzyms Glutathionperoxidase dar, welches für die Umwandlung von Peroxiden in unschädliche Stoffe benötigt wird. Als Gegenmittel wird es bei einer erhöhten Belastung durch die Schwermetalle Blei, Cadmium und Quecksilber eingesetzt.

Selen schützt des Weiteren vor kanzerogenen Stoffen wie Nitrosaminen, Benzpyren und Aflatoxinen (Stoffwechselendprodukt der Schimmelpilze). Es kann aus diesem Grunde die Gefahr vor Raucherschäden mindern, was jedoch nicht zum Rauchen animieren sollte ... Selen stärkt unser Immunsystem, schützt das Herz und die Zellen vor schneller Alterung. Aktuell wird diskutiert, ob ein guter Selenvorrat im Körper nicht vor Dickdarmkrebs schützt. Denn es ist bewiesen, dass Dickdarmkrebspatienten besonders niedrige Selenwerte aufweisen. Durch Stabilisierung der Thrombozyten schützt es vor Thrombosen.

Leider enthalten in Deutschland und in vielen Teilen Europas die Böden nur wenig Selen. Das hat bis jetzt noch niemanden dazu veranlasst, diesen Umstand und seine Auswirkungen auf die Gesundheit genauer zu erforschen.

Führen wir dem Körper zu wenig Selen zu, kann dies zu einem Selen-Blutspiegel führen, der unterhalb der Norm liegt. Dieser wurde unter anderem besonders bei folgenden Erkrankungen beobachtet:

- Herzinfarkt und koronare Herzerkrankung,
- Tumore, besonders der Haut, der Leber und des Dickdarms,
- Leberzirrhose,
- rheumatische Erkrankungen.

Eine genaue Bestimmung des Tagesbedarfs an Selen liegt nicht vor. Schätzungen gehen von mindestens 20 mg bis maximal 300 mg aus.

Mehrbedarf liegt vor:

- bei Arteriosklerose,
- bei Augenerkrankungen (z. B. grauer Star),
- bei Bauchspeicheldrüsen-Erkrankungen,
- bei Belastungen durch Schwermetalle (z. B. Rauchen, Amalgam),
- bei Diabetes mellitus,
- bei Erkrankungen des Magen-Darm-Traktes,
- bei geschwächtem Immunsystem,
- bei Herzinfarkt und Herzerkrankungen,
- bei Lebererkrankungen,
- bei rheumatischen Erkrankungen,
- bei Schwangerschaft und Stillzeit,
- bei Tumorerkrankungen,
- im Alter.

Chrom

Seinen Namen verdankt dieses Spurenelement den schön gefärbten Chromsalzen. Erst 1959 wurde es als essentiell für den Menschen erkannt. Mit ca. 5 mg Körperbestand liegt es vor allem in Leber, Milz, Knochen, Fett und Muskeln vor. Mit zunehmendem Alter nimmt die Konzentration ab.

Da viele Prozesse im Zusammenspiel des Fett- und Kohlehydratstoffwechsels noch nicht aufgeklärt sind, haben wir es mit einem Spurenelement zu tun, bei dem noch geforscht werden muss, damit sich viele ungeklärte Funktionen, bei denen es vermutet wird, noch erschließen.

Heute wissen wir, dass Chrom eine wesentliche Rolle beim Stoffwechsel von Kohlenhydraten, speziell bei der Aufnahme von Zucker (Glukosetoleranz), spielt. Sein Einfluss auf den Fettstoffwechsel muss hier erwähnt werden, denn es trägt dazu bei, das „schlechte" LDL-Cholesterin zu senken und das „gute" HDL-Cholesterin zu erhöhen. Damit wird das gesamte Cholesterin positiv beeinflusst. Die Aufnahme von Aminosäuren in die Muskulatur wird gesteigert und die Herstellung von Proteinen verbessert. Da Chrom als beachtliche Menge in den Zellkernen vorliegt, spielt es, so ist die Annahme, auch eine tragende Rolle bei der Zellteilung.

Niedrige Werte von Chrom stehen im Verdacht, an der Entstehung von Arteriosklerose mitzuwirken. Chrom-Mangel führt zu Gewichtsverlusten und peripheren Nervenstörungen.

Starker Konsum von raffiniertem Zucker, Phytaten (einem Inhaltsstoff bestimmter Getreideprodukte) und Zink können den Mangel an Chrom fördern.

Erhöhter Bedarf an Chrom liegt vor:

- Bei älteren Menschen,
- bei viel Stress (psychisch, physisch und durch Krankheiten),
- in der Schwangerschaft,
- bei fett- und zuckerreicher Ernährung.

Chrom liegt in unseren Lebensmitteln in anorganischer als auch organischer Form vor. Organisches Chrom wird weitaus besser aufgenommen als anorganisches Chrom. Gute Quellen sind Bierhefe, Fleischprodukte, Austern, Gewürze, besonders Pfeffer, Nüsse und brauner Zucker (hier in der Melasse).

Der Verarbeitungsgrad der Lebensmittel spielt eine wesentliche Rolle bei der Versorgung mit Chrom. Raffinierter Zucker und ausgemahlene Weißmehle enthalten im Vergleich zur Melasse und zum vollen Weizenkorn bis zu 90% weniger.

Fluor

Im Körper liegen ca. 5–10 mg Fluor vor. Es trägt zur Härtung von Knochen und Zähnen bei. Alleine in den Knochen und Zähnen sind 95% des Fluors eingebaut. 5% finden sich in Nägeln, Haaren und Haut. Fluorid wird in das Apatit (Mineral aus Calciumphosphat und Calciumfluorid oder Calciumhydroxid) der Knochen eingebaut. Apatit härtet den Zahnschmelz und trägt dadurch zur Widerstandsfähigkeit bei. Es schützt vor Säuren, die von Kariesbakterien gebildet werden. Interessant ist, dass nach der Verbrennung von Knochen in der Asche 80 % Apatit und 20 % Calciumcarbonat nachgewiesen werden können.

Viele Gebiete in Deutschland sind Fluormangelgebiete. Mangel an Fluor erhöht die Anfälligkeit für Karies. Dies gilt als gesichert. Kinder und Jugendliche sind besonders anfällig für Karies.

Neuere Forschungsergebnisse zeigen einen möglichen Zusammenhang zwischen Fluor-Mangel und der Häufigkeit von Osteoporose, Arteriosklerose und Arterienverkalkung.

Die tägliche Einnahme von bis zu 5 mg Fluorid bei einem Erwachsenen gilt als unbedenklich. Mehreinnahme kann zu Fluorose führen. Hier entfärbt sich der Zahnschmelz fleckig. Was man nicht erwarten würde: Er wird dann an diesen Stellen weich. Die Anfälligkeit für Osteoporose steigt ebenfalls durch das Ausfällen von Calcium (gelöste Stoffe in Form von Calcium, die dann zur Ausscheidung gelangen).

Silicium (Kieselerde, Kieselsäure)

In der Kieselerde steckt Geschichte von 80 Millionen Jahren.

Als Hauptbestandteil enthält sie Kieselsäure, eine Sauerstoffverbindung des so wichtigen Spurenelements Silicium. Mönche früherer Zeiten schrieben der Kieselerde wundheilende Eigenschaften zu. Heute wissen wir, dass ca. 1,4 g im Körper vorhanden sind. Es findet sich fast in jeder Zelle des Körpers. Kieselsäure unterstützt die schnell wachsenden Zellen der Haut, Haare und Nägel. Gerade hier finden wir sehr viel Silicium, das die Feuchtigkeitsspeicherung der Haut positiv beeinflusst und sich aktiv am Hautstoffwechsel beteiligt. Zugleich unterstützt es den Aufbau von Bindegewebe, Knochen, Nerven, Lungen, Nieren, Bauchspeicheldrüse, Bändern, Sehnen, Knorpel, stärkt das Immunsystem, schützt vor Eiterungen und reduziert die Harnsäure im Blut. Da es aufbauende Funktion besitzt, bedürfen wir dieses Spurenelements besonders, zumal es im Gewebe älterer Menschen weniger vorhanden ist als bei Jugendlichen. Kieselerde gilt auch als Kosmetikum des Körpers. Es muss mit der Nahrung ständig aufgenommen werden. Zum Beispiel: Damit sich ein Fingernagel komplett erneuert, bedarf es eines halben Jahres. Unsere Haut erneuert sich mit Hilfe von Silicium in nur einem Monat.

Mangel führt zu Störungen an Haaren, Haut, Nägeln und an den oben genannten Organen. Die Nerven reagieren mit einer übermäßigen Geräuschempfindlichkeit. Die Festigkeit des Gewebes nimmt ab, das Knochengerüst wird nachgiebiger. Spontanbrüche und Bänderrisse nehmen zu, Infektanfälligkeit und Harnsäurewerte können sich erhöhen. Unerklärlicher Juckreiz sowie Hauterkrankungen im Alter werden beobachtet.

Antioxidantien (Radikalfänger)

Antioxidantien, auch als Radikalfänger bezeichnet, sind Stoffe, die freie Radikale neutralisieren. Antioxidantien in Nahrungsmitteln und Nahrungsergänzungsmitteln schützen und erhalten die normale, gesunde Zellfunktion.

Antioxidantien sind:

- Vitamine wie C, E und Beta-Carotin,
- Spurenelemente: Selen, Kupfer und Zink,
- sekundäre Pflanzenstoffe (werden werden ab S. 64 näher erklärt) und
- weitere Stoffe, die der Körper auch zum Teil selbst herstellt.

Wir wissen, dass wichtige Stoffwechselprozesse im Körper ohne Sauerstoff nicht möglich wären. Bei diesen komplexen Vorgängen fallen unvermeidbare Zwischenprodukte des Sauerstoffs an, die als hochreaktiv und aggressiv bekannt sind. Deswegen werden sie „freie Radikale" genannt.

Was genau sind freie Radikale?

Durch schädliche Umwelteinflüsse (z. B. Rauchen), aber auch durch normale Stoffwechselprozesse entsteht im Körper „oxidativer Stress". Dabei werden den Molekülen in den Zellen einzelne Elektronen entrissen; durch diesen „Klau" gerät das Molekül aus dem Gleichgewicht und wird zum freien Radikal. Bei der Suche nach dem geeigneten Partner gehen sie sehr rücksichtslos vor. Aggressiv entreißen sie intakten Strukturen den von ihnen benötigten Teil. So bleibt ein Teil zurück, der nun wiederum einen neuen Bindungspartner sucht. Bei dieser „Elektronen-Räuberei" wird nun eine nicht zu unterschätzende gefährliche Kettenreaktion in Gang gesetzt.

Da diese freien Radikale in ihrer Art sehr reaktionsfreudig sind, können sie den Stoffwechsel der Zellen in erheblichem Maße stören. Sie entnehmen aus den Molekülen der Zellmembran (Zellhülle), der Proteine (Eiweiße) oder der DNA (Erbinformation) Elektronen. Hohe Konzentrationen von freien Radikalen können somit zu massiven Schädigungen an verschiedenen Körperzellen führen. Wo diese das Immunsystem betreffen, kann das Abwehrsystem geschwächt werden.

Bei zunehmenden Defekten an den Zellen können Krankheiten entstehen. Diskutiert werden unter anderem Krebs, Arteriosklerose, grauer Star und Alzheimer.

Freie Radikale entstehen

- laufend in begrenzter Anzahl im normalen Stoffwechsel,
- bei akuten Entzündungsprozessen,
- bei körperlicher Höchstleistung,
- im körpereigenen Stoffwechsel,

- durch UV-Strahlung,
- durch radioaktive Strahlungen,
- durch Umweltgifte und Stress.

Aufgaben der Antioxidantien

Der menschliche Körper hat im Laufe seiner Evolution sehr effektive Schutz-/Reparaturmechanismen gegenüber den freien Radikalen entwickelt. Die erste Verteidigungslinie bilden Antioxidantien: Körpereigene Enzyme und mit der Nahrung aufgenommene Schutzstoffe (Antioxidantien) fangen die freien Radikale ein und sättigen diese.

Bitte beachten Sie: Radikale sollten nicht ausschließlich als schädlich bewertet werden. Im menschlichen Immunsystem werden sogar größere Mengen von ihnen hergestellt, um beispielsweise Krankheitserreger zu bekämpfen.

Unsere Vorfahren haben sich noch vorwiegend von großen Mengen an Beeren und Früchten ernährt – 100.000 Generationen lang. Diese weisen einen hohen Gehalt an Antioxidantien aus, mit denen der Schutz vor den freien Radikalen sichergestellt wurde. Der Organismus stand damals noch in einem gesunden Gleichgewicht zwischen unvermeidbarer Entstehung von Radikalen und der Aufnahme von schützenden Antioxidantien. Ein oxidatives Gleichgewicht war dadurch gewährleistet.

Seit etwa 500 Generationen ernährt sich der Mensch von Erzeugnissen einer gezielten Landwirtschaft. Die vergangenen zehn Generationen lebten im Industriezeitalter, die vergangenen beiden sind geprägt von der Fast-Food-Kultur.

Unser Stoffwechsel entspricht aber nach wie vor den Lebensbedingungen unserer früheren Vorfahren, den Jägern und Sammlern. Wir konfrontieren heute den Organismus mit vielen anderen, völlig neuen Nahrungsbedingungen. Die meisten Menschen essen zu viel an Fleisch- und Getreideprodukten – hingegen viel zu wenig Früchte und Beeren. Selbst wenn Obst und Gemüse verspeist werden, sind diese oft chemisch behandelt, unreif und enthalten weniger Antioxidantien als in früheren Zeiten.

Wir können von einem Defizit ausgehen, das weitreichende Folgen für den Menschen hat.

Antioxidantien schützen vor Schäden an der DNA (Erbinformation) der Chromosomen, welche etwa zur unkontrollierten Zellteilung (Zellentartung, Entstehung von Krebs) führen können: Zellmembranen werden geschädigt, wenn die Fettsäuren der Phospholipiden oxidieren und Peroxide entstehen (Lipidperoxidation). Vorzeitiges Altern ist die Folge. Das führt zu vermehrtem Zelltod und zu Ablagerungen von Oxidationsprodukten. Antioxidantien schützen folglich die Zellmembran vor Peroxidation und verhindern damit den Zelltod beziehungsweise Beeinträchtigungen der Zellfunktionen durch Oxidationsprodukte. Solche Beeinträchtigungen können dazu führen, dass sich oxidierte LDL-Fette im Blut bevorzugt an den geschädigten Gefäßwänden ablagern und Arteriosklerose entsteht. Antioxidantien verhindern die Oxidation der Fette.

Über die Wirksamkeit von Antioxidantien wurde eine Reihe von Studien erstellt. Die Ergebnisse stärken die Vermutung, dass gerade die als sehr wertvoll erachteten Radikalfänger Vitamin C, E und Beta-Carotin durch das Abfangen von freien Radikalen das Krebsrisiko vermindern können.

Der Einsatz von Monopräparaten (z. B. Vitamin C) konnte nicht eindeutig den Beweis erbringen, vor Krebs oder Herzinfarkt zu schützen. Vielmehr bestätigt sich auch hier die Erkenntnis, dass nur die „Komposition“ der belebten Natur in all ihren Facetten wahre Hilfe für den Körper und seinen Organismus bringt. Es ist also unverzichtbar, sich mit naturbelassenen Lebensmitteln zu ernähren, weil diese in optimaler Zusammensetzung vom Körper aufgenommen werden können.

Sekundäre Pflanzenstoffe

Unsere Lebensmittel Obst und Gemüse enthalten außer Vitaminen, Mineralstoffen, Spurenelementen und Ballaststoffen eine ganze Reihe weiterer Substanzen, wie beispielsweise die sekundären Pflanzenstoffe. Sekundäre Pflanzenstoffe sind Vitamine und natürliche Geschmacks-, Duft- und Farbstoffe sowie Enzyme.

Zur Diskussion steht, dass die sekundären Pflanzenstoffe auch zur Gesundheit des Menschen beitragen und heilend wirken. So werden durch diese Stoffe Pflanze wie auch Mensch vor den gefährlichen Anteilen des Sonnenlichtes, vor negativen Umwelteinflüssen und natürlich vor bestimmten Krankheiten geschützt.

Von den derzeit rund 30.000 bekannten chemischen Verbindungen der Pflanzenstoffe kommen ungefähr 5.000 bis 10.000 in den Lebensmitteln vor. Schätzungsweise gibt es 100.000 sekundäre Pflanzenstoffe, doch nur wenige sind bisher entschlüsselt und näher beschrieben. Bei einer normalen Nahrungsaufnahme nimmt man ungefähr 1,5 g von ihnen auf. Vegetarier haben eine deutlich höhere Aufnahme, begünstigt durch ihr Essverhalten.

Unter wissenschaftlichen Gesichtspunkten sind diejenigen sekundären Pflanzenstoffe von besonderem Interesse, die als Antioxidantien wirken oder bei der Tumorvorbeugung (Prävention) eine Rolle spielen.

Viele der untersuchten Pflanzenwirkstoffe sind Radikalfänger oder in der Lage, krebserregende (karzinogene) Substanzen unschädlich zu machen bzw. deren Entstehung von Grund auf zu verhindern.

Im Gesamtbild haben die sekundären Pflanzenwirkstoffe sehr viele Aufgaben zu erfüllen:

- Sie dienen den Pflanzen als Abwehrstoffe gegen Fressfeinde. Beispielsweise hält der Bitterstoff Sinigrin im Rosenkohl Schädlinge ab, denen der bittere Geschmack unangenehm ist.
- Sie schützen die Pflanzen vor den schädlichen UV-Strahlungen der Sonne.
- Die Farbenvielfalt der Früchte lockt Tiere an, um gefressen zu werden. So sorgen die Pflanzen für die Verbreitung ihres Samens.
- Pflanzenwirkstoffe sind in den Zellen der Pflanze am Energiestoffwechsel und deren Aufbau beteiligt.
- Dem Menschen dienen sie als Medikament. Denn zur eigentlichen Ernährung tragen sie nicht bei. Im Gegensatz dazu stehen die primären Pflanzenstoffe, die als Nährstoffe wirken und die man als Kohlenhydrate, Eiweiße und Fette bezeichnet (vgl. die entsprechenden Kapitel).

Wie sekundäre Pflanzenstoffe den Menschen schützen

Früher dachten Forscher, sekundäre Pflanzenstoffe seien für den Menschen giftig, heute weiß man, dass die meisten für die Gesundheit förderlich sind.

Die Wende kam Anfang der 90er Jahre des letzten Jahrhunderts durch die Wissenschaft. Es wurde festgestellt, dass Menschen, die viel Obst und Gemüse essen, wesentlich seltener an Krebs erkranken. Innere Organe wie Magen, Dick- und Mastdarm, Lunge, Bauchspeicheldrüse, Speiseröhre, Leber, Mundhöhle, Brust und der Kehlkopf waren weniger mit Tumoren befallen.

Im Allgemeinen wirken sekundäre Pflanzenstoffe wie folgt:

- Sie schützen vor Infektionen mit Viren und Bakterien.
- Sie wirken antimikrobiell, indem sie das Wachstum von Mikroorganismen, zum Beispiel von Bakterien und Pilzen hemmen. Hier schützen die Sulfide, die etwa im Knoblauch vorkommen.
- Sie wirken antioxidativ, indem sie die freien Radikale abfangen.
- Sie senken den Cholesterinspiegel, indem Fette gebunden werden und zur Ausscheidung über den Darm gelangen beziehungsweise den Aufbau in der Leber senken.
- Sie hemmen die Entstehung von schädlichen Stoffwechselprodukten aus dem eigenen Körper.
- Sie hemmen Entzündungen, indem sie typische Entzündungsreaktionen wie Rötungen und Schwellungen herabsetzen und so die Heilung unterstützen.
- Sie regen das Immunsystem an.
- Sie verhindern Blutgerinnsel durch ihre blutverdünnende Wirkung.
- Sie fördern die Verdauung.
- Sie schützen vor den schädlichen Einflüssen der UV-Strahlung und vor Umwelteinflüssen (Smog, Elektrosmog, Rauchen usw.).
- Sie schützen vor Krebs, indem sie die Zellen vor Giftstoffen bewahren, die für die Krebsentstehung verantwortlich sind.
- Sie machen im Körper Giftstoffe unschädlich und wirken dadurch als Antidot (Gegengift).
- Sie aktivieren die Selbstheilungskräfte im Körper. Dadurch ist der Körper den Krebsauslösern nicht hilflos ausgeliefert, weil Reparatursysteme die Entgleisungen am Erbgut reparieren.
- Sie hemmen Hormone, die bei einigen Tumorerkrankungen eine Rolle spielen – etwa Östrogene, weibliche Geschlechtshormone, die bei der Entstehung von Brustkrebserkrankungen eine Rolle spielen können.
- Sie verbessern die Kommunikation zwischen den Zellen. Tumorzellen erhalten von den gesunden Zellen keine Informationen mehr. Dadurch wissen diese nicht, dass sie ihr unkontrolliertes Wachstum stoppen sollen. Sekundäre Pflanzenstoffe erhöhen die Zahl der Verbindungskanäle zwi-

schen den Zellen. Die Kommunikation kann wieder aufgenommen werden, die Tumorzelle stoppt ihr Wachstum.

Neben der Vielzahl von gesundheitsfördernden Pflanzenstoffen gibt es auch einige wenige, die schädlich sein können. Dazu gehört das Solanin der Kartoffel, das zum Beispiel Allergien auslösen kann.

Ein Mangel an sekundären Pflanzenstoffen kann zu oben genannten Möglichkeiten an Erkrankungen führen.

Tagesbedarf an sekundären Pflanzenstoffen

Um den Tagesbedarf an sekundären Pflanzenstoffen zu decken, empfiehlt die Deutsche Gesellschaft für Ernährung zum täglichen Verzehr:

- mindestens 200 g Gemüse;
- 1 Portion Salat (etwa 75 g);
- mindestens 1–2 Stücke Obst (auch Kompott ist möglich).

Eine weitere Möglichkeit ist die Einnahme milchsauer vergorener Gemüsesäfte. Jedoch empfehle ich hier: Trinken Sie diese auf alle Fälle kauend und bis spätestens 15 Uhr. Sind in den Gemüsesäften fettlösliche Vitamine enthalten, nehmen Sie diese am besten in Verbindung mit einer Mahlzeit zu sich oder setzen einen kleinen Stich Sauerrahmbutter hinzu, damit diese besser aufgenommen werden können.

Zur Schutzwirkung einzelner Gemüse:

- Kohl-Arten reduzieren das Krebsrisiko (v. a. Dickdarm- und Leberkrebs);
- Karotten, Tomaten, Kohl, Brokkoli und Mango wird eine Schutzwirkung gegen Lungenkrebs nachgesagt.

Gekocht oder roh?

Zur Frage „Gekocht oder roh?“ gibt es viele unterschiedliche Studien. Einig ist man sich darüber, dass Pflanzenstoffe sehr unterschiedlich auf Hitze reagieren. Glucosinolate aus der Familie der Kohlgewächse leiden sehr unter Hitze: 30 % bis 60 % gehen beim Kochen verloren. Flavonoide (Pflanzenfarbstoffe) sind dagegen äußerst hitzestabil. Wiederum andere werden erst durch das Kochen verfügbar, weil die Pflanzenstoffe in der Zelle eingeschlossen sind. Durch das Aufplatzen der Zellen, hervorgerufen durch Hitze, werden sie für den Menschen verfügbar.

Rohes Gemüse oder Obst sollte nur dann verzehrt werden, wenn es dem „Esser“ keine Beschwerden bereitet, und es sollte bis 15 Uhr aufgenommen sein. Zeigen sich Blähungen, Luftaufstoßen, Übelkeit, Anschwellungen der Augenlider oder die Rötung eines Ohres, rate ich dazu, auf alle Fälle das Dünsten/Kochen vorzuziehen.

Sekundäre Pflanzenstoffe und deren Abkömmlinge (*)		
Bezeichnung	**Wirkung**	**In folgenden Nahrungsmitteln enthalten:**
Carotinoide	Antioxidantien, am bekanntesten: Beta-Carotin, das zu Vitamin A verstoffwechselt wird	alle roten, orangefarbenen und gelben Obst- und Gemüsesorten, grünes Gemüse
Phytosterine	cholesterinsenkende Wirkung	Sonnenblumenkerne, Nüsse, Sesamsaaten und naturbelassene Pflanzenöle, Keimlinge, Obst
*Beta-Sitosterol	antikanzerogen (krebshemmend)	
*Beta-Sitosterol-Glykosid	entzündungshemmend	
*Gamma-Oryzanol	entzündungshemmend	
Saponine	entzündungshemmend, schleimlösend	Hülsenfrüchte, Sojabohne, Erbsen, Spinat, Spargel, Hafer, Zwiebeln, Knoblauch, Lakritze; auch in Körperpflegeprodukten wie Zahnpasta, Mundwasser und Shampoos und als Zusatz in schäumenden Getränken
*Glycyrrhizin	antibakteriell, antimikrobiell, antiviral, antioxidativ	
*Echinacoside	fungizid	
*Ginsenoside	immunologische Wirkung, Hemmung des Wachstums von Tumorzellen, Reduzierung des Darmkrebsrisikos, durchblutungsfördernd, cholesterinsenkende Wirkung	
Glucosinolate	antibakteriell, antimikrobiell, antiviral, antioxidativ, Beseitigung von Mykotoxinen, die Entgiftung anregend (Leber), antioxidative und antikanzerogene Wirkung, Jodausnutzung gehemmt bei Überdosierung	Blumenkohl, Brokkoli, Brunnenkresse; Rot-, Grün- und Weißkohl; Rosenkohl, Meerrettich, Radieschen, Senföl, Rapssamenöl, Sojabohnen, Erdnüsse, Sprossen aus Brokkoli
*Isothiocyanate	antioxidativ, antikanzerogen, Entgiftung aktivierend	
*Sulforaphan	antioxidativ, antikanzerogen, Entgiftung aktivierend	
*Indole	antioxidativ, immunstärkend, östrogenhemmend, dadurch hemmend bei bestimmten Tumorarten	
*Indol-3-Carbinol	Fibromyalgie lindernd, antikanzerogene Wirkung, Beseitigung von Mykotoxinen	

Flavonoide *Isoflavonoide *Hesperidin *Naringin *Quercirtin *Rutin *und andere	antioxidativ, antifungal, antiphlogistisch (entzündungshemmend), antiviral, durchblutungsfördernd antiallergisch, antikanzerogen hormonähnliche Wirkung Verringerung des Risikos von Herz-Kreislauferkrankungen Schutz vor Arteriosklerose immunstärkend, antikanzerogen, entzündungshemmend, östrogenähnliche Wirkung bei Wechseljahresbeschwerden, Schutz vor altersbedingten Sehstörungen, Linderung bei Erkältung und Asthma	Brokkoli, Endivien, Grünkohl, Zwiebeln, Preiselbeeren, Tomatensaft, Rotwein, schwarzer Tee
Terpene *Monoterpene *Limonen *Forskolin *Ginkgoloide *Limonoide *Squalen	antimikrobielle Wirkung antioxidative Wirkung antikanzerogene Wirkung Verbesserung der Blutzirkulation Antioxidantien antikanzerogene Wirkung, antiviral, antibakteriell, fungizid antikanzerogene Wirkung, antibakteriell, fungizid	Pfefferminze, Zitrone, Lemone, Kümmel, Fenchel, Sellerie, stark riechende Kräuter wie Thymian, Lavendel, Rosmarin, Oregano
Lignane/ Phytoöstrogene	östrogenähnliche Wirkung, Schutz vor östrogenabhängigen Tumoren, Verbesserung der Darmfunktion, Linderung von Ekzemen, cholesterinsenkende Wirkung	Leinsamen, Gerste, Hafer, Hirse, Roggen und Weizen, Sibirischer Ginseng, Buchweizen, Sojabohnen, Sonnenblumenkerne
Inositol *Phytinsäure (Inositol-Hexaphosphat)	Nerven und Fettstoffwechsel benötigen Inositol; bei Einnahme allzu großer Mengen kann die Aufnahme von Calcium, Eisen und Zink vermindert werden Schutz vor Herz-Kreislauf-Erkrankungen und Nierensteinen, antikanzerogen, Immunsystem unterstützend, antioxidativ, Reparatur von Schäden an der DNS	Nüsse, Bohnen, Weizen und -keime, Orangen, Hafer, Reiskleie, aber auch Sojabohnen und Erdnüsse

Sulfide *Alliin und Allicin	antikanzerogen, Anregung des Immunsystems antimikrobiell, Senkung des Cholesterinspiegels	Lauchgewächse, Schnittlauch, Porree, Knoblauch, Zwiebeln, Schalotten
Protease-Inhibitoren	Hemmung der Eiweißzerlegung, antikanzerogen, blutzuckerregulierend	Kartoffeln, Erbsen, Erdnüssen, Hülsenfrüchte, Soja

Eine Vielzahl der Pflanzenwirkstoffe übersteht im Gegensatz zu den Vitaminen sämtliche Zubereitungsarten, industrielle Aufbereitungsverfahren und längere Lagerzeiten. Wir kennen heute alleine in der Tomate 10.000 verschiedene Wirkstoffe, von denen erst ein Bruchteil genauer erforscht ist.

Ob Substanzen noch ihre eigene Wirkung besitzen, wenn sie von den anderen Pflanzenwirkstoffen isoliert werden, oder ob sich ihre Wirkung dann vielleicht ins Gegenteil verkehrt, ist mit wenigen Ausnahmen noch nicht geklärt. Es sollte aber diskutiert werden, inwieweit Wechselwirkungen zwischen den einzelnen Verbindungen bestehen.

Auf den Verzehr von Obst und Gemüse wird man, auch im Hinblick auf die darin enthaltenen Ballaststoffe, weiterhin nicht verzichten können. Eine „Pille" kann die sekundären Pflanzenstoffe mit Sicherheit niemals ersetzen. Denn es gehört zur gesicherten Erkenntnis, dass nur Obst und Gemüse in ihrer ursprünglichen Form gesundheitsfördernd sind. Immer wieder ist es das Zusammenspiel der natürlichen Substanzen, das uns gesund erhält.

Die wichtigsten sekundären Pflanzenstoffe

Carotinoide

Carotinoide sind Pflanzenfarbstoffe und eine Sammelbezeichnung für eine Vielzahl verschiedener Stoffe. Sie sind für die Farben von Früchten, Wurzeln oder Blättern verantwortlich und kommen hauptsächlich in roten (Tomaten), orangefarbenen (Karotten) und gelben (Birnen, Mirabellen) Früchten sowie Gemüse (Spinat, Brokkoli, Salat, Bohnen, Mangold, Kürbis, Grünkohl) vor.

Sie wirken als Antioxidantien, indem sie hemmend oder verzögernd auf natürliche Verderbungsprozesse einwirken. Wir kennen dies bei Lebensmitteln, wo Carotinoide das Ranzigwerden von Fetten oder die Braunfärbung frisch geschnittener Kartoffeln oder Äpfel verhindern. Sie verzögern dadurch auch den Abbau von Vitaminen, Farb- und Aromastoffen.

Der bekannteste Stoff der Carotinoide ist das Beta-Carotin. Der Körper wandelt es in Vitamin A um. Bereits ca. 600 Carotinoide sind erforscht.

Phytosterine

Die in Pflanzen enthaltenen Fette werden Phytosterine genannt. Von der Struktur her sind sie dem tierischen Cholesterin verwandt.

Wir finden sie in fettreichen Pflanzen und Pflanzenteilen, wie in Sonnenblumenkernen, Nüssen, Sesamsaaten und naturbelassenen Pflanzenölen. Mit der täglichen Ernährung nehmen wir ungefähr 150–400 mg auf, davon verwertet der Körper allerdings nur 5–10%. Der überwiegende Teil wird mit dem Darm ausgeschieden. Phytosterine hemmen die Absorption von Nahrungs-Cholesterin und verringern dadurch die Cholesterinwerte. Sie wirken antikanzerogen, etwa als Schutz vor Prostatakrebs und Dickdarmkrebs.

Mehr als 40 Phytosterine sind erforscht, von denen einige als gesundheitsfördernd bekannt sind:

- Beta-Sitosterol und Beta-Sitosterol-Glykosid: Beta-Sitosterol wirkt auf das Immunsystem ein. Auch hier kennen wir die antikanzerogene und entzündungshemmende Wirkung. Es fördert die Funktion der T-Helfer-Zellen (besondere Zellen der Lymphozyten, die wiederum Bestandteile der weißen Blutkörperchen sind). Wird der Körper lang anhaltend belastet, beugt Beta-Sitosterol einer Immunschwäche vor. Beta-Sitosterol kann dazu beitragen, die Blutzucker- und Insulinwerte bei Diabetes mellitus Typ II ins Normale zu überführen. Sein Wirkkreis am Atmungs- und Muskel-/Skelettsystem ist bekannt. Es kann bestimmte Enzyme hemmen.

  Beta-Sitosterol-Glykosid hat eine ähnliche Wirkung wie Beta-Sitosterol.
- Gamma-Oryzanol: Seit ca. 40 Jahren wird es als Medizin verwendet. Gamma-Oryzanol wirkt gegen erhöhte Cholesterinwerte und schützt vor Thrombosen im Herz-Kreislauf-System. Es kann die Verdauung verbessern. Beschwerden wie Magenentzündungen (Gastritis), Sodbrennen und Magengeschwüre, aber auch ein gereizter Darm lassen sich positiv beeinflussen. Antioxidative, antikanzerogene und antientzündliche Wirkung wird ihm nachgesagt. Für medizinische Zwecke wird es in Japan aus Reis gewonnen.

Saponine

Der Name leitet sich vom lateinischen „sapo" (Seife) ab. Saponine bilden in wässriger Lösung Schaum. Wir finden Saponine, die zu einer Gruppe von in Pflanzen enthaltenen Glykosiden (durch Enzyme werden Glykoside in Zucker und Zuckerverbindungen gespalten) gehören, in pflanzlichen Lebensmitteln wie auch in Heilkräutern. Sie kommen als stark bitter dominierende Geschmacksstoffe vor.

In Deutschland liegen keinerlei Schätzungen zur Tagesaufnahme vor. Für Großbritannien dagegen wurde eine tägliche Zufuhr von bis zu 15 mg ermittelt. Aufgrund anderer Ernährungsgewohnheiten gerade in Ländern Asiens und

Afrikas steigt dort der Anteil – bedingt durch den hohen Verbrauch von Hülsenfrüchten – auf bis zu 240 mg. Ähnliches ist bei Vegetariern zu beobachten.

Einweichen und Erhitzen von Hülsenfrüchten führt dazu, dass sich der Gehalt an Saponinen deutlich verringert. Die Saponine der Sojabohne dagegen sind hitzestabil. In schleimlösenden Hustenmitteln werden Heilkräuter verwendet, deren Saponine in der Lage sind, die Bronchialsekretion anzuregen und den Schleim zu verflüssigen, damit dieser schneller abgehustet werden kann.

Saponine wirken

- entzündungshemmend und schleimlösend,
- antibakteriell, antimikrobiell, antiviral, antioxidativ und gegen Pilze (fungizid).
- Sie stärken das Immunsystem durch Aktivierung der T- und B-Lymphozyten. Dadurch fördern sie die Antikörperbildung und regen die T-Lymphozyten an, Gedächtniszellen zu bilden.
- Sie hemmen das Wachstum von Tumorzellen, indem sie die DNA-Synthese der Tumorzellen verhindern.
- Sie reduzieren das Risiko, an Dickdarmkrebs zu erkranken.
- Sie fördern die Durchblutung.
- Sie senken den Cholesterinspiegel, indem sie mit dem Cholesterin eine Verbindung eingehen, die die Absorption von Cholesterin hemmt.
- Die Leberfunktion wird gestärkt, indem die Leber vor schädlichen Stoffen geschützt wird.

Untergruppen der Saponine:

- Glycyrrhizin: Kommt in Lakritze und Grapefruit vor. Starke Süßkraft. Unter Umständen verbessert es den niedrigen Blutdruck. Es unterstützt die oben aufgeführten Eigenschaften, hier insbesondere den Schutz vor Tumorbildung. Ein Schutz vor dem Herpes-Simplex-Virus wird ihm unterstellt. Äußerlich findet es Anwendung bei Ekzemen.
- Echinacoside: Aus der Heilpflanze Echinacea angustifolia. Ihre Heilwirkung ist bestens bekannt: antioxidativ, antibakteriell und fungizid.
- Ginsenoside: Sie sind die Hauptwirkstoffe des echten Ginseng. Die gesundheitsfördernde Wirkung ist hinreichend bekannt.

Glucosinolate

Hierunter versteht man Wirkstoffe aus der Pflanzenfamilie der Kreuzblütler. Kreuzblütler enthalten scharfe schwefelhaltige Senföle, die die Pflanze zum einen selbst zur Abwehr von Mikroorganismen (z. B. Schimmelpilzen und Bakterien) nutzt und die zum anderen beim Menschen krebs- und bakterienhemmend wirken. Glucosinolate (Senföle) sind Geschmacksstoffe und kommen in allen Kohl-Arten vor, haben einen scharfen Charakter, wie wir ihn von Meerrettich, Rettich, Zwiebeln, Kresse, Senf und Rapsöl kennen. Über Atem-

und Harnwege werden diese Senföle ausgeschieden und wirken dadurch hemmend auf Bakterien, Viren und Pilze. Kohl enthält diese für den Menschen sehr gesundheitsfördernden Senföle, die sonst wenig bis gar nicht in anderen Gemüsesorten zu finden sind

Bei der Zubereitung wird der Kohl zerkleinert und damit seine Zellen zerschnitten. Nun kommt ein Enzym zum Vorschein, Myrosinase (ß-Thioglucosidase, ein Spaltungsenzym), mit dessen Hilfe ein weiterer Prozess in Gang kommt, der zersetzend wirkt. Hier entstehen nun weitere hilfreiche Abbauprodukte mit deren Substanzen der Körper eine für ihn günstigere Verwertung vornehmen kann.

Das bedeutet im Ernährungsprogramm: Durch das Zerkleinern und Kauen wird die Verwertbarkeit von Kohl erhöht, während Kochvorgänge diese verringern. Hierbei tritt ein Verlust der Glucosinolate von 30% bis 60% ein. Deshalb sollte auf dem Speiseplan auch Rohkost auf Kohlbasis stehen. Durch Hydrolysierung (Spaltung chemischer Verbindungen durch Wasser) beim Zubereiten, mit Hilfe des sich freisetzenden Enzyms Thioglucosidase, werden wiederum verschiedene Abbauprodukte, die besonders gesundheitsfördernd sind, gebildet.

Eine Ausnahme ist milchsauer vergorenes Sauerkraut, das uns neben Milchsäure gleichzeitig noch sehr viel Vitamin C liefert. Im Weißkraut steckt Ascorbigen, eine Vorstufe von Vitamin C. Das Besondere an ihm ist, dass es erst durch Kochen zu Vitamin C, das ja hitzeempfindlich ist, umgewandelt wird und wir nun in der Vitamin-C-armen Zeit des Winters einen hervorragenden Vitamin-C-Lieferanten haben. Dieser ist höher zu bewerten als Vitamin C aus Orangen.

Glucosinolate wirken antioxidativ und verfügen über die Fähigkeit, der Entwicklung von Krebs entgegenzuwirken. Man weiß heute, dass sie auf das schädlich wirkende Aflatoxin, ein von Pilzen gebildeter giftiger Stoff, der sich, zum Beispiel durch schlechte Lagerung, auf Kaffee, Erdnüssen und Kartoffeln bilden und ausbreiten kann, so einwirken, dass es beseitigt werden kann. Dadurch werden Schimmelpilzgifte im Körper verhindert; gleichzeitig wird der Körper zur Entgiftung angeregt, indem bestimmte Entgiftungsenzyme in der Leber aktiv werden, die auch in der Lage sind, karzinogen wirkende Substanzen abzubauen.

Die Tagesaufnahme an Glucosinolaten liegt bei einem Erwachsenen im Durchschnitt bei 43 mg, während Vegetarier eine wesentlich höhere Zufuhr bis zu 100 mg erreichen. Diese Menge wäre für jeden erstrebenswert.

Hier nun die wichtigsten Untergruppen:

- Isothiocyanate: Diese finden wir in allen Kohl-Arten. Sie tragen mit ihrer antioxidativen Wirkung zur Vorbeugung gegen Tumorbildung bei. Durch Forschungen wissen wir, dass sie Karzinogene unschädlich machen können und Enzyme hemmen, die unter Umständen zur Entstehung von

Speiseröhrenkrebs beitragen. Sie aktivieren Entgiftungsenzyme und verhindern Reaktionsabläufe, die das Erbgut verändern. Eine spezielle Art der Isothiocyanate ist Sulforaphan, einer der ganz wenigen Wirkstoffe, dessen isolierte Wirkung schon sehr gut untersucht wurde. Mit seiner Hilfe werden Enzyme in Gang gesetzt, die Karzinogene blockieren können. Eine übermäßige Zufuhr von Isothiocyanaten durch Nahrungsergänzungsmittel kann zu Schilddrüsenunterfunktion (Hemmung der Ausnutzung von Jod!) führen. Auch die Möglichkeit zu Gichtneigung ist gegeben – jedoch nur, wenn wir diese Art der Nahrungsergänzungsmittel sinnlos zuführen würden.

- Indole: Sie verhindern das Risiko, an hormon- bzw. östrogenbedingten Tumoren zu erkranken, indem schützende Enzyme aktiviert werden, die in der Lage sind, übermäßiges Östrogen zu deaktivieren. Ihre antioxidative Wirkung und ihre Immunstärkung sind bekannt.
- Indol-3-Carbinol: Eine spezielle Form der Indole, die Besonderheiten aufweist. Sie kann etwa Symptome der Fibromyalgie und des chronischen Müdigkeitssyndroms erleichtern; die Bildung von Glutathion durch die Hepatozyten (Leberzellen) anregen; toxisch wirkende Substanzen wie Dioxin, Alfatoxin und Amine, die zu Krebs und Zellschädigungen beitragen, unschädlich machen. Durch die Verbindung von Indol-3-Carbinol mit Vitamin C wird ein weiteres Indol, Ascorbigen, gebildet. Diese wird im Magen weiter verstoffwechselt. Es hat nun die Fähigkeit, den Stoffwechsel der Aflatoxine (giftiges Stoffwechselprodukt verschiedener Schimmelpilze) zu unterbinden, die sich z. B. auf Nüssen oder Brot bilden. Unter Umständen wird dadurch die Entwicklung von Brust-, Darm- und Prostatakrebs gehemmt.

Flavonoide

Flavonoide, oft auch Bioflavonoide genannt, enthalten Polyphenole (wasserlösliche Farbpigmente), die am häufigsten in Obst, Gemüse und Kräutern vorkommen und ihnen ihre/n charakteristische/n Geruch und Farbe verleihen. Rund 4.000 Flavonoide sind bis heute bekannt. Sie wirken antioxidativ, antifungal, antiphlogistisch (entzündungshemmend), antiviral, durchblutungsfördernd, antiallergisch, antikanzerogen, aber auch hormonähnlich, und schützen vor Herz-Kreislauf-Erkrankungen. Mit der täglichen Ernährung nehmen wir mehrere Gramm zu uns. Denn durch Obst und Gemüse werden Phytamine (Pflanzenvitamine) in ausreichender Menge zugeführt. Flavonoide sind mit Vitamin C ein eingespieltes Team und speziell die Citrus-Flavonoide steigern die Aufnahme in den Körper. Bei der Zubereitung sind die Flavonoide hitzestabil, und ein Teil von ihnen entfaltet sogar erst die volle Wirkung, wenn diese durch Erhitzung aus der Zellwand der pflanzlichen Lebensmittel gelöst werden.

An dieser Stelle möchte ich an das gute alte Einwecken von Obst und Gemüse erinnern, das aus dieser Perspektive durchaus als reaktivierungswürdig anzusehen ist.

Freilandpflanzen sind mit ihrem Gehalt an Polyphenolen den Gewächshauspflanzen überlegen. Innerhalb einzelner Pflanzenfamilien sind sie wiederum unterschiedlich verteilt. Einmal mehr in äußeren Schalen und Gewebeschichten, weniger in den Wurzeln. Auch die klimatischen Zonen und der Erntemonat haben Einfluss auf den Gehalt an Polyphenolen und Flavonoiden. Deshalb sollten wir versuchen, die frischen dünnen Schalen von Karotten, Rettich, roter Bete usw. mit zu verwenden, sofern diese verdaut werden können.

Auch die Flavonoide teilen wir in Untergruppen ein, obwohl sich diese strukturell ähneln:

- Flavonole, die für hellgelbe Pigmente sorgen: etwa Quercetin in Zwiebeln oder Kaempferol im Endiviensalat.
- Flavonole, die adstringierende (zusammenziehende) Wirkung haben: beispielsweise Catechine in Rotwein oder Äpfeln sowie Epicatechingallate in grünem Tee.
- Flavonole, die als Bitterstoffe wirken: etwa Hesperidin in Orangen, Zitronen usw.
- Flavone, die für hellgelbe Pigmente verantwortlich sind: Zu nennen sind Apigenin in Sellerie, Luteolin in Paprika u. a.
- Anthocyane, die für rote und blaue Pigmente sorgen: etwa Malvidin in den blauen Weintrauben und Cyanidin in Kirschen.
- Isoflavonoide, die durch ihre Östrogenwirkung auffallen: Sie kommen als Genistein und Daidzein in Sojabohnen, Rotklee usw. vor.
- Weitere allgemeine Flavonoide wie Catechin, Nobiletin usw. sind Antioxidantien und verfügen über antikanzerogene Eigenschaften. Das Isoflavonoid Genistein aus Sojaprodukten kann das Wachstum von Tumoren eindämmen und Metastasierungen verhindern. Wiederum andere Flavonoide können zum Beispiel Arteriosklerose vorbeugen, wie Morin und Sylimarin, die eine Oxidation von LDL und damit ihre Ablagerung in den Gefäßwänden verhindern oder die Cholesterinsynthese vermindern.

Auf unsere Gesundheit wirken sich Polyphenole aus, indem diese:

- das Risiko von Herzerkrankungen und Schlaganfällen verringern,
- die Blutgefäße nachhaltig stärken,
- das Immunsystem stärken (z. B. gegen Viren),
- antikanzerogen wirken,
- vor altersbedingten Sehstörungen wie Makuladegeneration, Katarakt schützen,

- Linderung bei Schnupfen, Heuschnupfen und Asthmasymptomen herbeiführen,
- gegen entzündliche Prozesse auf der Haut, an Gelenken und an Muskeln wirken,
- durch die Östrogenwirkung Hitzewallungen bei Wechseljahresbeschwerden lindern.

Flavonoide finden wir in allen Obst- und Gemüsesorten, die es bei uns gibt. Am häufigsten in der Form als Flavonole. In Brokkoli, Endivien, Grünkohl, Zwiebeln, Preiselbeeren, Tomatensaft, Rotwein und schwarzem Tee, hier besonders reichlich mit 50 mg pro kg. Weniger sind sie in Orangensaft, aufgebrühtem Kaffee, Tomaten, Äpfeln, Kirschen und Weintrauben enthalten.

Lassen Sie uns im Folgenden die Flavonoide der Zitrusfrüchte näher betrachten. Hier haben wir es mit einer Gruppe von Flavonoiden zu tun, die hautsächlich in den Schalen von Zitrusfrüchten vorkommen. Sie geben diesen Früchten den für sie typischen Geruch und Geschmack. Dazu gehören unter anderem Hesperidin, Rutin, Narnigin und Quercitrin, die aber nicht nur in Zitrusfrüchten zu finden sind, sondern auch in Kräutern, Gemüsen und anderen Früchten. Alle sind sie starke Antioxidantien und schützen deshalb vor Krebserkrankungen. Als Schutzpflanzenstoffe für Blutgefäße sind sie bekannt. Sie arbeiten eng mit Vitamin C zusammen und schützen dieses Vitamin vor Oxidation. Sie werden aus diesem Grunde auch gerne als Sparer und Verstärker der Vitamine bezeichnet:

- Hesperidin: In unreifen Zitrusfrüchten und Olivenblättern enthalten. Seine Wirkung setzt am Herz-Kreislauf-System an, es verbessert die Funktion der Kapillaren. Ein eventueller hoher Blutdruck kann gesenkt werden. Hesperidin schützt ganz allgemein die Venen. Sein positiver Einfluss auf die Gesamtcholesterine ist bekannt: Gute Cholesterin-Anteile werden erhöht, das schlechte Cholesterin wird gesenkt. Es unterstützt das Immunsystem, wirkt antikanzerogen durch seine hemmende Einwirkung auf das Wachstum von Krebszellen, besonders wenn es um Brust-, Mund-, Speiseröhren- und Darmkrebs geht. Hesperidin schützt vor Viren, besonders vor Herpes simplex Typ I und Grippe. Verwenden wir es als Nahrungsergänzungsmittel mit sehr hoher Dosierung, besteht die Möglichkeit, während der Wechseljahre positiv auf Hitzewallungen einzuwirken.
- Naringin: Finden wir zum Beispiel in der Grapefruit, der es ihren typischen bitteren Geschmack verleiht. Naringin hat ebenfalls die Fähigkeit, das Herz-Kreislauf-System zu unterstützen. Besonders wirkt es auf die Blutdicke (Hämatokrit) ein, indem es normalisiert und für die Aussortierung alter roter Blutkörperchen sorgt. Erhöhte Cholesterinwerte senken sich, im Speziellen die Triglyceride. Da Naringin zu den Antioxidantien

zählt, kann es den Menschen wirksam vor Tumorerkrankungen schützen.

- Quercitrin: Dieses Flavonoid finden wir unter anderem in Weintrauben, Erdbeeren und im Johanniskraut. Da es auf die Flüssigkeitsverhältnisse einwirkt, kann es beispielsweise zu einer Linderung einer Schleimhautentzündung des Darmes beitragen.
- Rutin: Wir kennen es etwa in Rotwein, Buchweizen, Pfefferminze, Eukalyptus und Knoblauch. Seine Fähigkeiten sind hoch einzuschätzen: Rutin baut als Antioxidans Superoxide ab und verhindert dadurch die Oxidation von LDL-Cholesterin und der DNA; schützt Blutgefäße vor freien Radikalen; schützt vor Arteriosklerose; verhindert das Zusammenballen von Blutplättchen; wirkt auf das Immunsystem; unterstützt bei Allergien, indem es die Histaminausschüttung aus den Mastzellen hemmt; wirkt hemmend auf Bakterien und Viren; beugt Entzündungen vor; verbessert die Augenfunktion, da es für besseren Kollagengehalt an den Augen sorgt; bindet Quecksilber und sorgt für dessen Ausscheidung.

Terpene

Terpene sind Substanzen, die wir in Pflanzen- und Fischölen finden. Sie zählen zu den einfachen Lipiden und wirken antimikrobiell. Alle Terpene haben eine ausgeprägte antioxidative Wirkung. Derzeit kennen wir 4.500 verschiedene Terpene mit unterschiedlicher chemischer Zusammensetzung. Die Terpene des Thymians wirken schleimlösend. In allen Kulturen war die antimikrobielle Wirkung der Terpene bekannt und wurde genutzt. Heute werden sie zur Konservierung, für Kosmetika, zur Herstellung von Aromen und für Parfüms verwendet.

Untergruppen der Terpene:

- Monoterpene: Zu ihnen gehören unter anderem Carvacrol und Thymol, die beide antifungizid und antibakteriell wirken. Wir finden Carvacrol in Oregano, Rosmarin, Thymian; Thymol in Oregano, Thymian und in Lavendel.
- Limonen: Hat antikanzerogene Eigenschaften und kann zur Auflösung von Gallensteinen beitragen. Wir finden es in Früchten, Kräutern, Samen und Gemüse, in Zitronen-, Mandarinen, Orangen- und Grapefruitschalen, Koriander, Kreuzkümmel, Zitronengras, Pfefferminze, Sternanis, Sellerie und Fenchel.
- Diterpene: Zu ihnen gehören Forskolin und Ginkgolide.
- Forskolin: In der in der Buntnessel vorliegenden Form ist es an einigen Funktionen im Körper beteiligt. Es hilft, die Blutzirkulation zu verbessern, und stärkt das Herz. Forskolin regt die Freisetzung von Salzsäure im Magen an und unterstützt damit das Verdauungssystem, stärkt die Immunabwehr und unterstützt die Energiegewinnung in den Zellen.

- Ginkgolide: Erhöhen die Blutzirkulation im Gehirn. In allen Ginkgopräparaten enthalten.
- Triterpene: Zu ihnen gehören beispielsweise die Limonoide und Squalen. Die in den Zitrusfrüchten enthaltenen Limonoide wirken antikanzerogen, antibakteriell, fungizid und antiviral. Squalen ist als Bestandteil von Pflanzen- und Fischölen – besonders in Olivenöl, Weizenkeimöl und Haifischleberöl – ein Antioxidans und hat wiederum antikanzerogene, antibakterielle und fungizide Wirkung. Die Immunabwehr wird unterstützt; zudem leistet Squalen einen nicht unerheblichen Beitrag zur Cholesterinsenkung.

Lignane

Unter dem Begriff „Lignane" wird eine Gruppe von Phytaminen zusammengefasst, die Ballaststoffen ähnlich sind, jedoch nicht zu diesen gehören. Heute betrachten Wissenschaftler Isoflavone und Lignane als zwei Pflanzenhormone, die unseren körpereigenen Östrogenen sehr ähnlich sind: Zwar wirken sie schwächer, jedoch üben sie den gleichen Effekt auf den Körper aus. Diese Phytoöstrogene schützen vor hormonabhängigen Tumoren wie Brust-, Gebärmutter- und Prostatakrebs und blockieren wahrscheinlich Enzyme, die das Wachstum von Krebszellen fördern.

Lignane selbst dienen den Pflanzen zur Erhaltung ihrer Struktur und zur Abwehr von Pilzen, Insekten usw. Neben der Pflanze liefern auch Säugetiere Lignane, die, mit Hilfe von Bakterien im Darm, aus pflanzlichen Lignanen durch Fermentation neue bilden. Aus dem Pflanzenreich stellen die Samen der Flachspflanze und der Leinsamen die reichhaltigste Quelle für den Menschen dar.

Lignane wirken

- antioxidativ,
- schützen vor Entstehung von östrogenabhängigen Tumoren, indem sie die toxische Wirkung von übermäßig gebildetem Östrogen hemmen,
- wirken leicht abführend, wie wir dies vom Leinsamen her kennen,
- verbessern im Allgemeinem die Darmfunktion,
- stabilisieren Blutzuckerwerte und senken Cholesterinwerte,
- stärken unter Umständen auch Nägel, Zähne und Knochen.
- Ekzeme können durch Leinöl gelindert werden.

Leinsamen im Ganzen verwendet ist für den Körper unverdaulich. Daher ist es wichtig, dass wir immer die frisch gepresste, zerquetschte oder geschrotete Variante mit Wasser vermengt oder gekocht wählen.

Inositol

Hier haben wir es mit einer vitaminähnlichen Substanz zu tun, die besonders für Nerven und Fettstoffwechsel benötigt wird.

Durch Zufall wurde Inositol vor ca. 100 Jahren im Harn von Diabetikern entdeckt. Nach neuesten Erkenntnissen wird es dem Vitamin-B-Komplex zugerechnet. Es kommt in Pflanzen als Phytinsäure, bei den Tieren als Myo-Inositol vor. Im menschlichen Organismus findet es sich praktisch in allen Geweben, jedoch in hoher Konzentration in Gehirn, Leber, Nieren, Milz und Hoden.

Damit die Zellmembranen gut funktionieren können, bedarf es einer guten Versorgung mit Inositol. Es ist im Körper sehr wichtig für die Übertragung von Nervensignalen. Fette werden mit seiner Hilfe transportiert, Spermien gelangen vermutlich durch Inositol zur Reife. Aus Glukose kann der Körper selbst Inositol herstellen; deshalb gilt es nicht als essentiell. Vermutet wird auch, dass der Körper Inositol aus einer gesunden Bakterienkultur im Darm selbst herstellen kann. Im Tagesdurchschnitt nehmen wir mit dem Essen etwa 1 g auf.

Über signifikante Folgen von Inositol-Mangel gibt es bisher keine Ergebnisse.

Bei Diabetes, Erkrankungen an den Nieren, Multipler Sklerose und erhöhten Blutfettwerten ist der Stoffwechsel von Inositol verändert. Übermäßiger Konsum von Alkohol und Koffein kann den Stoffwechsel von Inositol verändern.

Wachstumsstörungen, Haarausfall und Leberverfettungen sind in Tierversuchen als Mangel bestätigt.

In der Regel muss Inositol nicht über Nahrungsergänzungsmittel zugeführt werden.

Inositol-Hexaphosphat – eine spezielle Form von Inositol –, auch Phytinsäure genannt, stellt eine organische Säure dar. Es trägt zum Schutz vor Herz-Kreislauf-Erkrankungen und vor Nierensteinen bei; deaktiviert freie Radikale, wirkt also antioxidativ; fördert die Immunabwehr, wirkt antikanzerogen, hilft bei der Reparatur von Schäden an der DNA.

Es ist in vielen Getreidearten enthalten wie Hafer, Weizenkeimen, Reiskleie, aber auch in Sojabohnen und Erdnüssen. Da es zusammen mit Proteinen aus der Nahrung schwer lösbare Komplexe bildet, wird es entsprechend schwer verstoffwechselt. Hier ist es besonders wichtig, dass Getreide, welches zu Brot verarbeitet wird, unbedingt seine Gärzeiten einhalten muss (ohne Backbeschleuniger), damit sich diese schwer lösbaren Komplexe erst gar nicht bilden können.

Sulfide

Sulfide sind schwefelhaltige Substanzen, vor allem Alliin und Allicin. Sie tragen die Verantwortung für den sehr intensiven und nachhaltigen Geschmack von Lauchgewächsen.

Ihre speziellen Merkmale:

- wirken antikanzerogen, speziell bei Magenkrebs,
- können hemmend auf krebsauslösende Enzyme einwirken,
- regen das Immunsystem an,

- wirken stark antimikrobiell,
- senken den Cholsterinspiegel.

Protease-Inhibitoren

Hier handelt es sich um Hemmstoffe, die in eiweißreichen Pflanzen, wie Hülsenfrüchten, vorkommen. Sie wirken hemmend auf die Eiweißzerlegung.

Ihnen wird eine antikanzerogene und blutzuckerregulierende Wirkung nachgesagt.

Gewürze und Küchenkräuter

Wie würden wohl unsere Nahrungsmittel ohne Gewürze und Küchenkräuter schmecken? Ganz sicher fade und langweilig. Im alten Ägypten wusste man schon, dass sie zum einen die zubereiteten Speisen verfeinern, zum anderen dem Menschen bei vielerlei „Gebrechen" helfen. Seit dem Altertum werden speziell Kräuter und Gewürze als Heilmittel eingesetzt. Synthetische Herstellung wurde erst in unserer Zeit möglich. Dennoch sollten Sie immer natürliche Quellen zur Ernährung und zur Heilbehandlung suchen. Die Natur ist durch nichts zu ersetzen. Gewürze und Kräuter mit ihren Duft- und Aromastoffen, die den Lebensmitteln zum eigenen Geschmack und Geruch verhelfen, sind ein echter Schatz. Deswegen waren früher die Gewürze teilweise kostbarer als Gold. Auch heute sind sie noch kleine Kostbarkeiten, denn viele Gewürze kommen aus Indien, Afrika, Fernost und müssen wie früher mit der Hand geerntet werden. Denken Sie etwa an den Preis echten Safrans und echter Vanille. Besonders Bitterstoffe und scharf machende Substanzen sind wahre Heilbringer für den Organismus. Als Gewürze verwendet man getrocknete Teile würzender Pflanzen: etwa aus Blüten (z. B. Safran), Früchten (z. B. Pfeffer), Samen (z. B. Senf), Wurzeln (z. B. Ingwer) oder Rinden (z. B. Zimt).

Aufgrund ihrer Inhaltsstoffe sind viele Pflanzen für den Menschen echte Heilpflanzen. Sie verleihen den zubereiteten Speisen den von uns gewünschten Geschmack und wirken gleichzeitig positiv auf die Gesundheit. So regen sie die Sekretion der Verdauungssäfte an und machen Lebensmittel oft bekömmlicher. Sie bewirken auch, dass zum Beispiel der Eigengeschmack des Gemüses sich weiter verfeinert und eventuell verstärkt. Sie helfen uns auf natürliche Weise, besser zu verdauen, den Appetit anzuregen, den Darm von schädlichen Mikroorganismen zu befreien beziehungsweise diese erst gar nicht im Darm heimisch werden zu lassen.

Sie regen den Kreislauf an und wirken einem Herzinfarkt entgegen, indem sie das Blut dünnflüssiger machen.

Gewürze und Kräuter wirken

- appetitanregend: Pfeffer, Paprika, Koriander, Fenchel, Anis, Muskantnuss usw.;
- antibakteriell: Knoblauch, Gewürznelken, Thymian, Zimt, Chili, Ingwer;
- blähungshemmend: Anis, Fenchel, Kümmel;
- blutdrucksenkend: Knoblauch, Bärlauch, Zwiebel;
- durchblutungsfördernd: Rosmarin, Thymian, Wacholder;
- kreislaufanregend: Chili, Pfeffer, Koriander, Paprika;
- entzündungshemmend: Salbei, Ingwer;
- verdauungsfördernd: Fenchel, Anis, Kümmel, Senf, Pfeffer, Piment, Curry;
- schleimverhindernd: Zimt (verhindert etwa als Beigabe zur Milch die

Schleimbildung!), Nelke, Kardamom und Ingwer (dieser muss getrocknet und gerieben sein);

- nervenanregend oder beruhigend: Hopfen, Passionsblume und Johanniskraut.

Gewürze			
Gewürz	**Heilwirkung**	**Verwendung**	**Aufbewahrung**
Anis	appetitanregend, blähungshemmend, verdauungsfördernd	Weihnachtsbäckerei	kleine Mengen, lichtgeschützt, trocken, in beschrifteten Dosen
Chili	antibakteriell, kreislaufanregend, befreit verstopfte Atemwege von Schleim	Gemüse- und Fleischgerichte	kleine Mengen, lichtgeschützt, trocken, in beschrifteten Dosen
Curry	verdauungsfördernd	Gemüse- und Fleischgerichte, süß-saure Gemüse, Reisgerichte	kleine Mengen, lichtgeschützt, trocken, in beschrifteten Dosen
Fenchel	hilft bei Blähungen bis hin zu Koliken und Verstopfung	Eintöpfe, Gemüse, Tee	Samen länger haltbar
Gewürznelken	lindern Zahnschmerzen, wenn man sie kaut	Fleischgerichte, Rotkohl, Kompott, Marmeladen, Weihnachtsbäckerei	länger haltbar
Ingwer	verdauungsfördernd, hilft gegen Übelkeit, bei Reisekrankheit, morgendlichem Brechreiz, bei Blähungen und Bauchschmerzen	Gemüse und -suppen, Milchgetränke und -speisen	kleine Mengen, lichtgeschützt, trocken, in beschrifteten Dosen
Kardamom	erleichtert die Verdauung, verhindert Brechreiz, Aufstoßen und Sodbrennen	Weihnachtsbäckerei, zu Kaffeegetränken, Milch und -speisen	kleine Mengen, lichtgeschützt, trocken, in beschrifteten Dosen
Koriander	verdauungsanregend, auch bei Durchfall, Blasenentzündung	Gemüse, Suppen, Brotwaren	Körner länger haltbar, gemahlen, trocken, in beschrifteten Dosen.
Kümmel	lindert Blähungen, Koliken, appetitanregend, hilft bei Menstruationsbeschwerden, regt den Milchfluss bei Stillenden an	Hülsenfrüchtesuppen, Kochkäse, Kohlgerichte, rohe Kohlsalate, Brotwaren	länger haltbar, gemahlen nur kurz, trocken, in beschrifteten Dosen

Lorbeer	gegen Blähungen, verdauungsfördernd	Braten (z. B. Sauerbraten), Wildgerichte, Fleischsuppen, Sauerkraut, Rotkohl, Einkochen	länger haltbar
Muskatnuss, -blüte	hilft in kleinen Mengen bei Übelkeit und Brechreiz, bei Blähungen und Durchfall, appetitanregend, blähungshemmend, verdauungsfördernd, wärmend	Gemüsesuppen, Gemüse, Kartoffelgerichte, Semmelknödel	länger haltbar
Oregano	vermindert schädliche Bakterien und Hefen; baut Darmflora auf, lindert Beschwerden bei wiederkehrenden Infektionen der oberen Atemwege, verdauungsfördernd, appetitanregend	Tomatensoßen und -suppen, Nudelaufläufe, italienische Küche	kleine Mengen, lichtgeschützt, trocken, in beschrifteten Dosen
Paprika	appetit- und kreislaufanregend	Fleisch- und Gemüsegerichte, Käsezubereitungen, Reisgerichte	kleine Mengen, lichtgeschützt, trocken, in beschrifteten Dosen
Schwarzer Pfeffer	verdauungsanregend, gegen Blähungen und Verstopfungen, stärkt den Kreislauf	Fleisch- und Gemüsegerichte, Käsezubereitungen, Salate	Körner länger haltbar, gemahlen nur kurz, in beschrifteten Dosen
Piment	verdauungsfördernd	Weihnachtsbäckerei	Körner länger haltbar, gemahlen nur kurz, in beschrifteten Dosen
Rosmarin	antioxidativ, antibakteriell, antiviral, antientzündlich und fungizid	zu Fisch- und Fleischgerichten, Bratkartoffeln	kleine Mengen, lichtgeschützt, trocken, in beschrifteten Dosen
Safran	lindert Menstruationsschmerzen, hilft bei Wechseljahresproblemen, bei chronischem Durchfall, Depressionen und Nervenschmerzen	zum Backen; Fisch- und Reisgerichte; indische Küche	kleine Mengen, lichtgeschützt, trocken, in beschrifteten Dosen

Salbei	antientzündlich, schweißhemmend, fiebersenkend und krampflösend; hilft bei Halsschmerzen!	Nudel- und Kartoffelgerichte, Gemüse, Füllungen	kleine Mengen, lichtgeschützt, trocken, in beschrifteten Dosen
Senfkörner	gegen Grippe und Kopfschmerzen: heißes Fußbad mit zerstoßenen Körnern!	Fleischgerichte, Einkochen	Körner länger haltbar, gemahlen nur kurz, in beschrifteten Dosen
Thymian	anregend, lindert Verdauungsbeschwerden; als Tee bei Erkältungen und Grippe	Gemüsesuppen	kleine Mengen, lichtgeschützt, trocken, in beschrifteten Dosen
Wacholderbeeren	antiseptisch, in der Naturheilkunde Einsatz bei Blasenentzündungen; nicht bei geschwächten Nieren und in der Schwangerschaft essen – können zu Gebärmutterkontraktionen und plötzlichem Abort führen!	Sauer- und Rotkraut	länger haltbar
Zimt	schleimlösend, bei Verdauungsstörungen	Weihnachtsbäckerei, Apfelkuchen und -pfannkuchen, Milchgetränke, Aroma zu Kaffeegetränken, Eis	Zimtstangen länger haltbar, gemahlen nur kurz, in beschrifteten Dosen

Würzen will gelernt und geübt sein

Grundsätzlich dürfen Gewürze und Kräuter den Eigengeschmack einer Speise nicht überdecken. Mit ihrer Hilfe sollte die Speise im Geschmack vertieft und verfeinert werden.

Bei einigen Gewürzen wie Knoblauch, Bärlauch, Nelken und Muskatnuss genügt oft schon ein Hauch; von anderen Gewürzen muss mehr zugefügt werden, um den gewünschten Geschmack ans Essen zu zaubern.

Der richtige Augenblick des Würzens sollte ebenfalls beachtet werden. Denn im Orchester der Gewürze haben nicht alle gleich zu Anfang ihren Einsatz. Weil sie Zeit brauchen, um die Aromen zu entfalten und auf die Lebensmittel übergehen zu können, sind Lorbeer (eingeschnitten), Wacholder, Kümmel, Fenchel, Pfefferkörner (angestoßen aus dem Mörser) oder Sternanis von Anfang an dabei.

Heilkräuter		
Heilkraut	**Heilwirkung**	**Anwendung**
Ackerschachtelhalm	Gewebekräftigung, Blutstillung, Ausschwemmung	Tee, Saft
Birke	bei Nierenschwäche, zum Harnsäure-Abbau, bei Darm- und Hautentzündung	Tee, Saft, Knospen als Auflage
Brennnessel	bei Rheuma, Harnschwäche, Nierengrieß, Prostata-Beschwerden, Kopfschuppen	Tee, Saft
Ehrenpreis	zur Blutreinigung, bei Bronchitis, zur Vorbeugung gegen Verschleimung	Tee
Eichenrinde	bei Hämorrhoiden, gegen Schweißfüße, bei Verdauungsbeschwerden	Sitz- oder Fußbad, Eichel-Kaffee
Farnkraut	bei Hexenschuss und Kopfschmerzen	Schlafen auf Kissen mit Farnfüllung
Frauenmantel	bei Menstruations- und Unterleibsschmerzen, bessert Wundheilung	Tee, Auflagen
Gänsefingerkraut	bei Ausfluss, Blutungen, Krämpfen	Spülungen, Tee
Hirtentäschelkraut	zur Blutstillung, bei Magengeschwüren und Darmträgheit	Pulver, Tee
Holunder	bei Durchfall, Halsentzündung, Grippe, Nierenschmerzen	Saft, Gurgelwasser, Tee, Heißgetränk
Johanniskraut	bei Entzündungen, Prellungen, Schmerzen, zur Wundheilung, Nervenberuhigung	Öl, Salbe
Kamille	bei Blähungen, Entzündungen, Krämpfen, Nervosität	Auflagen, Tee
Malve	bei Entzündungen, Husten und Gliederschmerzen	Auflagen, Tee
Lavendel	gegen Unruhe und Schmerzen, regt die Leber an, verbessert das Gedächtnis	Tee, Lavendelkissen
Lindenblüten	bei Fieber, Krämpfen, Verschleimung; wirkt aufmunternd	Tee, Lindenkohle
Löwenzahn	zur Entschlackung und Entwässerung, bei Gicht und Rheuma, regt die Leber an (Frühjahrskur!)	Tee, Wurzeln und Blätter
Melisse	bei Magenbeschwerden, zur Stimmungsaufhellung	Tee
Mistel	bei Bluthochdruck, Adernverkalkung	Tee
Petersilie	zur Entwässerung, bei Verdauungsschwäche	frische Blätter
Pfefferminze	regt die Galle an, bei Magenkrämpfen und Verdauungsstörungen	Tee

Ringelblume	bei Geschwüren, zur Wundheilung und bei Venenentzündung, bei Lebererkrankungen	Auflagen, Salben, Tee
Rosmarin	zur Herzstärkung, bei Kopfschmerzen und Kreislaufschwäche	Tee, Rosmarinöl zur Einreibung, Badezusatz
Schafgarbe	gegen Appetitlosigkeit, zur Entwässerung und Kräftigung, bei Nervenschmerzen	Pulver, Saft, Bad
Spitzwegerich	bei Bronchitis, Darmerkrankungen, zur Wundheilung innerlich und äußerlich anwendbar	Tee, Auflagen
Taubnessel	bei Ausfluss, Nierenerkrankungen, Unterleibskrämpfen, Schwermut	Spülung, Tee, Bad
Thymian	gegen Asthma, Bronchitis, Menstruationsbeschwerden	Pulver, Tee
Weißdorn	bei Herz-Erkrankungen, Altersherz, gegen Schlaflosigkeit	Tee, Saft

Aromen, die als flüchtig bezeichnet werden, kommen am Ende hinzu: etwa Paprika, Muskatnuss, Chili, Safran oder frisch gemahlener Pfeffer aus der Mühle.

Würzen mit Salz

Salz ist nicht nur Gewürz, sondern ein lebenswichtiges Würzmittel, das für den gesamten Organismus vonnöten ist. Es sollte sparsam verwendet werden. Natürliches, unraffiniertes Salz besteht aus 84 Elementen. Die Chlorionen im Salz spielen eine wichtige Rolle bei der Magensaftproduktion. Aus ihnen entsteht nämlich in bestimmten Magendrüsenzellen Salzsäure beziehungsweise Magensäure. Innerhalb weniger Tage würde bei totalem Verzicht auf Kochsalz die Magensäureproduktion eingestellt werden.

Kochsalz ist weitgehend zu meiden, da es nicht nur zu Wassereinlagerungen im Gewebe (Ödeme) und zu Bluthochdruck führt, sondern auch die Körperzellen entmineralisiert: Kalium, Calcium, Magnesium, Eisen, Jod usw. werden durch Kochsalz verdrängt. Am besten eignet sich Meersalz ohne Rieselhilfe und Zusatz von Jod; es enthält bereits natürlicherweise Jod in geringen Mengen. Noch besser wäre es, unraffiniertes Steinsalz zu verwenden. Es hat alle geforderten Voraussetzungen in optimaler Zusammensetzung.

Bitte beachten Sie: Die Zugabe von Salz sollte erst am Ende der Garzeit erfolgen. Geben Sie Salz von Anfang an über das Gemüse oder ins Kochwasser, so verbindet es sich mit den Mineralstoffen und den Spurenelementen des Gemüses. Diese Verbindung ist später in der Verdauung unauflösbar. Die Art und

Weise dieser falschen Salzverwendung hat Konsequenzen für uns – denn wir gehen dann fälschlicherweise davon aus, uns ausreichend mit allen Mineralstoffen und Spurenelementen zu ernähren, geraten aber möglicherweise in ein Defizit oder in eine Verteilungsstörung, die nicht nachvollziehbare Krankheiten auslöst.

Kräuter in der Küche

Von Küchenkräutern, die meist sehr sanft in ihren Aromen sind, dürfen wir wiederum reichlich verwenden. Auf jeder Fensterbank in der Küche sollten Petersilie, Schnittlauch, Zitronenmelisse stehen, damit Sie nach Herzenslust ernten und würzen können. Sie sind außerordentlich wertvolle Vitaminträger und dürfen nicht mitgekocht werden. Wir verwenden zum Schneiden ein Marmor- oder Kunststoffbrett, damit die beim Schneiden freisetzenden Säfte nicht in die Schneidunterlage eindringen können.

Verwenden Sie getrocknete Kräuter, sollten diese kurz vor Ende der Garzeit über das Essen gestreut und noch ca. 5–10 Min. lang mitgedünstet werden, damit sie ihre Aromen entfalten können.

Aufbewahrung von Gewürzen und Kräutern

Durch unsachgemäße Lagerung gehen sehr viele Inhaltsstoffe verloren, die Wirkung unserer „Hausapotheke Natur" lässt nach.

Ich empfehle Ihnen:

- Verwenden Sie – wann immer möglich – frische Kräuter und Gewürze.
- Kaufen Sie diese in kleinen Mengen. Heilwirkung und Würzkraft gehen durch lange Lagerzeiten verloren; oder die Gewürze werden ranzig.
- Bewahren Sie diese grundsätzlich lichtgeschützt und trocken, in beschrifteten Döschen auf.
- Ungemahlene Gewürze (z. B. Zimtstangen) können länger gelagert werden.
- Bitte beachten Sie bei Verwendung von Pulver: Mit Ausnahme von Curry oder Paprika behält es sein Aroma maximal drei Wochen.
- Frische Kräuter lassen sich gewaschen in Behältern verpackt 1–2 Tage im Kühlschrank aufbewahren. Bedenken Sie, dass der Eigengeschmack, wie bei der Zwiebel, durchaus auf die Vorratsbehälter übergehen kann ...

Ich wünsche Ihnen viel Freude und Inspiration beim Kennenlernen von Kräutern und Gewürzen, die Sie nun mutig als optimale Helfer beim Gesundbleiben und -werden verwenden.

Wasser

Ohne Wasser wäre Leben auf der Erde nicht möglich. Mehr als 70% des „Blauen Planeten" sind mit dem kostbaren Nass bedeckt – hauptsächlich in Form von salzhaltigem Meerwasser.

Aus dem Meer entwickelte sich das Leben. Wasser ist somit die Grundlage allen Lebens und nicht nur für die Funktionsfähigkeit unseres Organismus unentbehrlich; es wird auch für unser Denken, Fühlen und Empfinden benötigt. Wasser ist das Transportmittel der meisten Stoffverschiebungen im Körper.

Je nach Alter und Geschlecht besteht der Mensch aus 60–70% Wasser. Der Körper des Säuglings hat sogar einen Wassergehalt von bis zu 75%. Drei Viertel des im Körper befindlichen Wassers finden wir im Inneren der Zellen, nur ein Viertel außerhalb. Auf die Blutflüssigkeiten entfallen hiervon ungefähr 3 Liter, während pausenlos 9 Liter zwischen den Zellen zirkulieren.

Ohne Zufuhr von Wasser kann der Mensch nur wenige Tage leben; ein Verlust von 15% des Wasserbestandes führt zum Verdurstungstod.

Wir scheiden Wasser über die Lungen in Form von Wasserdampf (deswegen wiegen wir am Morgen 1 kg weniger), durch die Nieren in Form von Harn, durch die Haut in Form von Schweiß und durch den Darm mit Kot aus.

Damit der Wasserhaushalt immer im Gleichgewicht bleibt, müssen Wasseraufnahme und -abgabe ausgewogen sein. Die Aufnahme erfolgt durch gutes, am besten mindestens 20 Minuten lang abgekochtes warmes Wasser. Abgekocht deshalb, weil nur das Kochen die Oberflächenspannung des Wassers herabsetzt (ein ähnlicher Effekt wird übrigens beim Putzwasser durch Zugabe eines Reinigungsmittels erreicht).

Nun können Sie energieneutral (weil warm) aus der Thermoskanne jede Stunde 1 Glas trinken und geben damit dem Körper die besten Voraussetzungen, gelöste Schlacken und Giftstoffe auf das Wasser („Müllabfuhr-Effekt") zu laden und auszuscheiden.

Die täglich benötigte Flüssigkeit beträgt 2,5–3 Liter. Den größten Teil des Wassers nehmen wir mit Getränken in Form von Wasser, Mineralwasser, Kräutertees (keine Früchtetees, da diese säuern!), verdünnten Saftschorlen, die am besten bis 15 Uhr kauend getrunken werden, und Nahrungsmitteln zu uns. Einen kleinen Teil bildet der Körper durch Oxidation in den Zellen selbst.

Die Aufgaben des Wassers in unserem Körper:

- lebensvermittelnde Wirkung,
- Lösungs-, Transport- und Reinigungsmittel,
- Förderung der Entschlackung,
- Beseitigung der Abfallstoffe,
- Transport der Nährstoffe,
- Aufrechterhaltung des osmotischen Drucks der Zellen,
- Regulation der Körpertemperatur,

- Hilfe beim Ablauf aller Stoffwechselvorgänge,
- maßgebliche Unterstützung der Ausscheidung von Giftstoffen über Nieren, Haut, Lunge und Darm,
- heilende Wirkung, die sich schon Pfarrer Kneipp zunutze gemacht hat (z. B. bei Kopfschmerzen: Trinken Sie ein großes Glas Wasser!).

Tägliche Flüssigkeitsaufnahme

Innerhalb von 24 Stunden fließen 1.400 Liter Blut durch unser Gehirn und 2.000 Liter durch unsere Nieren. Wir scheiden täglich 1,5 – 2 Liter Wasser aus. Dieser Flüssigkeitsverlust muss ersetzt werden.

Grundsätzlich gilt: Wir benötigen rund 30 ml Wasser pro kg Körpergewicht. Wer also 60 kg wiegt, sollte 1,8–2 Liter Wasser täglich trinken. Sollte Ihnen Ihr Arzt jedoch eine Einschränkung der Flüssigkeitszufuhr aufgrund von Erkrankungen verordnet haben, dann halten Sie sich bitte unbedingt an dessen Anweisung.

Wassermangel führt zum Absterben der Zellen. Der Körper dehydriert, er trocknet förmlich aus – der Alterungsprozess wird dadurch rasant beschleunigt. Sollte Ihr Körper ausgetrocknet sein, gilt: Trinken Sie dringend nur reines Wasser, kohlensäurefrei und mineralarm! Wässer voller Kohlensäure und Mineralstoffe (diese liegen hier anorganisch vor) können keine Giftstoffe mehr aufnehmen, da sie bereits gesättigt sind.

Wann sollten Sie Wasser trinken?

- Zum Großteil zwischen den Mahlzeiten;
- eine viertel bis halbe Stunde vor dem Essen und dann erst wieder ca. 2 Stunden nach dem Essen.
- Wenn Sie zum Essen trinken müssen: Nehmen Sie nur kleine Mengen zu sich, denn Wasser oder andere Flüssigkeiten verdünnen die Verdauungssäfte erheblich und verzögern dadurch die Verdauung. Fäulnis und Gärung im Darm sind die Folge.

Struktur des Wassers

Die geometrische Struktur des Wassers ist ein Tetraeder: Wir können Wasser daher als „flüssigen Kristall" bezeichnen, wenn es aus einer natürlichen Quelle kommt. Hier durchläuft das Wasser Reifeprozesse, bringt sich aus der Tiefe nach oben und tritt als Quelle aus den Bergen hervor.

Auf dem Weg durch die Erde ist es durch seine kristalline Struktur in der Lage, Informationen zu speichern und weiterzugeben. Jedes Wassermolekül hat seine eigene unverwechselbare Identität.

Wasser fließt niemals gerade, sondern stets spiralförmig (Mäanderbewegung). Ausgelöst durch die Erdanziehung, die Schwerkraft und andererseits

Kriterien zur Qualitätsbewertung von bestem Quellwasser

1. Reife

Wasser ist erst reif, wenn es mit eigenem Druck zutage tritt.

2. Reinheit

Hochwertige Wässer sind imstande, Keime zu isolieren, das heißt abzutöten. Dazu muss es sich allerdings um völlig unbelastetes Wasser handeln.

3. Energie

Positive Energie im Wasser gleicht unser Energiedefizit im Organismus aus und löst Energieblockaden (Schmerzlinderung).

4. Ton

Der Kammerton A ist in der Schulmedizin als heilender Ton anerkannt und auch im Wasser nachweisbar und damit messbar (Schwingung bei 432 Hz und in allen weiteren Oktaven; nach Dr. Wolfgang Ludwig).

5. Licht

Die sieben Farben der Sonne werden im Regenbogenspektrum sichtbar. Wenn diese Farben im Wasser nachweisbar sind, spricht man von Lichtwasser oder auch Marienwasser.

Dabei handelt es sich um ein „reproduzierbares Wasser“. Es kann seine Struktur und Information auf minderwertige Wässer übertragen.

6. Wasser

Je besser die biologische Qualität von Wasser, desto größer ist der unbelastete Anteil. Das Körperwasser von Lebewesen besteht nur aus Wasser, kristallinflüssig geordnet.

durch die Ausdehnung (Levitation) des Universums. Normalerweise fließt Wasser nach unten. Doch durch die levitanten Kräfte, die es in sich trägt, kann es plötzlich auch in großer Höhe als Quellwasser ans Tageslicht gelangen.

Die heilende Kraft des Wassers

Wasser ist immer Energieträger. Das Schwingungsmuster entspricht dem der Erde und unseres Gehirns. Die innewohnende Heilkraft des Wassers ist seit altersher bekannt und wird auch in der neuen Zeit, nun wissenschaftlich, bestätigt. Reines Quellwasser ist am besten und vermittelt unmittelbar die Lebendigkeit des Wassers.

Wissenschaftlich ist heute bereits nachweisbar: „Heilige Quellen“ sind immer auch heilsame Quellen. Das Lourdes-Wasser etwa hat ihm eigene

Frequenzmuster, also ganz bestimmte elektromagnetische Schwingungen, die heilend wirken können.

Welches Wasser verfügt heute noch über solch heilsame Eigenschaften? – Wasser, welches als artesische Quelle entspringen kann. Die Quelle schafft den Weg nach oben, ohne jede Bohrung, und fließt als reifes Wasser aus der Erde. Erst dann wird es das Licht der Welt erblicken, wenn es genügend levitante Kräfte besitzt, um die Schwerkraft zu überwinden und dann in 1000 bis 3000 m Höhe, in den Bergen, als reife Quelle zu entspringen. Nur Wasser, welches aus eigener Kraft der Erde entspringt, ist wirklich reifes, gesundes Wasser.

Geben Sie Quellwasser den Vorzug. Suchen Sie sich eine natürliche Quelle in Ihrer Nähe. Europa ist reich an Quellen. Vertrauen Sie auf Gemeinden, die Quellwasser regelmäßig untersuchen lassen.

Falls Sie sich trotzdem unsicher fühlen, geben Sie das Wasser für eine Wasseranalyse beim zuständigen Wasserwerk ab. Quellwasser ist lebendig und obendrein noch kostenlos für Sie. Füllen Sie es nur in Glasbehälter und nicht in Plastikkanister ab. Glas ist aus Quarzsand, einem natürlichen Mineral, das eine gehobene, geordnete Struktur hat und dem Wasser eine positive Energie gibt. Da Glas wie ein Faraday'scher Käfig wirkt und damit das Wasser vor negativen Umwelteinflüssen schützt, ist ihm der Vorzug zu geben.

Die Qualität unseres Wassers

Die Bereitstellung von gutem Trinkwasser ist ein Hauptproblem unserer Zeit. Hunderttausende chemische Stoffe gelangen in die Umwelt. Allein in Deutschland werden jährlich in der Landwirtschaft Tonnen Pestizide und Fungizide eingesetzt. Sie wirken nachweisbar krebserregend. Im Leitungswasser werden verschiedene Pestizid- und Fungizid-Rückstände gefunden. Bis 1992 wurden per Gesetz nur 63 der insgesamt 300 bekannten Pestizide und Fungizide analysiert, obwohl bekannt war, dass es über 300 gibt. Wir leben deshalb mit einer enormen Dunkelziffer an Pestiziden und Fungiziden in unserem Wasser, von denen wir weder Namen, geschweige denn Grenzwerte kennen. Als in den letzten Jahren die Grenzwerte für Fungizide und Pestizide überschritten wurden, setzte der Gesetzgeber die Grenze nach oben und reduzierte die Zahl der zu untersuchenden Substanzen von 63 auf 18.

Die Wasserbelastung unterliegt von Ort zu Ort großen qualitativen Schwankungen. Mit Hilfe von Wasseraufbereitungsanlagen versuchen die Wasserwerke, das Wasser von Schadstoffen zu reinigen und von Bakterien zu befreien. Aus biochemischer Sicht erhalten wir dadurch tatsächlich mehr oder weniger gereinigtes Leitungswasser. Doch ein Blick in den Wasserkocher genügt, um zu wissen, dass unser Leitungswasser vielleicht gereinigt, aber nicht optimal ist. Denn der sich absetzende Kalk lagert sich natürlich auch in unserem Körper –

und dort bevorzugt in den Gefäßen – ab. Man bedenke: Unser Bügeleisen füllen wir mit destilliertem Wasser, um es zu schützen!

Wir unterscheiden vier Grundkategorien der Wasserverschmutzung, die gesundheitliche Schäden erzeugen können:

1. die organische Verschmutzung durch Insektizide, Pestizide, Herbizide usw.;
2. die anorganische Verschmutzung durch Chloride, Asbest, Quecksilber, Kalk, Arsen, Barium, Schwermetalle, Nitrat;
3. die radioaktive Verschmutzung durch Strontium 90, Plutonium, Radium;
4. die biologische Verschmutzung durch Bakterien, Viren, Pilze, Parasiten.

Eine weitere Belastung im Trink- und im Rohwasser stellen hormonähnlich wirkende Substanzen dar. Diese entsprechen in ihrer Art denen weiblicher Geschlechtshormone (Östrogene). Hierzu zählen Hormone, Phtalate, Pestizide, PCB etc. In vielen Flüssen werden deswegen zunehmend weibliche Fische geboren – in der Berliner Havel liegt ihr Anteil bereits bei rund 70%. Klär- und Wasserwerke können diese Substanzen nicht oder nur unvollständig ausfiltern.

Ebenso können viele Arzneistoffe, zum Beispiel aus Mitteln zur Senkung des Cholesterinspiegels oder aus Hormonpräparaten, von Kläranlagen nur unzureichend bis gar nicht eliminiert werden. Die biologische Abbaubarkeit ist gering – deshalb tauchen diese Stoffe inzwischen bundesweit im Trinkwasser auf. Ich frage mich ernsthaft, ob hier eine Mitursache für die zunehmende Unfruchtbarkeit zu suchen ist? Untersuchungen auf Medikamente und Reststoffe von Medikamenten erfolgen nicht, da diese vom Gesetzgeber nicht vorgeschrieben sind. Wird ein Arzneimittelwirkstoff im Trinkwasser entdeckt, stellt dies einen Zufallsbefund dar.

Wollen Sie Ihren Körper vor Verkalkung schützen, sollten Sie lebendiges mineralarmes Wasser trinken. Leitungswasser aus biophysikalischer Sicht zeigt, dass Rohrleitungen die kristalline Struktur des Wassers und somit seine Lebendigkeit zerstören. 80 m Rohrleitungen reichen aus, um durch den Rohrleitungsdruck die Eigenbewegung des Wassers größtenteils zu zerstören. Den ausgeübten Druck können die Wassermoleküle nicht aushalten und werden nun in ihrer natürlichen Struktur beeinflusst. Das Wasser verliert somit größtenteils seine geometrische Form und dadurch bedingt seinen Informationsgehalt an Lebendigkeit, die es uns nun nicht mehr geben kann.

Der Diplom-Biophysiker Dr. Wolfgang Ludwig weist auf folgenden Umstand hin: *„Belastetes Trinkwasser mit Blei, Cadmium, Nitrat und anderen Schadstoffen wird zwar durch die Wasseraufbereitungsanlagen chemisch gereinigt und von Bakterien befreit. Es weist aber nach wie vor bestimmte magnetische Frequenzen auf, die bei genauerer Untersuchung exakt diesen Schadstoffen zugeordnet werden."*

Wasser enthält also nach einer Aufbereitung bestimmte Signale, die, je nach Wellenlänge, abträglich oder gar schädlich für die Gesundheit sein können. Das bedeutet, dass etwa schwermetallverseuchtes Wasser selbst nach einer gründlichen chemischen Aufbereitung die dissonanten Schadstoff-Informationen der Schwermetalle an den menschlichen Organismus übermittelt. Obwohl unser Wasser chemisch rein sein kann, ist es physikalisch nach wie vor schadstoffbelastet. Nicht die chemische Substanz ist es dann, die auf den physischen Organismus wirkt, sondern es sind die Chaos verursachenden Schwingungsmuster.

Mineralien aus Mineralwässern?

Bedenkt man die Qualität des Leitungswassers, so ist nicht erstaunlich, dass immer mehr Menschen zu Mineralwässern greifen. Sie glauben, man könne den Belastungen entgehen und gleichzeitig seinen Mineralhaushalt in Ordnung bringen.

Doch unser Körper ist nicht in der Lage, die Mineralien aus Mineralwässern aufzunehmen, da diese in viel zu grobstofflicher Form vorliegen.

Die Reinigungskraft des Wassers ist umso höher, je weniger Mineralstoffe sich im Wasser befinden. Solange das Wasser – durch die vorhandene Struktur der Wassermoleküle – die im Wasser als Mineralien enthaltenen Elemente davon abhält, Molekülverbindungen einzugehen, bleiben die Elemente ionisiert und wirken auch nicht nachteilig auf unseren Organismus. Zerstören wir jedoch, etwa durch Zugabe von Kohlensäure, die Struktur des Wassers und somit das ihm eigene Gerüst, können sich verschiedene Elemente zu anorganischen Molekülverbindungen vereinigen.

So entsteht zum Beispiel Kalk als Verbindung aus Calcium und Hydrogencarbonat, was zu einem ernsthaften Ablagerungsproblem im Körper führt.

Vom Tafelwasser bis zum Heilwasser

Das beste Wasser für uns ist das reine, mineralarme, natürliche Quellwasser (s. Kasten „Kriterien zur Qualitätsbewertung von bestem Quellwasser"). Quellwasser sollte zudem möglichst schadstofffrei – und nicht nur „schadstoffarm" – sein. Nitratwerte über 2 mg pro Liter sind zwar erlaubt, aber nicht empfehlenswert.

Der Verbraucher kann sich heute zwischen mehr als 400 Wässern entscheiden. Man unterscheidet vier verschiedene Wässer:

- Tafelwasser,
- Quellwasser,
- Mineralwasser,
- Heilwasser.

Tafelwasser hat mit der Natur überhaupt nichts zu tun, sondern ist mit Kohlensäure angereichertes Leitungswasser. Nur Quell-, Mineral- und Heilwässer sind natürlichen Ursprungs und müssen direkt an der Quelle abgefüllt werden.

Mineral- und Heilwässer unterscheiden sich von Quellwässern durch ihren höheren Mineraliengehalt.

Heilwässer unterliegen im Gegensatz zu Mineralwässern nicht der Lebensmittelverordnung, sondern dem Arzneimittelgesetz. Voraussetzung für die Bezeichnung als „Heilmittel" ist die nachgewiesene therapeutische Wirksamkeit bei bestimmten Krankheiten. Heilwässer sind kein Ersatz für Trinkwasser. Sie sollten kurmäßig und nur über einen begrenzten Zeitraum getrunken werden. Da sie als Auslöser eines therapeutischen Effekts dienen, sollten sie nur auf Anordnung eines Arztes verabreicht werden.

Aus kommerziellen Gründen werden leider auch gute Quellwässer mit Kohlensäure versetzt. Dabei wird dem Quellwasser sein natürlicher Sauerstoff entzogen und künstlich Stickstoff hinzugefügt. Geschmacklich ändert sich dadurch nichts, doch durch diesen Vorgang werden Keime abgetötet. Das Quellwasser wird, in Behälter gefüllt, länger haltbar. Keime sind aber nur dann im Quellwasser, wenn es noch nicht reif war, also noch keine geometrische Struktur aufgebaut hat. Wasser braucht seine Reifezeit, bis sich diese Struktur formt. Nur wo Wasser noch keine Geometrie aufweist, wie das bei unreifem Wasser der Fall ist, können sich Keime, Viren, Pilze und Bakterien vermehren.

Im Handel befinden sich meistens Wässer, die unreif sind. Deshalb werden diese haltbar gemacht: entweder durch Zugabe von Kohlensäure. Bei den so genannten stillen Wässern – durch Ozonisierung. Dieses Wasser kann man als totes Wasser bezeichnen. Mittlerweile werden über 80% der handelsüblichen Wässer ozonisiert. Als Verbraucher können wir am Etikett nicht erkennen, ob es sich um ozonisiertes Wasser oder gutes, reifes Quellwasser handelt. Es gibt keine Deklarationspflicht.

Beim Umstieg von Leitungs- auf Mineralwasser kommt man also in den meisten Fällen vom Regen in die Traufe. Leitungswasser, obwohl nicht optimal, kann häufig besser als die angebotenen Mineralwässer sein. Mineralwasser sollte, wenn wir es schon kaufen, nur in Glasflaschen abgefüllt sein.

Wasserbelebung durch Quarzkristalle

Eine bloße Hand voller Quarzkristalle reicht schon aus, um das Wasser wieder zu beleben. Rohe oder geschliffene Quarzkristalle wie Bergkristall, Rosenquarz und Amethyst haben die Kraft, dem Wasser erneut eine geordnete Struktur zu geben. Diese Kristalle müssen ab und zu unter fließendem Wasser gereinigt werden. Dann legt man sie für einige Stunden in die Sonne, damit sie wieder neue Energie aufladen.

Biochemisch finden Sie zwar immer noch das gleiche, möglicherweise mit Schadstoffen belastete Wasser vor; denn auch mit Kristallen können Sie die Biochemie des Wassers nicht verändern. Doch wir geben dem Wasser zumindest eine geordnete Struktur, eine kristalline Phase. Im Idealfall befreien Sie Ihr Leitungswasser zunächst mit einem Osmosegerät von Schadstoffen und energetisieren es anschließend mit Quarzkristallen.

II. Ernährung im Biorhythmus

Zu Gesundheit und Wohlbefinden gelangen wir, wenn wir uns auf unseren Biorhythmus einlassen – eine Art innerer Uhr, die allen Menschen gemeinsam ist und sich aus der langen Entwicklungsgeschichte erklären lässt.

Der Tag- und Nachtwechsel ist der maßgebliche Rhythmus seit 500 Millionen Jahren.

Damals krochen aus den Urmeeren Amphibien ans Land und waren gezwungen, sich nach Sonnenauf- und -untergang zu richten. Das Licht des Tages, das Dunkel der Nacht, Jahreszeitenwechsel, Gestirne am Firmament bestimmten von nun ab alle körperlichen Vorgänge. Die Natur erzwang diese große Anpassungsleistung durch individuelle Regelung der Hormonmenge. Durch diese Leistung wurden Herztätigkeit, Blutdruck, Gehirnleistung, Nierenfunktion, Blutzuckerspiegel, Lust- und Schmerzempfinden fortan gesteuert. Kennt man diese Abläufe und weiß um deren Hintergründe, kann Frau/Mann/Kind/Säugling mit dem Tag und der Nacht viel sinnvoller umgehen. So können wir die Hochphase für konzentriertes Arbeiten, die Tiefphase des Abends und der Nacht hingegen für Entspannung beziehungsweise Schlaf nutzen.

Aus diesem Wissen sollten wir Konsequenzen für die Ernährung und unser daraus resultierendes Essverhalten ziehen. Ich meine eine natürliche, dem körperlichen Rhythmus angepasste Ernährung, bei der wir sehr schnell selbst nachvollziehen können (was mir auch alle Patienten aus der Praxis als sehr positiv und angenehm berichten), dass sie uns guttut. Es braucht Mut und Größe, sich dieser Veränderung, die im Grunde eine Wiederentdeckung ist, zu stellen und diese eine kurze Zeit und dann hoffentlich für immer (was die Patienten dann auch umsetzen) ins Leben einfließen zu lassen. Dies alles wird von Ihnen und Ihrem Körper als sinnvoll erlebt werden. Die Belohnung für Sie besteht aus Gesundheit und Wohlbefinden. Auch wenn Ihnen der Verzicht auf Essen aus der Mikrowelle, auf Ihre Tassen Kaffee (hoffentlich nicht 2 Liter und mehr), den schnellen Hamburger und zubereitete Tiefkühlmahlzeiten schwerfallen sollte: Der Erfolg dieser Umstellung wird Ihnen Recht geben. Unsere Lebensmittel sind der Schlüssel zur Gesundheit und damit für den Zusammenklang zwischen Körper, Geist und Seele unabdingbar. Die ausgewogenen Zusammensetzungen bei der Nahrungszubereitung bestimmen, wie unser Organsystem und die dazugehörigen Strukturen im Körper versorgt werden, und sorgen dafür, dass es uns hierbei emotional gut geht, indem wir Lebensfreude und -lust für Essen und sinnvollen Genuss entwickeln. Nun darf ich Sie bitten, sich in den Ursprung des Lebens hineinzudenken. Was wird wirklich benötigt, damit gesundes, kräftiges, lebensbejahendes und vertrauendes Leben entstehen kann?

1. Der Beginn des Lebens

Das Ungeborene ist, was die Mutter isst!

Gehen Sie zu Ihrem Ursprung, zum Tag der Zeugung. Hier kommen Eizelle und Samen zur Verschmelzung und die Erbanlagen väter- und mütterlicherseits zur Vereinigung, neues Leben entsteht. In den Erbanlagen sind die letzten Generationen von Vater und Mutter enthalten. Bei jeder Zeugung sind im Stillen unsere Ahnen zugegen und prägen uns.

Aus diesem Grunde werden in den Kindern (Nachfahren) oftmals genetische Blockaden, die zwei oder mehrere Generationen geschlummert haben, auch Dispositionen genannt, zur Regeneration („Reparatur") in Auftrag gegeben. Wir wundern uns, dass bei unserem Kind beispielsweise Hauterkrankungen ausbrechen, obwohl weder Eltern noch Großeltern damit etwas zu tun hatten. Die Natur hat von Haus aus vorgesehen, sich selbst zu regenerieren, und gibt in den Nachfahren die Chance zur Heilung, damit zukünftiges Erbgut gesund weitergegeben werden kann. Sie sichert auf diese Weise den gesunden Erhalt des Lebens.

Was ist für das Zellwachstum nötig?

Könnte das entstehende und wachsende kleine Wesen im Mutterleib zu uns sprechen, würde es der werdenden Mutter mit zarter Stimme sagen:

„Auch wenn du einem gesunden Essen und Trinken bisher nicht viel abgewinnen konntest, so sollte dich spätestens die Schwangerschaft dazu anhalten, zwei Menschen von einer ausgewogenen Ernährung profitieren zu lassen. Wenn es dir und mir gut gehen soll, dann bedenke, was ich alles für mein Zellwachstum brauche. Hier spüre ich schon, was ich benötige, um wachsen und gedeihen zu können, was mir guttut und was nicht. Hier werden schon Vorlieben und Abneigungen für bzw. gegen bestimmte Lebensmittel, für mich zuträglich oder nicht, gelegt. Ich sollte mit allen Nährstoffen versorgt werden, um wachsen und um Organe optimal ausbilden zu können."

Gesundes Wachstum der Organe wird unter anderem durch die zusätzliche Gabe von Schüßlersalzen gefördert (vgl. mein Ratgeber „Die 12 Salze des Lebens – Biochemie nach Dr. Schüßler", Mankau Verlag), zum Beispiel:

- Gehirn und Nerven: Schüßlersalze Nr. 5, Nr. 7;
- Herz- und Blutkreislauf: Nr. 3, Nr. 5, Nr. 7;
- Skelett und Muskulatur: Nr. 1, Nr. 2, Nr. 5, Nr. 8, Nr. 7;
- Lungen und Nieren: Nr. 4, Nr. 6, für die Nieren Nr. 10;
- Leber und Darm: Nr. 6, Nr. 10, für den Darm Nr. 8;
- Milz und Immunsystem: Nr. 6, für das Immunsystem Nr. 3, Nr. 4, Nr. 11.

Der Körper der Mutter bereitet sich während der Schwangerschaft gleichzeitig auf die so wichtige Stillzeit und damit auf die weitere Nährstoffabgabe vor.

Der Bedarf an bestimmten Nährstoffen erhöht sich. Im zweiten Drittel der Schwangerschaft macht sich dies vermehrt bemerkbar. Essen Sie dennoch nicht „für zwei".

Ungefähr ab dem vierten Schwangerschaftsmonat werden etwa 15 % mehr an Energiezufuhr benötigt. Das entspricht täglich 250 – 300 kcal – entsprechend 2 Scheiben Brot, bestrichen mit guter Sauerrahmbutter.

Der Bedarf an Vitaminen (z. B. B_1, B_2, B_6, B_{12}), Folsäure (sollte schon vor der Zeugung genommen werden), Mineralien (z. B. Calcium, Magnesium), Spurenelementen (z. B. Jod, Zink, Eisen), langkettigen hoch ungesättigten Fettsäuren, die für eine gesunde Gehirnentwicklung und für die spätere Reifung des Gehirns und der Augen notwendig sind, steigert sich in erheblichem Maße. Nimmt die werdende Mutter hiervon mit ihrer täglichen Ernährung zu wenig auf, werden die Depots entleert, was auf Dauer zu Mangelerscheinungen (auch nach der Geburt) führen kann. Heute weiß man, dass das Kind der werdenden Mutter im letzten Drittel der Schwangerschaft etwa 35 g Calcium entzieht, da jetzt das Knochenwachstum des Kindes am meisten ausgeprägt ist. Erinnern Sie sich an die alte Volksweisheit: *„Jede Schwangerschaft kostet einen Zahn."*

Will die werdende Mutter eine starke Gewichtszunahme vermeiden, sucht sie sich gezielt Lebensmittel zur Ernährung und Gesunderhaltung aus, die ihr einen hohen Gehalt an Nährstoffen bieten. Darunter verstehen wir Lebensmittel mit wenigen Kalorien. Stattdessen sollte sie umso mehr lebensnotwendige Vitamine, Mineralstoffe, Spurenelemente, Aminosäuren, ungesättigte Fettsäuren, sekundäre Pflanzenstoffe und dergleichen bevorzugen. Lebensnotwendig deshalb, weil der Körper sie nicht selbst herstellen kann, diese aber braucht, um einen ordnungsgemäßen Stoffwechsel zu gewährleisten.

Ernährung in der Schwangerschaft – so natürlich wie möglich!

Die Ernährung in der Schwangerschaft beginnt mit der Suche von geeigneten Lebensmitteln. Diese wachsen in der Regel vor unserer Haustüre, im Garten oder zumindest in der heimischen Region. Aus umweltgerechter und biologischer Anbauweise und so verarbeitet, dass sich der Gehalt an lebensnotwendigen Nährstoffen nicht vermindert.

Bevorzugen Sie während Schwangerschaft und Stillzeit Lebensmittel-Gruppen, die Ihnen lebensspendende und -erhaltende Nährstoffe bringen (dieser Hinweis gilt natürlich auch außerhalb dieser besonderen Lebensphase!):

- Getreide und Getreideerzeugnisse aus geschrotetem vollem Korn sind besonders empfehlenswert, möglichst 20–25 Minuten auf kleinster Flamme gekocht. Sie liefern Energie, Ballaststoffe, Vitamine, Mineralstoffe und Spurenelemente.

- Gemüse und Obst sollten völlig ausgereift sein – nicht aus dem Treibhaus oder auf einer Nährlösung gewachsen. Diese stellen Ballaststoffe, Vitamine, Spurenelemente und sekundäre Pflanzenstoffe bereit.
- Achten Sie auf Milch- und Milchprodukte aus nicht denaturierter Herstellung, am besten milchsauer vergoren oder gesäuert. Hierdurch wird bereits ein Verdauungsschritt vorweggenommen. Diese Produkte liefern Eiweiß, Calcium usw. und Milchsäure zur Pflege der Darmflora.
- Fisch (nicht gefroren, am besten aus fließendem Gewässer) und mageres Fleisch (nicht vom Schwein, da sich im Schweinefleisch, besonders im Muskelfleisch, die Toxine aus dem Stoffwechsel des Schweins ablagern, die wir dann zu uns nehmen) – maximal zweimal pro Woche und dann zum Mittagessen – liefern Eiweiß, Jod, Eisen und Vitamin B_{12}.

Mögliche Beschwerden in der Schwangerschaft

Verspüren Sie in der Schwangerschaft **Heißhunger** auf Saures, finden Sie jetzt die Erklärung dazu: Die Säureproduktion des Magens nimmt ab, deshalb das Verlangen nach Saurem. Die unwillkürlich gesteuerten Muskelbewegungen im Magen-Darm-Trakt werden weniger, was oft für die auftretende **Schwangerschaftsübelkeit** verantwortlich ist. Abhilfe schaffen Sie, indem Sie bereits eine halbe Stunde vor dem Aufstehen eine Kleinigkeit essen und im Laufe des Tages mehrere kleinere Mahlzeiten zu sich nehmen. Weitere mögliche Ursache: Das Essen der Mutter ist dem werdenden Leben nicht zuträglich. Hier sollte die werdende Mutter versuchen, durch Ausschluss von in Frage kommenden Lebensmitteln jene ausfindig zu machen, welche für die Übelkeit verantwortlich sind.

Reichliches **Trinken** ist wichtig – aber bitte nicht zu den Mahlzeiten! Denn die Flüssigkeiten verdünnen die Verdauungsenzyme, dadurch wird die Verdauungskraft geschwächt.

Zur häufig beklagten **Verstopfung:** Der Darm wird träge, da er Platz für das werdende Leben machen muss. Verstopfungen sind mit ballaststoffreicher Ernährung – Vollkornprodukten, Salaten (nur mittags!), Hülsenfrüchten, Obst, Trockenfrüchten (z. B. eingeweichten Dörrzwetschgen – hier sollte auch das Einweichwasser getrunken werden) – und einer täglichen Trinkmenge von ca. 1 ½ bis 2 Litern warmem Wasser gut zu regeln.

Stillen

Prinzipiell ist es wünschenswert, dass Kinder gestillt werden, weil an die qualitativ wertvolle Zusammensetzung der Muttermilch kein Ersatzprodukt auch nur annähernd heranreicht.

Im Säuglingsalter hat der Mensch den größten Eiweißbedarf, da er diesen

Die Chronobiologie unseres Körpers im 24-Stunden-Zyklus	
Tageszeit	**Körperliche Vorgänge zu den verschiedenen Tageszeiten**
1 Uhr	Nachtruhe
2 Uhr	Nachtruhe, hier erholt sich der Körper und repariert körpereigene Systeme.
3 Uhr	Nachtruhe, hier erholt sich der Organismus am besten.
4 Uhr	Nachtruhe
5 Uhr	Nachtruhe
6 Uhr	Günstige Zeit zum Starten für eine längere Fahrt. In den kommenden Stunden sind wir besonders aufmerksam und reaktionsschnell! Der Körper wird durch Hormonausschüttung auf Leistung eingestellt. Günstige Zeit, ein Kind zu zeugen – Hormone laufen auf Hochtouren!
7 Uhr	Jetzt nehmen wir ein reichhaltiges Frühstück ein. Die Nahrung wird optimal in Energie umgewandelt.
8 Uhr	Wenn Sie jetzt schon rauchen und Alkohol trinken, schaden Sie sich sehr.
9 Uhr	Vorbereitungszeit beginnt, um Verdauungssäfte zu produzieren. Guter Beginn für den Schulunterricht.
10 Uhr	Wir können uns jetzt besonders gut konzentrieren, Stimmungshoch.
11 Uhr	Zwischen 10 und 11 Uhr arbeitet das Kurzzeitgedächtnis optimal. Leistungshoch für Körper und Geist, beste Zeit für Prüfungen und Vorstellungsgespräche.
12 Uhr	Spannkraft und Denkvermögen nehmen ab.
13 Uhr	Aufgrund körperlicher und geistiger Ermüdung ist jetzt eine Ruhepause angebracht. Keine Klassenarbeiten, kein Sport!
14 Uhr	Unser Organismus schaltet auf Minimalaktivität. Die Schmerzempfindlichkeit ist jetzt am geringsten – beste Zeit für den Zahnarzt!
15 Uhr	Unser Gehirn hat sich erholt. Beste Tageszeit zum Denken. Die körperliche Vitalität ist noch nicht ganz da. Zwischen 15 und 18 Uhr arbeitet das Langzeitgedächtnis am besten.
16 Uhr	Unser Immunsystem ist in Hochform; Idealzeit für Sport, den wir bis maximal 18 Uhr betreiben.
17 Uhr	Jetzt würde sich die Haut über eine Kosmetikbehandlung freuen!
18 Uhr	Nun lassen die Kräfte nach, Konzentration und Kreativität nehmen ab.
19 Uhr	Späteste Zeit für ein leichtes Abendessen.
20 Uhr	Zeit, um in die Abendruhe zu gehen, weil Geist und Körper müde werden, das Ruhebedürfnis verstärkt sich.
21 Uhr	Essen Sie jetzt nichts mehr, um diese Zeit setzt man leichter Fett an und schläft schlechter. Ab 21 Uhr absolutes Leistungstief für Körper und Geist.
22 Uhr	Jetzt wäre es optimal, schlafen zu gehen: beste Zeit, mit dem Schönheitsschlaf zu beginnen!
23 Uhr	Gehen Sie spätestens jetzt zu Bett!
24 Uhr	Mitternacht

Baustoff für die Zeit des schnellen Wachstums zur Bildung von Körpergewebe braucht. Die optimale Säuglingsnahrung, die Muttermilch, enthält 2 % Eiweiß. (Das zeigt: Der Mensch kommt in der Zeit seines größten Eiweißbedarfs mit einem Eiweiß-Anteil von 2 % an der Gesamtnahrung aus, denn etwas anderes als Muttermilch benötigt der Säugling nicht!) Das gesunde, gestillte Baby erhält täglich rund 43 g Eiweiß mit der Muttermilch. Bei dieser Menge verdoppelt es sein Körpergewicht im ersten Lebensjahr. (Gesunde, mit Muttermilch ernährte Säuglinge verfügen über einen Urin-pH-Wert von 8 bis 8,5.)

Zappelphilipp-Syndrom

Schon früh macht sich bei vielen Kindern das so genannte Zappelphilipp-Syndrom (Hyperaktivität) bemerkbar. Dahinter kann sich eine spezielle Form der Allergie verbergen, die Krämpfe auslösen und Ursache von Lernschwierigkeiten und Verhaltensstörungen sein kann. Hinzu kommen vermehrt Konzentrationsschwäche und Aggressivität der Kinder.

Bei empfindlichen Kindern können Pseudoallergene, etwa die Phosphate in der Wurst oder die Farben in Speiseeis und Gummibärchen, panikartige Unruhe- und Angstanfälle auslösen. Als „unterschwellige Allergien" können sie Infektanfälligkeit, chronische Verstopfung und Durchfälle, Müdigkeit, Kopfschmerzen, Schlafstörungen, Gereiztheit, Verhaltens- und Lernstörungen, panikartige Anfälle, Kreislaufstörungen, Hypo- und Hypertonie verursachen. Die Grenze zwischen Irritation, Pseudoallergie und Vergiftung ist fließend.

Allergologen, Kinderärzte und Psychiater in den USA haben bei psychisch Auffälligen und Allergikern Erfolge durch Ernährungsumstellung auf die „Steinzeit-Diät". Diese Ernährungsweise schließt alle Nahrungsmittelzusatzstoffe (Konservierungsstoffe, Farbstoffe, Stabilisatoren usw.) aus. Bei Diätfehlern tauchen die Symptome wieder auf, um erneut zu verschwinden, wenn die „Steinzeit-Diät" von Neuem aufgenommen wird.

Die Steinzeitdiät beinhaltet Lebensmittel aus der heimischen Region, vollwertige Getreideprodukte, Obst und Gemüse, gutes Wasser, Milch- und Milchprodukte; in geringen Mengen Eier, Fisch und Fleisch; kalt gepresste, unbehandelte, nicht gehärtete Fette und Öle, gute Butter; als Süßmittel Honig, Ahornsirup, Apfel- oder Birnendicksaft.

Für Kinder, die zu Hyperaktivität neigen, empfehle ich:

- Kinder sollten weder mit Nahrung noch mit Reizen aller möglichen Art überladen werden.
- Geben Sie möglichst keine Milch – Milch verschleimt stark!
- Quark als Milchprodukt ist in geringen Mengen zu bevorzugen. Der Schleim der Milch ist hier gekocht und damit recht gut „vorverdaut".
- Kochen Sie Ihrem Kind öfters klare Suppen – selbst gemachte Suppen oder mit Würzli (aromatische Amine). Kinder verlangen danach.

- Brot soll gut ausgebacken und abgelagert sein.
- Ihr Kind sollte wenig Fleisch (kein Schweinefleisch!) essen, als Beilage zu Gemüsegerichten. Nicht umgekehrt!
- Das Kind sollte sich ganzjährig viel bewegen – mit Spaß und Spiel im Freien.
- Lassen Sie elektronische Medien nicht ohne Aufsicht und nur zeitlich begrenzt zu. Erlauben Sie auch „Gameboys" nur kurzzeitig.
- Sorgen Sie im Fernsehzimmer oder am PC für natürliches Licht, eventuell indirekt!
- Erziehen Sie das Kind früh vorsichtig und in kleinen Schritten zur Selbstständigkeit.
- Wichtig ist BEE: Bewegung – Ernährung – Entspannung!
- Schränken Sie den Zuckerkonsum unbedingt ein (dieser löst unter Umständen Hyperaktivität aus).
- Sorgen Sie für einen regelmäßigen Tagesablauf mit beständigen Ritualen: feste Zubettgehzeiten mit „Sandmännchen" oder Vorlesen, dann Beten und konsequent Schlafen!
- Kinder sollten Erholungszeiten haben, etwa Mittagsschlaf oder -ruhen nach dem Kindergarten.

Immunsystem und Allergien

Ist Ihr Kind unruhig und zappelig, hat es häufiges Erbrechen nach Milchgenuss, Blähungskolik, Hautirritationen, Gedeihstörungen, bronchitische Beschwerden und manches mehr?

Häufigstes Allergen erster Ordnung ist die Kuhmilch, gefolgt von Weizen, Nüssen und Hefe. Das gehäufte Auftreten von Anginen, Otitiden, Bronchitiden, Unruhe, Schlaf- und Verdauungsstörungen bei Säuglingen und Kleinkindern und die Neigung zu gutartigen Wucherungen und Mandelvergrößerungen sollten als Hinweis auf eine Kuhmilchallergie gewertet werden. Immer mehr Kinder leiden an Allergien, immer weniger Kinder erleben eine Spontanheilung ihrer Allergien mit dem Älterwerden.

Mit 12 Jahren hat die Ausstattung der Schleimhäute mit dem Schleimhautschutz-Immunglobulin A (s-IgA) ein Niveau erreicht, das bis zur Lebensmitte reichen sollte. Bei schlechter Ernährung sinkt dieser Immunschutz vorzeitig.

Mit dem alters-, darmmilieu-, amalgam- und umweltgiftbedingten Schwund an IgA auf den Schleimhäuten und den Einbußen an Enzymen bei gleichzeitigem Zinkmangel nehmen die Allergien im Alter, oft als „Altersbeschwerden" verkannt, zu. Chronische Infekte begünstigen die Ausweitung von Allergien und Chemikalienempfindlichkeiten. In diesem Zusammenhang kommt Zink eine bedeutende Rolle zu. Zink ist ein essentielles Spurenelement und unerlässlich. Es regelt 200 Vorgänge im Körper und dient dazu, freie Radikale unschädlich zu machen; zudem ergänzt Zink die Tätigkeit der Vitamine E und C. Schilddrüse, Eierstöcke, Hoden und Bauchspeicheldrüse benötigen Zink.

Zinkmangel äußert sich in Haarausfall, verzögerter Wundheilung, Schwächung des Immunsystems, innerer Unruhe, Angst, Depression, Ungleichgewicht im weiblichen Hormonhaushalt und hat Einfluss auf den männlichen Samen. Die ungewollte Kinderlosigkeit kann mit Zinkmangel zusammenhängen. Zink finden wir in Sesam, Vollkornprodukten und Naturreis. Im Naturreis viermal häufiger als im Getreide.

Ebenso bedeutsam für das Immunsystem sind die Vitamine E und C.

Vitamin E finden wir besonders in Weizenkeimöl, Weizenkeimen, Weizenkleie und Naturreis. Es wirkt als Zellschutzvitamin und entgiftet die Zellen. In Verbindung mit Selen ist es ein Radikalenfänger.

Vitamin C finden wir vor allem in Sanddorn, Kartoffeln, Sauerkraut, Petersilie, allgemein in Obst und Gemüse. Vitamin C wirkt vorbeugend, indem es unser Immunsystem stärkt.

Beim Durchtritt durch den Geburtskanal nimmt jeder Mensch den ersten Kontakt zur Prägung seines Immunsystems durch das Scheidenmilieu der Mutter auf. Hier findet die erste Besiedlung des Darms mit Bakterien statt. Diese Prägung ist entscheidend für das gesamte Leben. Über die Nahrung und das Kennenlernen von Speisen je nach Altersschritt kommen neue Bakterienstämme hinzu. Darauf stellt sich die jeweilige Darmflora ein.

In den letzten Jahrzehnten wurden die Menschen mit Tausenden von neuen Stoffen in der Nahrung und im Lebensumfeld konfrontiert, mit denen frühere Generationen nie Kontakt hatten. Gelangt nun solch ein neuer Stoff in den Körper, haben die 100.000 Gene unseres Erbgutes, welche die Gesamtheit unserer Stoffwechselfunktionen steuern, hierfür noch kein Programm entwickelt und wissen nicht, was sie damit anfangen sollen. In den Zellen entsteht Chaos, weil sich unser Erbgut über Jahrtausende hinweg im Kontakt mit den damals von der Natur dargebotenen Lebensmitteln ausgebildet hat – ursprünglich als Früchteesser.

Nach Untersuchungen des Biologen Dr. Georgios Pandalis (Osnabrück) benötigt der menschliche Organismus ca. 20 Generationen, bis er gelernt hat, mit den neuen Stoffen umzugehen. Dies entspricht einem Zeitraum von 250–400 Jahren. Sind die Stoffe sehr schädlich für den Körper, werden sie nie toleriert.

Durch moderne Verkehrsmittel gelangen zum Beispiel fremdländische Nahrungsmittel in unser Gebiet, welche die hier lebenden Menschen im Laufe ihrer stammesgeschichtlichen Entwicklung noch nicht kennengelernt haben. Der Organismus weiß nicht, wie er diese Lebensmittel verarbeiten soll, und wird so gestört, dass er allergisch hierauf reagiert (siehe auch Kapitel IV. Allergien).

Ernährungstipps für Kinder

- Kinder sollten nicht zu früh mit Erwachsenenkost beginnen. Stillen Sie, solange es Ihnen möglich ist. Geben Sie, sobald Sie zufüttern, möglichst bis zum ersten Geburtstag Gläschen ohne Fleisch – und wenn Fleisch, dann zumindest nicht jeden Tag. Passen Sie beim Würzen auf: Scharfe Gewürze regen den Hormonstoffwechsel zu früh an. Kinder werden größer, kommen eher in die Pubertät!
- Zwingen Sie Kinder nie zum Essen. Wenn Kinder keinen Hunger haben, ist ihr Verdauungsfeuer schwach und die Kinder können dann die Mahlzeit nicht richtig verdauen. Versuchen Sie, das Verdauungsfeuer mit etwas Bitterstoffen anzuregen. Oft stecken auch fehlender Sauerstoff oder fehlendes Eisen dahinter.
- Gewöhnen Sie Ihre Kinder an eine qualitativ hochwertige Nahrung. Erklären Sie, warum gutes Essen so wichtig für sie ist. Arbeiten Sie weniger mit Verboten als mit Argumenten, Kinder sind viel vernünftiger, als wir denken. Auch wenn sie manchmal über die Stränge schlagen, merkt sich ihr Körper ein qualitativ gutes Essen genau, und sie werden immer wieder danach verlangen.
- Gewöhnen Sie Ihre Kinder zwanglos, schrittweise an regelmäßige Mahlzeiten, wenn möglich mit der Familie. Der Körper muss seine Biorhythmen lernen. Die Hauptmahlzeit mittags sollte zu einer festen Zeit sein. Abends sollte das Essen leicht verdaulich sein.
- Achten Sie bei der Auswahl der Nahrungsmittel darauf, dass sie das Erdelement aufbauen, damit die Kinder gut gedeihen und sozusagen „irdisch" werden. Ziehen Sie also süße, saure und salzige Geschmacksrichtungen vor. Achten Sie dabei auf Ausgewogenheit: Das Essen soll alle sechs Geschmacksrichtungen enthalten, also auch scharf, bitter und herb.
- Bringen Sie Ihren Kindern frühzeitig bei, ausreichend viel zu trinken. Gute Wasserqualität ist besonders wichtig. Milch gilt im Maharishi-Ayurveda als Nahrungsmittel, nicht als Getränk. Deshalb sollte man sie nicht zu den Hauptmahlzeiten trinken. Milch ist hervorragend geeignet, um Kapha (Erdelement) aufzubauen. Wird sie schlecht vertragen, kann man sie mit Wasser verdünnen, mit etwas getrocknetem, geriebenen Ingwer, Kardamom oder Safran erhitzen und nach dem Abkühlen mit etwas Honig süßen.
- Achten Sie darauf, dass Ihre Kinder täglich Stuhlgang haben. Man kann den Körper daran gewöhnen. Erziehen Sie Ihre Kinder dazu, gleich am Morgen ein großes Glas zimmerwarmes Wasser zu trinken und danach auf die Toilette zu gehen.

Flüssigkeitsbedarf von Kindern

Alter in Jahren	Flüssigkeitsmenge pro Tag in ml
1	400–600
2–3	500–750
4–5	550–850
6–7	600–900
8–9	650–1000
10–11	700–1100
12–14	850–1300

Angaben nach Droese, Stolley, Kersting / Forschungsinstitut für Kinderernährung

Bei Kindern darf die ausreichende Flüssigkeitszufuhr nicht unterschätzt werden. Der Flüssigkeitsbedarf ist wesentlich höher als bei Erwachsenen. Folglich besteht die Gefahr, dass durch zu viel Limonade, Cola, Milch- und Mixgetränke eine Menge Energie geliefert wird und damit Störungen in den Essensgewohnheiten auftreten. Als Durstlöscher sind am besten abgekochtes Quellwasser (20 Minuten abgekocht, mit etwas Ingwer oder frischem Saft einer Bio-Zitrone versehen), verdünnte Obstsäfte (Apfelsaft muss äußerst stark verdünnt sein, da er stark säuert!), am besten rote Säfte, oder Kräutertees geeignet.

2. Berufstätige und ältere Menschen

Empfehlungen für Berufstätige

Der Berufsalltag ist heutzutage für die meisten Menschen verbunden mit Stress und Zeitdruck. Diese Faktoren ermöglichen es uns oft nicht, uns nach unseren Bedürfnissen und damit gesund zu ernähren.

Bei Beachtung einiger einfacher Tipps und entsprechender Eigenorganisation sind eine gesunde Ernährung und der Verzicht auf Fast Food durchaus möglich.

- Ersetzen Sie zum Beispiel Kaffee durch heißes Wasser oder Kräutertee. Statt belegter Brötchen am Arbeitsplatz können Sie etwas Rohkost, Vollkornbrot mit Butter und wenigen Nüssen (Nüsse enthalten viel Fett), Bio-Gebäck oder -Plätzchen, Dörrobst wie Aprikosen, Feigen, Pflaumen etc. essen. Der Fantasie sind keine Grenzen gesetzt.
- Zu einer gesunden Ernährung gehört einmal am Tag eine frisch gekochte, vitalstoffreiche Mahlzeit. Da dies am Mittag in der Regel nicht möglich ist, sollte diese am besten am frühen Abend eingenommen werden. Verwöhnen Sie sich mit einer Gemüsesuppe oder einem Getreidegericht, das Ihnen alles gibt, was Ihr Körper zum Gesundsein braucht.
- Natürlich können viele Gemüsegerichte – etwa Strudel oder Quiche – vom Vorabend auch kalt am nächsten Mittag gegessen werden.
- Vermeiden Sie am Abend schwer verdauliche, stark eiweißhaltige Nahrungsmittel wie Fleisch, Fisch und Hülsenfrüchte. Diese können problemlos am Wochenende in den Speiseplan mit eingebaut werden, wenn Zeit für das Kochen am Mittag ist.
- Ungünstig sind auch Gerichte mit Käse und Sahne, da diese stark verschleimend wirken. Hier besonders Gerichte, bei denen Käse und Sahne zusammen mit Fleisch zubereitet werden.
- Grundsätzlich eignen sich am Abend für den Berufstätigen und seine knappe Zeit zum Kochen alle Pasta-Gerichte mit Pesto und viel frischem (heimischem) Gemüse sowie asiatische Reisgerichte. Diese sind übrigens in der Regel schneller zubereitet als Fleischgerichte mit verschiedenen Beilagen.
- Neben den Lebensmitteln spielen auch die äußeren Umstände eine Rolle dabei, ob eine Mahlzeit gesundheitsfördernd wirkt.
- Organisieren Sie Ihren Arbeitsablauf so, dass Sie 30 Minuten nach der Mahlzeit möglichst keinen Stress haben. Ihr Organismus kann so besser verdauen und Sie bleiben am Nachmittag entsprechend leistungsfähiger.

- Der Verzicht auf Geschmacksverstärker und Mikrowelle (siehe Anlage J. Hände weg von der Mikrowelle!) sollte selbstverständlich sein.

Bewusste und gesunde Ernährung ist ein enorm wichtiger Faktor bei der Gesunderhaltung und Gesundung unseres Körpers. Den manchmal größeren Aufwand bei der Zubereitung bekommen Sie mehrfach in Form von Gesundheit und Wohlbefinden zurück.

Empfehlungen für ältere Menschen

Der ältere Mensch hat meist ein schwächeres Verdauungssystem und sollte bei seiner Ernährung darauf Rücksicht nehmen. Im Alter braucht der Mensch ca. 30% weniger Kalorien. Der Bedarf an Eiweiß, Calcium, Mineralstoffen und Vitaminen bleibt jedoch unverändert; dadurch sinkt der Bedarf an Kohlenhydraten und Fetten um 35–40%. Der ältere Mensch sollte seine Ernährung an diesen veränderten Status anpassen und neu gestalten. Ich möchte Ihnen dazu gerne einige Vorschläge machen:

- Trinken Sie eine Viertelstunde vor dem Essen ein Bittermittel (z. B. Schwedenkräuter) oder nehmen Sie ein Bittermittel aus der Apotheke oder dem Reformhaus ein. Es stärkt die Verdauungskraft des Magens.
- Fügen Sie dem Essen verdauungsfördernde und blähungshemmende Gewürze und Kräuter bei. Dazu gehören: schwarzer Pfeffer, Ingwer, Fenchel, Kreuzkümmel, Kümmel, Anis, Asafoetida (ayurvedisches Gewürz, das Blähungen verhindert), Basilikum, Rosmarin, Majoran etc.
- Bevorzugen Sie generell Gedünstetes und Gekochtes, also leicht verdauliche Lebensmittel wie Gemüse und Getreide.
- Reduzieren Sie den Verzehr von Rohkost, sie ist schwer zu verdauen. Wenn Sie Rohkost vertragen, dann bitte nur zum Mittagessen.
- Speicheln Sie das Essen sehr gut ein und kauen Sie gut. Lassen Sie diesbezüglich Ihre Zähne beziehungsweise Zahnprothesen überprüfen, da durch den Knochenabbau beim älteren Menschen Prothesen oft nicht mehr richtig passen und das Kauen Schwierigkeiten bereitet.
- Essen Sie kleine, leicht verdauliche Zwischenmahlzeiten.
- Ihr Abendessen sollten Sie zwischen 17 und 18 Uhr einnehmen. Bevorzugen Sie auch hier eine Suppe etwa aus Gemüse oder Getreide (z. B. Dinkelgrieß-, Hafer- und Hirseflockensuppe).
- Nehmen Sie regelmäßig und ausreichend Flüssigkeit zu sich!
- Nehmen Sie Milch und Milchprodukte nur in geringen Mengen zu sich, und bitte nicht nach 15 Uhr. Milch gilt nicht als Getränk, sondern als Nahrungsmittel – also sollten Sie an anderer Stelle Essen einsparen!
- Sparen Sie an Salz. Es fördert die Neigung zu Wassereinlagerungen!

- Und vor allem: Genießen Sie jedes Essen in Harmonie und Ruhe. Segnen Sie Ihre Mahlzeit! Gönnen Sie sich mindestens eine halbe Stunde Mittagsruhe.

3. Die Organuhr

Die Organe im Körper arbeiten mit Maximal- und Minimalzeiten. Darunter verstehen wir Zeiten des höchsten und niedrigsten Energie- und Blutflusses in den einzelnen Organen. Mit diesem Wissen können wir grundsätzlich zu einer gesunden Lebensführung gelangen und ein deutlich verbessertes Allgemeinbefinden erleben.

Das von nun an für Sie verfügbare Wissen über die Organbestzeit hilft Ihnen, eingefahrene, verkrustete und nicht mehr passende Lebensgewohnheiten auf ihren Inhalt zu überprüfen und anschließend ganz im Sinne des „simply for life" über Bord zu werfen. Dadurch ist es auch möglich, organische Schwachpunkte, Befindlichkeitsstörungen und Erkrankungen leichter aufzuspüren und verordnete Medikamente anschließend zur richtigen Organzeit zu verabreichen.

Unsere Organe im Körper arbeiten nicht rund um die Uhr mit stets gleich bleibender Kraft. Phasen mit besonders hoher Leistungskraft nennen wir Maximalzeiten, Phasen mit besonders schwacher Leistung Minimalzeiten; im Sinne der Organe verstehen wir Letztere als Ruhezeiten.

Diese Erkenntnisse sind nun auf Uhrzeiten übertragen worden. Beachten Sie, dass die willkürlich festgelegte Sommerzeit keineswegs diese Uhrzeiten beeinflusst. Dies erklärt auch, warum Menschen und Tiere mit der Sommerzeit-Umstellung Schwierigkeiten haben. Wir gehen immer von der Normalzeit aus, der Körper bleibt seinem ureigenen Rhythmus treu.

Haben Sie immer wieder Beschwerden zur gleichen Tages- oder Nachtzeit? Der Blick auf die Organuhr (siehe auch 3. Umschlagseite) hilft Ihnen, die Hochphase oder Ruhezeit des jeweiligen Organs erkennen zu können.

Ein Beispiel: Viele Menschen essen spätabends ein großes Menü und beklagen sich anschließend über Blähungen, Völlegefühl oder Magenschmerzen. Das Essen wurde zwischen 19 Uhr und 21 Uhr eingenommen. Die Organuhr verrät: also in der schwächsten Zeit des Magens. Nimmt man stattdessen seine Hauptmahlzeit zu Mittag ein, ist man seine Beschwerden los.

Auch die Einnahme von Medikamenten sollte auf die jeweilige Hochphase abgestimmt werden. So ist beispielsweise eine Lebermedizin etwa 5 Minuten vor Beginn der Maximalzeit der Leber (1 Uhr) einzunehmen.

Frühstücke morgens wie ein Kaiser, esse mittags wie ein König
und am Abend wie ein Bettelmann.

Dieser Spruch aus unseren Kindertagen hat nach wie vor Gültigkeit.

Beginnen wir nun mit einer gedanklichen Reise durch die Organzeiten im Jahreszeiten- und im Tageszeitenverlauf.

In unserem Reisemodell, entliehen aus der Traditionellen Chinesischen Medizin, besteht der Jahreskreislauf aus fünf Jahreszeiten:

- *Spätsommer und Frühherbst* (Magen, Milz und Bauchspeicheldrüse (Pankreas));
- *Herbst* (Lunge und Dickdarm);
- *Winter* (Niere und Blase);
- *Frühling* (Leber und Gallenblase);
- *Sommer* (Herz, Dünndarm und Blut).

Zur Darstellung der Zeiten, nach denen unsere Organe arbeiten, unterteilen wir die 24 Stunden des Tages in 12 Doppelstunden. Unsere Organe gehen mit der Zeit: So hat jedes Organ eine Hochzeit und 12 Stunden später eine Ruhezeit.

Der Dickdarm etwa hat morgens zwischen 5 und 7 Uhr seine Maximalzeit (Hochzeit). Da der Dickdarm für das Loslassen und Trennen von Reinem und Unreinem steht, drückt sich dies durch das morgendliche Stuhlgang-Verhalten aus. Die Nieren dagegen befinden sich zu diesem Zeitpunkt in ihrer Minimalzeit (Ruhezeit). Sind Sie mit morgendlichen Durchfällen geplagt, weist dies auf einen Mangel an Nierenenergie hin.

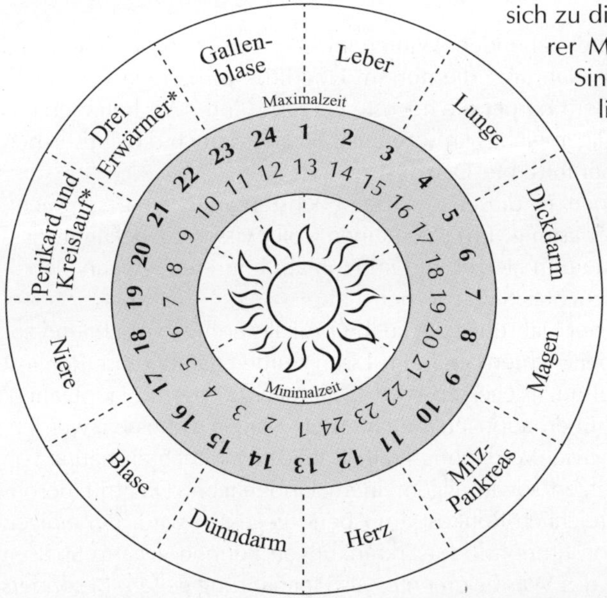

*In der Traditionellen Chinesischen Medizin fügt man in die Organuhr zwei weitere Organe ein: den „Drei Erwärmer" und das „Perikard". Unter dem „Drei Erwärmer" versteht man einen Funktionskreis, der für das Zusammenspiel unserer drei Leibeshöhlen zuständig ist; gemeint sind hiermit die Bereiche unterhalb des Nabels, zwischen Nabel und Zwerchfell und oberhalb des Zwerchfells. Dieser „Drei Erwärmer" wird auch als „Weg der Ernährung" bezeichnet. Das „Perikard" umgibt und schützt das Herz.

Spätsommer/Frühherbst

Magen, Milz, Bauchspeicheldrüse
Element Erde
Gewebeaufbau und Körpermitte
Sinnesorgan Mund

Auf unserer Reise durch Spätsommer und Frühherbst registrieren wir, dass Magen, Milz und Bauchspeicheldrüse jetzt die höchste Aktivität besitzen und den Organismus mit voller Kraft unterstützen. Das heißt für uns: Wenn Krankheiten in dieser Jahreszeit ausbrechen, heilen diese wesentlich schneller, wenn die Funktion dieser Organe gestärkt wird. (Das gilt übrigens für alle Jahreszeitenverläufe!)

Der Magen

In dieser Zeit vor dem nahenden Wintereintritt essen die Menschen viel pflanzliche und frische Nahrung, die nun im Überfluss vorhanden ist. Frische Lebensmittel bringen dem Körper die höchste Energiezufuhr. Wir befinden uns in der Jahreszeit, die allgemein als Erntezeit gilt. So feiern auch die christlichen Kirchen Anfang Oktober ihr Ernte-Dankfest.

Ist der Magen jedoch in dieser Zeit der höchsten Aktivität geschwächt, erkrankt er durch Überlastung. Im allgemeinen Volkswissen ist bekannt, dass Magengeschwüre gehäuft im Herbst und im Frühjahr auftreten – wenn Nebelschwaden fallen und feuchtes Klima vorherrscht.

Gutes Einspeicheln der Nahrung trägt zu ihrer Alkalisierung (basisch) und zur besseren Verdauung bei. Achten Sie beim Essen immer darauf, dass Rohkost vor der gekochten Nahrung gegessen wird (Salatteller vor dem Hauptgang!). Rohkost sollte, wenn überhaupt, auf nüchternen Magen genossen werden, denn sie erfordert sehr viel Verdauungskraft. Rohköstler berichten häufig von Gärungen und Schmerzen sowie allgemeinem Unbehagen. Das tritt besonders dann auf, wenn reichlich Rohkost am Abend gegessen wird. Bei einigen Menschen (je nach Konstitution) oder Erkrankungen können gegarte Speisen und damit die Zufuhr des Wärmelementes als Heilnahrung gelten. Besonders Menschen mit großem Bewegungsdrang, nervöse, labile und ältere benötigen gegarte Lebensmittel zum Ausgleich ihrer Grundkräfte. Bekannt ist der häufige Wunsch älterer Menschen nach einer warmen Suppe.

Der Magen braucht zum optimalen Funktionieren mindestens Körperkerntemperatur von 37 Grad Celsius. Ein englisches Ärzteteam fand dies heraus, als es verschiedenen Menschen das gleiche Mittagessen vorsetzte, einmal heiß und dampfend und einmal mit Kühlschranktemperatur. Resultat: Das warme Essen wurde zügig vom Magen in den Zwölffingerdarm befördert, das kalte Essen benötigte 50 Minuten bis zum Weitertransport. Verdauungssäfte, die vorher bereitgestellt wurden, sind beim kalten Essen längst vom Darm aufgenommen, sodass die nun ankommende Nahrung nicht mehr optimal verdaut werden kann. Dadurch kommt es nach einem solchem Essen zu Verdauungsstörungen und Blähungen. Rohkost genießen wir nur in Maßen: Viele Menschen versuchen, Gemüse und Getreide aufgrund der Hitzeempfindlichkeit der Vitamine roh zu genießen; dabei vergessen sie jedoch, dass diese Vitamine häufig in Zellulosefasern eingeschlossen sind, die der menschliche Magen-Darm-Trakt nicht aufschließen kann. Die Kuh braucht dafür immerhin vier Mägen. Vitamine, die in der Zellulose eingeschlossen sind, nützen dem Körper dann wenig. Erst durch den vitaminschonenden Kochvorgang, der schließlich die Faseranteile aufweicht, werden diese für den Organismus nutzbar. Verzehren wir Rohkost, benötigen wir ein starkes „Verdauungsfeuer". So manche Rohköstler leiden an Mineralmangel und Übersäuerung, Blähungen, Kältegefühl und Gewichtsverlust. Heute weiß man, dass bei ungenügender Einspeichelung der Rohkost die Bauchspeicheldrüse zu wenige Enzyme ausscheidet. Dadurch entstehen im Darm Gärungen, allerdings nicht etwa die gesunde Milchsäure, sondern eine Hefegärung, die in Folge den Alkohol entstehen lässt. Dieser Gärungsvorgang ist nicht mit einer vom Winzer oder Bierbrauer gesteuerten Gärung zu vergleichen. Es handelt sich vielmehr um eine wilde Gärung, die giftige Stoffe, so genannte Fuselöle, bilden kann. Diese Fuselöle sind häufig Ursache für spätere Leberschäden. Setzen Sie sauren Stuhl ab, ist dies gärender Stuhl. Er riecht sauer. Stuhl gesunder Menschen ist fast geruchlos.

Neben der Begeisterung für Rohkost haben wir oft den Wunsch, Vollkornprodukte zu essen. Zu Recht, denn die Randschichten von Getreide und Reis enthalten ja wichtige Vitamine und Mineralstoffe. Trotzdem: Ganze Getreidekörner sind schwer verdaulich (wir haben ja keinen Hühnermagen!) und sollten deswegen durch eine sachgerechte Zubereitung aufgeschlossen werden. Grundsätzlich wird das abgelagerte Korn fein zermahlen und mindestens 25 Minuten auf kleinster Flamme „geköchelt", bevor wir daraus ein köstliches Essen bereiten. Beim Kuchenbacken übernimmt der Backvorgang diese Aufgabe.

Der Magen liebt die Farbe gelb, süßen Geschmack und alle wohlriechenden Gerüche, die ihm helfen, die Magen- und Verdauungssäfte anzuregen. Können Sie förmlich den Geruch Ihrer Lieblingsspeise riechen und haben Sie das Bedürfnis, am liebsten gleich das Essen in den Mund zu schieben? Innere Ruhe und Ausgeglichenheit stärken den Magen, deshalb essen wir nie in Hektik. Dagegen schwächen Strebertum, kontinuierlicher Ärger, Grübeln, stetiges Nachdenken und große Empfindlichkeit den Magen.

Magenstärkend wirken auch gelbe Farbtöne in unserem Leben, zum Beispiel in Kleidung, Tapeten, Geschirr usw. Genießen Sie doch die wohltuende Wirkung beim Betrachten von Raps- und Sonnenblumenfeldern.

Wer Probleme mit dem Magen hat, nimmt am besten gelb- oder gelb-orangefarbene Lebensmittel zu sich: Karotte, Kürbis, Kartoffel, Mirabelle, Apfel, Birne ... Übrigens: Wenig bekannt ist, dass die Kartoffel unser größter einheimischer Vitamin-C-Lieferant ist. Vitamin C schützt nicht nur vor Erkältungen, sondern gilt zugleich als Schutzvitamin gegen Herzinfarkt, da bei guter Versorgung der Blutfettspiegel zwei- bis dreimal niedriger ist als bei Vitamin-C-Mangel. Vitamin C ist als Schutzfaktor gegen Arteriosklerose unverzichtbar. Haben Sie keine Angst vor Überdosierung: Es ist wasserlöslich und wird mit dem Urin ausgeschieden. Vitamin C sollte immer im Urin nachweisbar sein.

Morgens zwischen 7 und 9 Uhr, der allgemeinen Frühstückszeit, entfaltet der Magen seine maximale Aktivität und besitzt die höchste Energie. Stellen sich zu dieser Zeit Schmerzen oder bei schon organisch Magenkranken die Hauptschmerzen ein, so ist dies ein typischer Hinweis dafür, dass die Magenenergie geschwächt ist. Abends und nachts sinkt die Produktion von Magensäure und Galle erheblich. Aus diesem Grund sind späte oder nächtliche Mahlzeiten ungesund, schlafverschlechternd, naturwidrig und krankheitsfördernd. Der dringende Rat, nach 19 Uhr nichts mehr zu essen, folgt also nicht einem übersteigerten Schlankheitsideal, sondern sehr viel mehr der Gesundheit: *„Frühstücke wie ein Kaiser ...“* – denn genau 12 Stunden nach dem Frühstück – zwischen 19 und 21 Uhr – arbeitet der Magen so gut wie gar nicht mehr. Er arbeitet nun bis zum nächsten Morgen auf absoluter Sparflamme. Also versucht er, wenn Sie spät am Abend essen, den Organen, die in diesen 12 Stunden arbeiten, die Maximalkraft abzuziehen. Dies hat zur Folge, dass die Speisen gären und faulen.

Verweildauer einzelner Speisen im Magen

Verweildauer im Magen	Speisen
weniger als 1 Stunde	Mineralwasser, Tee, Kaffee
1–2 Stunden	Reis, gekochter Fisch, gekochte Milch, Joghurt, Weißbrot, weiches Ei, Fruchtkompott, Suppen
2–3 Stunden	Brötchen, Sahne, Rührei, zartes Gemüse, Obst, Kartoffeln, rohe Milch, gekochter Blumenkohl
3–4 Stunden	Schinken, gekochtes Geflügel, Spinat, Salat, Schwarzbrot, Äpfel
4–5 Stunden	Erbsen, Linsen, Bohnen, Kalbsbraten, Rindfleisch
5–7 Stunden	Pilze, Speck, Schweinebraten, gebratenes Geflügel, Pommes frites
mehr als 8 Stunden	fettes Fleisch, Kohl, Hülsenfrüchte, Ölsardinen

Die Milz

Bis heute sind noch immer nicht alle Funktionen der Milz erforscht. Wir kennen sie im Zusammenhang mit dem Immunsystem, aber auch als Wiege und Bahre des Blutes. Das weiße Blut (B-Lymphozyten) wird in ihr geboren (geprägt) und das rote Blut (Erythrozyten) in ihr ausgelesen. Unser weiteres Wissen über sie stammt mehr oder weniger aus der Beobachtung chinesischer Heilkunst. In der westlichen Medizin wird die Milz jedenfalls nicht mehr so schnell entfernt wie noch vor Jahrzehnten.

Die Asiaten lehrten schon vor Tausenden von Jahren: *„Die Milz, nicht etwa die Niere ist der Meister der Körperflüssigkeiten"*, schreibt der Heilpraktiker und Buchautor H.-D. Bach. Die Milz ist unser „Dirigent" und Verteiler des Körperwassers in die Organe und das Bindegewebe, die Nieren hingegen scheiden das Überschüssige und die Schlacken aus. Das menschliche Bindegewebe (Gewebe, das uns verbindet) ist das größte Organ überhaupt. Haut, Muskeln, Herz, Blut, Sehnen, Fasern, Knochen, Zähne, Nerven und Fett usw. zählen dazu. Da die Milz die Körperflüssigkeiten dirigiert, können Wasseransammlungen in Geweben (Ödeme) ohne Behandlung der Milz nicht auf Dauer beseitigt werden. Schwaches Bindegewebe beruht auf einer schwachen Milz, zumal wir nun wissen, dass die Milz die Verteilung der Körperflüssigkeiten unter sich hat und eine enge Beziehung zwischen Körperflüssigkeiten und Bindegewebe besteht.

Wir finden häufig im ganzen Körper ungleich verteilt verschlackte Gebiete, wie zum Beispiel die Celullite. Diese Schlackengebiete locken die Abwehrzellen an, was wiederum die Lymphknoten aktiviert. Die Eiweiße in den Ablagerungen binden Wasser am Ort des Geschehens, bei der Celullite an Po und Oberschenkeln. Entstehen wässrige Schwellungen im Innern des Körpers, nehmen wir dies als Druck und Spannung wahr, bis hin zu Kopfschmerzen und Migräne. Muskeln und Gelenke können betroffen sein und sich entzünden. Befinden sich nun beispielsweise Eiweißablagerungen in den feinen Nierenkanälchen, in Blutgefäßen, Bauchspeicheldrüse, Leber, Lunge, Herz oder Gehirn, so werden diese Organe in ihrer Arbeit behindert und es entstehen Störungen bis hin zu Erkrankungen. Wässrige Ansammlungen in den Geweben sind heute allgemein sehr verbreitet. In milder Form müssen selbst junge Leute morgens, unmittelbar nach dem Aufstehen, Schwellungen unter den Augen beobachten. Diese verschwinden verhältnismäßig schnell in den frühen Morgenstunden. Natürlich stehen diese körperlichen Anzeichen im Zusammenhang mit der Nahrungsaufnahme, weil am Abend zum Beispiel Schnittkäse, Salate, Fleisch und Ähnliches gegessen wurde. Ursachen von Allergien lassen sich auf diese Art ausfindig machen. Treten am Morgen Schwellungen um die Augen auf, so kann eines der am Abend genossenen Lebensmittel der Allergieauslöser sein. Manchmal verschwinden die Probleme dann, wenn abends fleischliche Nahrungsmittel sowie Nachtschattengewächse wie Tomaten, Gurken, Kartoffeln, Obst, Salate oder Rohkost weggelassen werden.

Die Milz produziert eine solch große Immunität, dass sie selber nie von Krebs befallen wird. Die Milz hat ihre größte Funktionskraft morgens zwischen 9 und 11 Uhr und hilft bei der Vorbereitung der Zusammensetzung der Verdauungsenzyme. Da die Milz energetisch auch das Gehirn ernährt, ist in dieser Zeit bei jedem Menschen die geistige Lernfähigkeit am größten, deswegen sollten Prüfungen in dieser Zeit stattfinden. Die Milz, unser größter Lymphknoten im Körper, begünstigt natürlich auch Operationen in dieser Zeit, denn Wundheilung wird durch Stärkung des Immunsystems und durch Bereitstellung von Enzymen beschleunigt.

Bei allen Störungen oder Krankheiten, die morgens von 9–11 Uhr oder im Spätsommer auftreten, sollte die Milz mitbehandelt werden. Auch dann, wenn die zu behandelnde Krankheit (z. B. Herzbeschwerden) vordergründig gar nichts mit der Milz zu tun hat.

Unzufriedenheit, Sorgen und „heruntergeschluckte" Emotionen, Süßigkeiten und Weißmehlprodukte lähmen ihre Aktivität. Offenheit und die Farbe gelb stärken sie. Die Milz liebt Bitterstoffe; sie erhöhen die Milzkraft. Bitterstoffe finden wir zum Beispiel in Endivien, Bockshornklee, Chicorée und Eichblattsalat. Da durch die Milz auch der Magen unterstützt wird, ist es ratsam, hierzu das Beschriebene zum Magen zu lesen.

Zu einer Behinderung der Milzfunktion können führen:

- Ausfall des Frühstücks oder einer Mahlzeit,
- Hungern,
- Fasten,
- Fernsehen während des Essens,
- Wahrnehmung von Geschäftsterminen während eines Essens,
- Diskussionen beim Essen.

Die Bauchspeicheldrüse (Pankreas)

Die Bauchspeicheldrüse sorgt für den Speichel des Bauches. Sie ist das gleichsam vergessene Organ unseres Körpers und absolut wichtig. Die Bauchspeicheldrüse weist eine Besonderheit auf. Sie erfüllt zwei Aufgaben mit verschiedener Wirkbreite.

Aufgabe 1: Diese kleine Drüse wiegt nur 80 g und besteht in ihrer Hauptmasse aus Drüsengewebe (Endokrinum) und produziert bis zu 1,5 Liter Bauchspeichel, das sind unsere Verdauungssäfte. Der Pankreas schüttet (exokrine Funktion) durch Absonderung von Pankreassaft Amylase (Kohlenhydratverdauung), Trypsinogen, Chymotrypsin (Eiweißverdauung) und Lipase (Fettverdauung) in den Zwölffingerdarm. Hier greifen die Pankreasenzyme in den

Verdauungsvorgang ein. Diese Enzyme, früher Fermente genannt, spalten die Nahrung für die Aufnahme durch den Darm weiter auf.

Aufgabe 2: Hier hat sie eine rein hormonelle Aufgabe. Die von dem Arzt und Forscher Paul Langerhans entdeckten zwei verschiedenen Inselzellgruppen (hormonaktive Zellen) erlauben der Bauchspeicheldrüse die innere Sekretion (endokrin). Die so genannten B-Zellen bilden das Hormon Insulin, die A-Zellen erzeugen ein Insulinsteuerungshormon, das wir unter dem Namen Glukagon kennen.

Durch Insulin wird der Zuckergehalt des Blutes gesteuert. Ein Mangel an Insulin erzeugt die Zuckerkrankheit Diabetes mellitus. (Lesen Sie hierzu Kapitel V. Diabetes.) Weiterhin ist Insulin für die gesamte Ernährung der Zellen unerlässlich (Transportfunktion). Insulin ist das einzige Hormon im Körper, das in der größeren Masse neben Glukose auch Aminosäuren, Fette und Elektrolyte in die Zellen einschleusen kann. Der Freisetzungsreiz zur Abgabe von Insulin ist ein Anstieg des Blutzuckerspiegels. Glukagon dagegen veranlasst die Leberzellen, ihre Glykogenvorräte wieder zu Glukose umzubauen und ins Blut abzugeben. Der Freisetzungsreiz ist ein Absinken des Glukosespiegels im Blut. Glukagon und Insulin sind Gegenspieler.

Der aus dem Magen kommende Speisebrei ist nach Durchmischung mit dem Magensaft stark sauer und muss im Dünndarm wieder neutralisiert werden. Eine wichtige Aufgabe, weil sonst die Pankreassaftenzyme ihre Spaltfunktion bei saurem pH-Wert nicht erfüllen. Damit dies gelingt, trägt ein bicarbonatreicher Pankreassaft zusammen mit allen Sekreten der Leber und des Darmsaftes bei.

Störungen dieser komplizierten Mechanismen führen zu:

- Blähungen,
- Völlegefühl und anderen Verdauungsstörungen,
- Durchfällen, graufarbigen großen Mengen an Fettstühlen,
- vor allem zu Abmagerung und hoher Allergiebereitschaft gegen Nahrungsmittel jeder Art.
- Durch Blähungen wird das Zwerchfell nach oben gedrückt. Durch diesen Zwerchfell-Hochstand werden offensichtlich alle Organe oberhalb des Bauchnabels beziehungsweise des Zwerchfells nach oben zusammengedrückt. Dieses Zusammendrücken bringt auch das Herz und seine Funktion in schwere Bedrängnis, was zu Quasi-Herzinfarkten und Herzrhythmusstörungen führen kann. Das gesamte Oberbauchsystem bis über die Brust hinaus wird zusammengepresst, was sogar zu Depressionen, epileptischen Anfällen und dauernder Schwäche führen kann.
- Gallenwegserkrankungen können eine Entzündung der Bauchspeicheldrüse auslösen.

- Auch Alkoholismus und Allergien sind häufige Ursachen, die eine Entzündung auslösen können.
- Die verminderte Abgabe von Bauchspeichel (z. B. Schwächung durch zu viel Zucker) in den Darm ist ein verbreitetes Wohlstandsleiden. Hierbei bilden sich vermehrt Darmgase und häufig Blähungen beziehungsweise „viel Luft im Bauch". Milch und Süßes wird oft schlecht vertragen.
- Zu viel tierische Eiweiße und üppige Mahlzeiten überlasten die Bauchspeicheldrüse.
- Zinkmangel stört die Enzym- und Insulinproduktion in der Bauchspeicheldrüse.

Der Mensch ist, was er isst! Deswegen: Genuss ohne Reue und weg von schädlichen Bestandteilen in der Nahrung! Gerade die Nichtbeachtung der vollen Funktionstüchtigkeit der Bauchspeicheldrüse durch falsche Ernährung führt zu irreparablen Schäden. Nur wenig überspitzt gesagt: Wir können uns mit Messer und Gabel umbringen!

Fast-Food-Unternehmen steigern ihren Gewinn ins Unermessliche. Auch wenn dies altmodisch klingen mag: Man sollte ruhig einmal wieder über den Sinn des ehemals geflügelten Wortes *„Eigner Herd ist Goldes wert"* nachdenken.

Die Bauchspeicheldrüse hat ihre höchste Funktionskraft vormittags zwischen 9 und 11 Uhr: Sie produziert den Pankreassaft, damit wir für das Mittagessen mit den wichtigsten Verdauungsenzymen Lipase, Trypsinogen, Chymotrypsin und Amylase versorgt sind.

Egoismus, mangelndes Vertrauen in die Zukunft, das „Nicht-annehmen-Können" von Liebe, Süßigkeiten, Weißmehlprodukte und Schlaf über Wasseradern schwächen die Bauchspeicheldrüse. Die Farbe gelb und Bitterstoffe dagegen stärken sie. Wählen Sie Lebensmittel (z. B. alle Bittersalate, Rosenkohl, Blumenkohl), in denen Bitterstoffe vorhanden sind, und waschen Sie diese nicht aus. Hildegard von Bingen empfiehlt, als Stärkungsmittel für die Bauchspeicheldrüse Edelkastanien zu essen oder deren Mehl zu verwenden.

Der Herbst

Lunge, Dickdarm
Element Metall
Haut
Sinnesorgan Nase

Im Herbst entfalten die Lunge und der Dickdarm ihre maximale Aktivität.

Die Lunge

Die Natur unterstützt die für die Atmung so wichtige Lungenfunktion durch ein vermehrtes Sauerstoffangebot unserer Herbststürme. Windstille im Herbst wird oft von feuchtem oder gar nebligem Wetter begleitet. Ist die Funktion ohnehin geschwächt, erhält die Lunge bei dieser Wetterlage zu wenig Sauerstoff. Sie erkrankt dann selbst leichter oder nimmt für sich ungenügende Sauerstoffmengen auf. Das hat auch Auswirkungen auf andere Organe, denn jede Körperregion benötigt Sauerstoff. Dies gilt bis in die kleinste Einheit, die Zelle. Ist aber ein Organ oder eine Körperregion schon erkrankt oder geschwächt und erhält durch verminderte Lungenfunktion weniger lebenswichtigen Sauerstoff, so wird die Leistung dieses Organs weiter eingeschränkt. Bei allen Erkrankungen, die im Herbst ausbrechen, sollten unbedingt Lungen- und Dickdarmfunktion gestärkt werden.

Unsere Lungen geben den Sauerstoff an das Blut ab, und das Blut transportiert ihn in das Gewebe. Ein Teil der im Gewebe anfallenden Schlacken wird von der Lunge als Kohlendioxyd abgeatmet. Dadurch wird der Körper auch entsäuert. Ausatmen von Kohlensäure ist ein wichtiges Reinigungssystem und dient der Regulation des Säuregrades des Blutes. Übermäßiges, nicht allergisch bedingtes Niesen kann als Mechanismus zur Entsäuerung angesehen werden.

Die Lunge entfaltet ihre maximale Funktion morgens zwischen 3 und 5 Uhr. Haben Menschen eine Erkrankung am Herzen, beispielsweise eine dekompensierte Herzschwäche, dann wachen sie um diese Uhrzeit auf, weil sie schlecht Luft bekommen. Das „Wasser" im Körper hat zwischen 3 und 5 Uhr nämlich nun die Lungenflügel erreicht. In der Hochphase der Lunge (sie arbeitet jetzt mit der Maximalkraft) schüttelt man zum Beispiel die Kissen auf, um höher zu liegen, lüftet nochmals das Schlafzimmer durch, um Sauerstoff zu bekommen, und entlastet damit die Lunge. In dieser Zeitphase frösteln wir auch leichter und decken uns nochmals ganz besonders mit unserer Bettdecke zu.

Die Farbe weiß, der Geschmack scharf (heiß) sowie Trockenheit stärken die Lungenenergie. Auch unverarbeitetes Metall (z. B. Metallrahmen an Türen, Fenstern, Bildern) geben der Funktionskraft Lunge Stärke.

Schnupfen, Husten, Auswurf und Darmkartharre sind Reinigungszeichen des Körpers, aber auch Zeichen eines möglichen seelischen „Schnupfens". Denken wir nur an die bildlichen Redewendungen *„die Nase voll haben"*, *„Ich huste dir was"* oder: *„Es nimmt mir die Luft zum Atmen."*

Körper und Seele packen ihren „Müll" in den Schleim. Deshalb sollten Sie bei allen Anzeichen einer Erkältung schleimbildende Nahrungsmittel wie Mehl-, Getreide-, Milch- und Milchprodukte, Kartoffeln und Reis meiden beziehungsweise bis zur Gesundung weglassen. Die Verschleimung ist dann leichter zu lösen und findet schneller ihr Ende. Trinken Sie viel und bevorzugen Sie giftstoffbindende Lebensmittel – etwa Karottengemüse, eine Karottensuppe oder einen roh geriebenen Apfel, der vor dem Verzehr allerdings erst oxidieren sollte. Dazu lassen Sie den geriebenen Apfel an der Luft stehen und zwar so lange, bis er braun geworden ist. Haben Sie jedoch bei Ihrer Erkältung Fieber, dürfen Sie ruhig eine heiße Milch, der Sie etwas Zimt oder geriebenen, trockenen Ingwer zufügen, trinken. Hier sind Zimt oder Ingwer das Gegenmittel (Antidot) für die sonst übliche Schleimbildung der Milch. Sie stärken gleichzeitig in Verbindung mit der Milch das Erdelement. Verzichten Sie nach „Abflauen" des Fiebers und bei noch bestehender Schleimsituation wieder auf die Milch.

Der Dickdarm

Der Dickdarm ist unser Organ, welches die Endprodukte der Verdauung aufnimmt. So verwundert es nicht, dass am Ende der Fruchtperiode, im Herbst, der Dickdarm seine maximale Aktivität entfaltet. Unser gesamter Darm (Dünn- und Dickdarm) erfüllt nicht nur die lebenswichtige Funktion „Verdauung und Ausscheidung", sondern übernimmt vor allem die Verteidigung vor Artfremdem. Der gesamte Darm ist ein sehr großes Organ mit etwa 7 m Länge und ca. 400 qm Schleimhautfläche und stellt somit die größte Kontaktfläche zu unserem Lebensumfeld dar; auf ihm sitzen 80 % der Immunabwehr (darmassoziiertes Abwehrsystem). Deswegen lassen sich zahlreiche Erkrankungen direkt oder indirekt auf eine Störung im Immunsystem zurückverfolgen (*lat. immunitas* = von etwas frei sein). Der Begriff „immun" wurde im 20. Jahrhundert für das Geschützsein vor Infektionen mit Mikroben eingeführt. Während der eine etwa von einer Grippewelle unberührt bleibt, weil sein Immunsystem stark ist, erkrankt ein anderer ständig an banalen Infekten. Hier sprechen wir von geschwächter Abwehr. Reagiert der „Anfällige" zudem noch allergisch auf Pollen oder bestimmte Lebensmittel, ist die Immunreaktion fehlgeschlagen. Rund 60 % der Menschen der westlichen Zivilisation leiden gemäß Schätzungen un-

Homogenisierte Milch

80% des Immunsystems sitzen im Darm. Daher ist es wichtig, ihn nicht übermäßig durch denaturierte Nahrungsmittel – wie homogenisierte Milch – zu belasten. Dieses große Organ ist entweder Wurzel der Lebenskraft oder verschlackte Müllkippe, in der es gärt und fault. Eine Milch, die nur pasteurisiert wurde, ist – sofern dies vertragen wird – nicht mit homogenisierter Milch gleichzusetzen. Pasteurisieren heißt: Die Milch oder das Einweckgut (z. B. Obst) wird eine Zeit lang (gemäß jeweiliger Sterilisierzeit) im Sterilisiertopf auf 90 Grad erhitzt und damit haltbar gemacht.

In der Molkerei wird die Milch jedoch im Regelfall nicht nur pasteurisiert, sondern zudem mit einem atmosphärischen Druck von 250 bar homogenisiert oder 20 Minuten lang mit 110–140 bar sterilisiert. Durch diesen Bearbeitungsprozess wird die Kuhmilch denaturiert. Das Eiweiß wird in seiner (molekularen) Struktur zerstört und somit zu einem Halb-Antigen verändert. Trinken wir nun diese veränderte Milch, geht sie außerdem im Körper mit Schwermetallen (z. B. Amalgam, Cadmium) eine Verbindung ein, wodurch schließlich ein Voll-Antigen entsteht. Durch die Zertrümmerung der Milcheiweiße in der Milch und die Berührung mit dem Sauerstoff in der Luft werden weitere Zerstörungsprozesse in Gang gesetzt. Fazit: Das von der Natur für Kälber konzipierte Naturprodukt Milch wird beim industriellen Verarbeitungsprozess völlig denaturiert. Wenn nun diese Milch in den menschlichen Darm gelangt, ist ihre krankmachende Wirkung unausweichlich. Bei der Flut von Antigenen, welche die Darmschleimhaut attackieren, bleibt es nicht aus, dass die Darmbakterien in höchster Weise aktiviert werden. Diese Aktivierung äußert sich in vielfältiger Zellteilung. Die Darmbakterien müssen sich vermehren, um der Antigene Herr zu werden, denn alle diese im Darm befindlichen Fremdstoffe sind abzuräumen.

Die Verdauung der Kuhmilch erfolgt mit Hilfe der Verdauungsenzyme Renin und Laktase, die natürlicherweise die Säuglinge besitzen, damit die Milch verdaut werden kann. An Laktasemangel leiden in Mitteleuropa rund 15–20% der Bevölkerung jenseits des zweiten Lebensjahres. Von diesen Enzymen hat der Organismus des erwachsenen Menschen – im Gegensatz zu dem eines Kleinkinds – zu wenig. In der Folge verfault die Kuhmilch im Verdauungstrakt. Es kommt zu einer bakteriellen Fehlbesiedlung. Hierdurch erklärt sich, dass die Milch im Erwachsenenalter nur bedingt zum Verzehr geeignet ist.

(Weitere Informationen zum Thema „Löst homogenisierte Milch Allergien aus?" sind in Kapitel IV. Allergien zu finden.)

ter nicht erkannten Lebensmittelallergien. Häufig werden sie als Verdauungsbeschwerden oder auch als Herz-Kreislauf-, Hauterkrankungen, Erkrankungen an Atemwegen oder Gelenken verkannt und nicht in Zusammenhang mit dem Darm gebracht.

Das hochkomplexe Verdauungssystem wird heute immer noch weit unterschätzt. Von ca. 460 Lymphknoten im Körper befinden sich alleine rund 200 im Darm. Auf verschiedenen Ebenen übt die Darmwand eine hervorragende Leistung als Immunorgan aus. Sie steht aufgrund der Nahrungsaufnahme in engstem Kontakt zu Mikroorganismen und Fremdstoffen. Und schließlich befindet sich in der Darmwand das größte Neuronennetzwerk (Nerven) außerhalb des Schädels, das gemeinsam mit dem Kopfhirn die für uns so wichtigen entscheidenden Funktionen des menschlichen Lebens steuert. Alle diese Abläufe greifen ineinander und beeinflussen sich gegenseitig. Wir sprechen heute von einem „zweiten Gehirn im Bauch" (Bauchhirn). Die Verknüpfung körperlicher und psychischer Reaktionen kennen wir alle, zum Beispiel bei Angst-Durchfall. In der Zwischenzeit sind Millionen von Nervenzellen in der Darmwand nachgewiesen. Die zweitgrößte Anhäufung menschlicher Nervenzellen steuert nicht nur den hochkomplizierten chemischen Verdauungsprozess, sondern wirkt auf Nachbarorgane (z. B. Leber, Nieren usw.), kontrolliert die Infektabwehr und koordiniert die Bewegung (Peristaltik) des Darmes. Die Nervenzellen produzieren unter anderem ca. 40 psychoaktive Substanzen und ca. 95 % des Neurotransmitters Serotonin, der im Darm hergestellt (synthetisiert) und gelagert wird.

Darüber hinaus wird der Kopf mit einer Fülle von ganz konkreten Informationen und unbewussten Botschaften vom Bauchhirn versorgt. Die alte Volksweisheit, dass die besten Entscheidungen aus dem Bauch heraus gefällt werden, erfährt unter diesem Aspekt ein ganz neues Gesicht. Für das körpereigene Abwehrsystem stellt die riesige Resorptionsfläche der Darmschleimhaut eine ungeheure Herausforderung dar. Täglich wird der Organismus mit unzähligen Mikroorganismen und Giftstoffen (Toxinen) konfrontiert, die auf keinen Fall in den Körper eindringen dürfen. Die Darmflora entscheidet mit über den Zustand des Immunsystems. Sie besteht aus Mikroorganismen – und zwar so vielen, wie unser Organismus Zellen besitzt. Wir leben mit den Darmbakterien in Symbiose zum gegenseitigen Nutzen. Sie helfen uns, die Nahrung abzubauen und zeichnen verantwortlich für die Aufnahme von Vitaminen wie Folsäure oder B_{12}. Unsere Darmwand wird durch bestimmte Immunglobuline (s-IgA) geschützt, welche über die Galle in den Darm „ausgeschüttet" werden. Trainingslager für das darmständige Immunsystem ist die Darmflora. Menschen mit gesundem Darm sind außeror-

Der Tod sitzt im Darm.

Chinesische Weisheit

dentlich resistent und erkranken nicht so schnell.

Erkrankungen des Darms sind auf dem Vormarsch: Immer mehr Menschen haben erschlaffte, aufgetriebene Darmeingeweide, oft gepaart mit Lageanomalien; die Darmschleimhaut ist vielfach ödematös aufgequollen, häufig verschmutzt und stark entzündet. Grund dafür ist ein Mangel an Carotinase, einem körpereigenen Enzym. Carotin wird bei Aufnahme durch die Ernährung und in der Leber durch das Enzym Carotinase in Vitamin A aufgespalten und im Fettgewebe gespeichert. Durch diesen Enzymmangel kann Provitamin A nicht mehr in das schützende Vitamin A für Haut und Schleimhaut überführt werden. In der Folge treten Verhornungsstörungen und Defekte an der Schleimhaut auf, die besonders an den überdehnten und schlecht durchbluteten Darmmembranen auffallen. Nun können Bakterien und unvollständig abgebaute Nahrungsmittelpartikel die Darmwand durchdringen. Daraus resultierende Erkrankungen geben Rätsel auf, weil sie sich in Atemwegserkrankungen, chronischen Nieren-Blaseninfektionen, Schuppenflechten, diversen Gelenk- und Hauterkrankungen, Schmerzen, Migräne usw. äußern können.

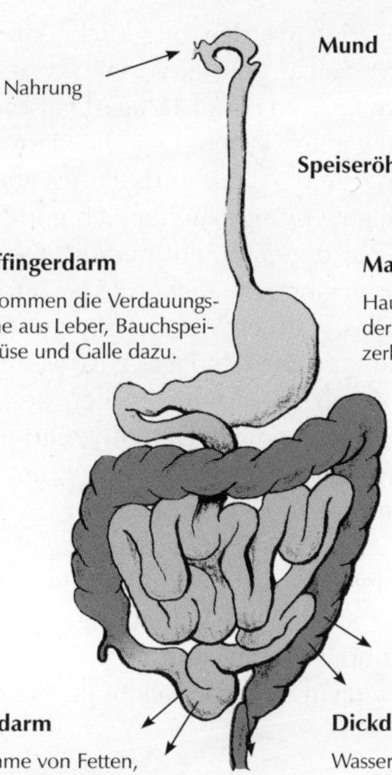

Das Verdauungssystem zerlegt die Nahrung und macht ihre Bestandteile für den Körper verfügbar.

Oft werden Menschen mit Antibiotika behandelt, was ebenfalls das empfindliche Gleichgewicht der Darmflora und damit auch das im Darm ansässige Immunsystem zusätzlich massiv stört. Die Folge: Betroffene Menschen werden schließlich chronisch krank. An dieser Stelle sei angemerkt: Mangelnde Esskultur und unbedacht ausgewählte Nahrungsmittel schädigen in gleicher Weise die Immunabwehr des Darms.

Die Väter der Naturheilkunde sahen Entzündung im Darm als eine Grundvoraussetzung jeglicher Erkrankung – von Allergie bis Bluthochdruck – an. Louis Pasteur erkannte: *„Die Mikrobe bedeutet nichts, das Milieu entscheidet alles!"*

Darmleiden werden oft durch Ballaststoff- und vitalstoffarme Ernährung, Angst und Schlaf über Störzonen (z. B. Wasseradern) erheblich gefördert. Im Dickdarm können bis zu 18 kg Abfallstoffe liegen und uns im Bauchbereich aus der Form geraten lassen. Der Dickdarm entfaltet seine maximale Zeit morgens zwischen 5 und 7 Uhr. In diesem Zeitabschnitt haben die meisten Menschen ihre Stuhlentleerung – hoffentlich vor dem Frühstück, ohne die Hilfe von Kaffee und Zigarette. Absolut perfekt: Der Darm weckt uns, weil wir Stuhldrang verspüren. Haben Sie nicht dieses Glück, sollten Sie gegen 5 Uhr morgens ein großes Glas warmes Wasser trinken. Gehen Sie nämlich zu einem anderen Zeitpunkt im Laufe des Tages zur Toilette, erzeugen Sie eine Disharmonie unter den Maximal- und Minimalzeiten der Organe untereinander, was zu Krankheiten führen kann wie Darmentzündungen, Rheuma usw. Eine Fehlernährung begünstigt diese Entstehung von Krankheiten noch zusätzlich. Besonders Süßigkeiten und zu viel tierisches Eiweiß führen zu Gärungs- und Fäulnisprozessen im Darm. Der kranke Darm zeigt sich dann mit Verstopfungen und/oder Durchfällen wässrigen Charakters über den Tag verteilt.

Der umfangreiche Verdauungsprozess, der im Mund beginnt, durch den Magen und weiter durch den Dünndarm durch das Hinzufügen von Verdauungsenzymen und Gallensalzen abläuft, hat die Aufgabe, die Nahrung

Die Topographie des Dickdarms

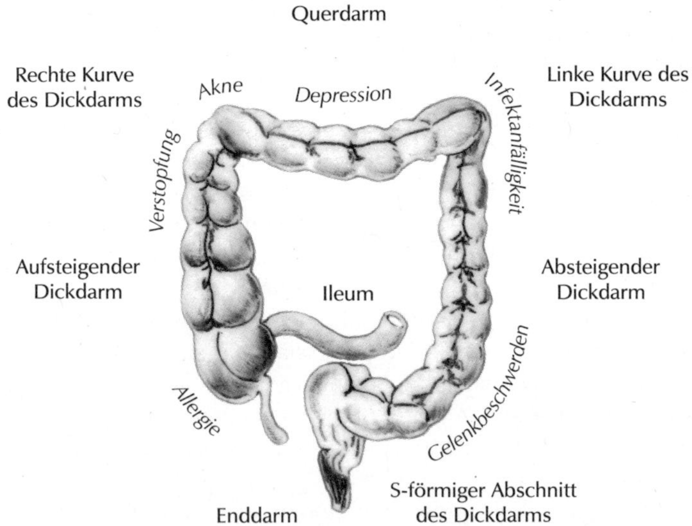

Befindlichkeitsstörungen und Krankheiten haben häufig ihre Ursache im Dickdarm. Behandeln Sie den Darm, wird sich dies rückkoppelnd auf die Beschwerden auswirken.

chemisch zu spalten. Nun treten diese resorbierbaren chemischen Stoffe an der riesigen Oberfläche der Dünndarmzotten in das vorbeistreichende Blut über. Dieser Verdauungsprozess dauert ca. 9 Stunden. Nun beginnt die letzte Etappe, die Wasserrückresorption mit den Elektrolyten im Dickdarm. Hier werden dem Darminhalt im Laufe von ein bis drei Tagen etwa neun Liter Wasser entzogen, jene Menge, die der Organismus vorher mit den Verdauungssäften (Speichel, Magensaft, Bauchspeichelsaft usw.) zugeführt hat. Außerdem bilden die dort lebenden Bakterien Enzyme, die noch weitere Nahrungsbestandteile für den Organismus verwertbar machen. Der nun so entstandene unverdauliche Nahrungsrest wird im Enddarm (Ampulle) gesammelt und dann schließlich ausgeschieden. Überhaupt muss für einen geregelten Stuhlgang immer genügend Flüssigkeit aufgenommen werden, in Verbindung mit grobfaseriger Kost, wie Gemüse, Obst und Sauerkraut, als „Massagebürste" für den Darm.

Was der Darm nicht heilt,
das heilt die Leber,

was die Leber nicht heilt,
das heilt die Niere,

was die Niere nicht heilt,
das heilt die Lunge,

was die Lunge nicht heilt,
das heilt die Haut,

was die Haut nicht heilt,
das führt zum Tod.

Chinesische Weisheit

Im Dickdarm werden außerdem die großmolekularen Eiweiße verstoffwechselt. Deshalb blähen uns zum Beispiel Bohnen- und Linsengemüse, weil die Darmbakterien Gase bilden.

Welche Bakterien dafür zuständig sind, richtet sich nach der Nahrung und der Verweildauer der Nahrung im Darm. Die Darmbakterien ernähren sich nämlich von den Nahrungsrückständen, die der Mensch nicht nutzen kann. Unter anderem produzieren die Bakterien dabei Vitamin K und einige B-Vitamine, die der Mensch nicht selbst herstellen kann. Bakterien der Darmflora produzieren unter anderem auch das Vitamin B_{12}. Vielen Menschen fehlt ein Glykoprotein, der so genannte Intrinsic Factor (wird in den Belegzellen des Magens gebildet), der für die Resorption von Vitamin B_{12} nötig ist. Besteht nun ein Vitamin B_{12}-Mangel, kann der Bedarf auch auf pflanzlicher Basis mit milchsaurem Gemüse wie Sauerkraut und durch Sanddorn-Produkte (diese enthalten alle Vitamin-B-Gruppen und außerdem noch fettlösliche Vitamine A, D und E und Vitamin C) ergänzt werden. Speziell Vitamin B_{12} und alle anderen B-Vitamine sowie die Folsäure übernehmen eine zentrale Rolle bei jeder Zellteilung, bei Blut- und Nervenregeneration und beim Fettabbau. Zucker, vor allem der raffinierte, ist ein Vitamin-B-Räuber. Trinken Sie beispielsweise viel schwarzen Tee, so verhindern Sie die Aufnahme von Eisen ins Blut. Die Gerbstoffe legen sich wie ein Rußfilm auf die Darmschleimhaut und verhindern dadurch die Eisenresorption.

Für Diagnose und Therapie ist es also geradezu unerlässlich, bei allen Erkrankungen auch den Dickdarm in den Blickwinkel des Behandlers zu rücken! Dann kann Gesundwerden auch wirklich geschehen.

Der Dickdarm liebt die Ehrlichkeit, mag keine Aggressionen, weil sie hier unter Umständen zu Autoaggressionen (gegen sich selbst gerichtet) werden können. Depression und Traurigkeit schwächen den Dickdarm. Die Farbe weiß stärkt den Dickdarm, folglich sollten wir weiße Unterwäsche tragen. Alle hellen Lebensmittel – wie Weißkraut, auch ölhaltige Pflanzen und Schleimstoffe, wie etwa in Leinsamen enthalten – stärken ihn. Vom Sinnesorgan her sind Lunge und Dickdarm der Nase zugeordnet, dem Geschmack „scharf" und der Himmelsrichtung Westen. Da Dickdarm und Lunge zusammen in diesen Funktionskreis gehören, gilt analog das Gleiche wie für die Lunge. Bitte lesen Sie hier nach, was an zusätzlichen Stärkungen und Informationen beschrieben wurde.

Der Winter

Nieren, Blase
Element Wasser
Sinnesorgan Ohren
Geschmack salzig

Mit dem Winter beginnt am 21. Dezember die Hochphase von Niere und Blase. Beide Organe arbeiten in diesen lichtarmen Monaten und in der dunklen Nacht mit höchster Aktivität. Durch den im Winter bedingten Lichtmangel verlangsamt sich der gesamte Energiefluss im Körper. Lange Lagerung (leider heute sehr unsachgemäß, es fehlt z. B. der Keller mit Mutterboden) der Lebensmittel im Winter heißt: Verlust an Frische, an Vitaminen, an Mineralien und mehr. In der Folge sinken Qualität und Nährwert.

Durch den verlangsamten Energiefluss im Körper, den Verlust der Lebensmittel an Frische usw., verstärkt durch Bewegungsmangel während der kalten Jahreszeit, entstehen im Organismus vermehrt Schlacken. Der Winter galt in früheren Generationen als die Zeit des Rückzugs, des Kräftesammelns, des Nach-innen-Gehens. Man dachte über die Sinnfragen des Lebens nach, machte sich der eigenen Wurzeln bewusst; musizierte, handarbeitete und reparierte den Hausstand. Es wurde auf- und umgeräumt, als Vorbereitungszeit auf die Erneuerung, um im Frühjahr mit neuer innerer Kraft ins Leben zu gehen. Beobachten wir die Natur: Tiere ziehen sich in ihre Höhlen zurück, Pflanzen ziehen ihre Kraft in die Wurzeln.

Das alte Jahr wird beendet, das neue Jahr mit guten Vorsätzen begonnen.

Die Pflanzen setzen neue Triebe und Knospen an, um im Frühjahr mit mächtiger Kraft wieder hervorzubrechen. Der Körper wird nun gezwungen, wegen der vorherrschenden Kälte mehr Wärme zu erzeugen und verbrennt deshalb mehr. Ist unsere Verdauungskraft gestärkt und gesund, wird es uns leichtfallen, Lebensmittel zu uns zu nehmen, die eher fett, süß oder/und schwer sind. Deswegen essen wir zu Weihnachten die Weihnachtsgans mit Klößen und Rotkraut, Weihnachtsplätzchen und den Dresdner Christstollen. Der Körper und speziell die Nieren werden vor Auskühlung durch diese schweren und fetten Nahrungsmittel geschützt. Seien Sie daher nicht traurig, dass Sie etwas Winterspeck ansetzen. Er dient zu Ihrem Schutze.

Die Nieren

Damit die Arbeit der Nieren in dieser Jahreszeit und generell in der Nacht ermöglicht wird, regiert ein weiser innerer Regelkreis: Er regt die Entgiftungsfilter, also die Nieren an. Ist jedoch die Nierenfunktion generell geschwächt, so können die Nieren diese notwendigen Mehrleistungen im Winter nicht erfüllen. Der Körper verschlackt in dieser Jahreszeit so sehr, dass durch diese „Mülldeponien" im Bindegewebe häufiger schmerzhafte Gelenk- oder Rückenbeschwerden einsetzen, Bluthochdruck entsteht, sich Allergieneigungen zeigen, sich Ohrengeräusche bemerkbar machen können. Die von allen Menschen befürchtete Frühjahrsmüdigkeit ist in der Regel auf die lähmenden Giftwirkungen dieser winterlichen Verschlackung zurückzuführen.

Den Nieren obliegt die Aufgabe, mit Hilfe der geringen Mittel, die wir ihnen zur Verfügung stellen, dem Blut und allen Körperflüssigkeiten, die der Zellernährung dienen, annähernd die gleichen chemischen und physikalischen Eigenschaften wie die des Meerwassers zu geben.

Der Mensch als Teil der Evolution lebt zwar nicht mehr im Wasser, er hat dieses maritime Milieu jedoch in seinem genetischen Programm gespeichert. Schon vom ersten Tag an schwimmt der Embryo im Salzwasser der Fruchtblase.

Die Aufgaben der Nieren im Überblick

- *Blutbildung;*
- *Eiweiße zurückführen;*
- *Harnaufbereitung;*
- *Herausfilterung harnpflichtiger Abfallstoffe aus dem Blut;*
- *Hormone – hier speziell Vitamin D und das Hormon Erythropoetin – bilden;*
- *Medikamente entgiften;*
- *Regulierung des Mineralien- und Wasserhaushalts;*
- *Bildung des Enzyms Renin.*

Bei allen Erkrankungen, die im Winter ausbrechen, sollte auch die Nierenfunktion angeregt werden. Wichtig ist, ihre Entgiftungsfunktion ständig zu unterstützen beziehungsweise zu stärken. In diesem Zusammenhang leistet das Vitamin C eine große Hilfe. Wegen meist großer Schadstoffbelastungen sind große Mengen notwendig. Welche Ausmaße diese Hypothek der Zivilisation inzwischen angenommen hat, zeigt der Umstand, dass man etwa 120 Zitronen pro Tag essen müsste, um die 6 g Ascorbinsäure zu erhalten, die benötigt werden, um nur jene krebserzeugenden Nitrosamine zu neutralisieren, die durch den Verzehr von unsachgemäß gedüngtem Gemüse unseren Organismus belasten. Werden Schlacken nicht genügend ausgeschieden, entwickelt sich leicht eine Gewebeübersäuerung. Säuren jedoch verhärten das Gewebe, führen leicht zu Verkrampfungen und Entzündungen. Saures Gewebe schafft also den Nährboden für Krankheiten. Ist das Gewebe zu sauer, wird der Mensch auch in seinem Verhalten schnell „sauer" und ärgert sich. Unsere Nieren sind aktiv in den Säure-Basen-Haushalt eingebunden. Sie scheiden nicht nur die Überschüsse an Mineralien (Salzen), Basen, Säuren und Wasser aus. Sie entlasten auch den Stoffwechsel durch die Bildung von Ammoniak und anderen Stoffen. Kann der Körper noch Stoffe verwerten, so werden diese wieder von den Nieren zurückgeführt, wie z. B. das Kochsalz, Kalium, Phosphat, Glukose, Bicarbonat und Aminosäuren. Andererseits sind auch Abbauprodukte aus dem Stoffwechsel auszuscheiden, nämlich: aus dem Eiweißstoffwechsel Harnstoff und Harnsäure, auch Gift- und Arzneistoffe, nachdem diese von der Leber vorher umgebaut und damit nierengängig gemacht werden. Die Leber hat einen Anteil am Nierengeschehen, indem sie das aus dem Abbau von Aminosäuren entstehende Zellgift Ammoniak u. a. mit Kohlendioxid koppelt und zu Harnstoff synthetisiert. Erst wenn Ammoniak in Harnstoff umgebaut ist, wird es nierengängig. Der Mensch kann täglich 20 bis 40 g ausscheiden.

Labormäßig ist Gewebeübersäuerung in der Früherkennung nicht erfassbar, weil das Blut nur eine geringe Toleranzgrenze im ph-Wert zulässt (7,35–7,4). Wird das Blut von der Übersäuerung erfasst, so hat dies den sofortigen Tod des Menschen zur Folge. Vor dieser Katastrophe schützt sich der Körper so lange wie möglich, indem er alle basischen Vorräte mobilisiert und dem Blut zur Verfügung stellt. Dickes, verschlacktes Blut soll nun Nährstoffe durch verschlackte Gewebe transportieren. Die Folge sind zunehmende Schlacken im immer dichter werdenden Bindegewebe. Dadurch wird die Zufuhr von Sauerstoff in die Gewebe immer kleiner, die Sauerstoffverwertung der betroffenen Zellen wird verringert.

Um diese strengen Forderungen nach einem stetig konstanten Blut-pH-Wert aufrechtzuerhalten, werden alle Säuren, die der Körper nicht auf normalem Wege entgiften kann, in das Bindegewebe abgepresst. Bis zu 18 kg Schlackenstoffe können sich im Laufe des Lebens ansammeln. Wem wäre nicht schon einmal der typische Geruch säuerlicher Ausdünstungen eines Kranken in einem schlecht belüfteten Wartezimmer aufgefallen?

Das Gegenteil der Säuren sind die Basen. Basen machen das Gewebe weich. Ist das Gewebe zu sauer, so sollte durch basenbildende Nahrung ein Ausgleich geschaffen werden. Basenbildende Nahrungsmittel sind zum Beispiel alle voll ausgereiften Früchte wie Äpfel, Johannisbeeren, Zwetschgen, Heidelbeeren; alle Kartoffelsorten und Wurzelgemüse wie Schwarzwurzeln, Rettich – der Jahreszeit entsprechend, also nicht im Winter aus dem Treibhaus –, Kohlrabi, Meerrettich, Rote Rüben usw. Bei der Zusammenstellung der Nahrung sollte immer ein Ausgleich zwischen Säuren und Basen geschaffen werden. Essen Sie mittags beispielsweise Rosenkohlgemüse (Säuregrad mittel), Rindfleisch (Säuregrad stark) und Kartoffeln (basisch), entsteht ein Ungleichgewicht im Säure/Basen-Haushalt. Deshalb sollte – um den Ausgleich zu gewähren – bei nachfolgenden Mahlzeiten basenbildende Nahrung bevorzugt werden.

Generell gelten Milch und Milcherzeugnisse wie Käse, Joghurt, Quark, Hartkäse, Fleisch, Kaffee, Tee, Brot und Nüsse als starke Säurebildner. Basenbildner sind Obst und Gemüse, Sojaprodukte, Buttermilch, Molke, Schaf- und Ziegenmilch.

Unsere tägliche Nahrung sollte aus 25% Nahrungsmitteln mit Säurewirkung und 75% mit Basenwirkung bestehen (siehe auch Kapitel III. Säure-Basen-Haushalt).

Die Nieren haben ihre größte Aktivität zwischen 17 und 19 Uhr und dann während der gesamten Nacht. Die Niere entfernt nachts bedeutend mehr Stoffwechselgifte als während des Tages. Aus diesem Grunde ist der Morgenurin wesentlich dunkler und schärfer als der Tagesurin. Mit Einsetzen der stärkeren Nierenfunktion ab 17 Uhr schaltet der Körper sein Nervensystem um. Der Sympathikusnerv, der „Hauptnerv", der für Tagesanspannung, Tagesaktivität und für die Nahrungsaufnahme tagsüber seine höchste Aktivität entfaltet, verliert am späten Nachmittag seinen Einfluss. Dieser „Tagesnerv" beschleunigt den Herzschlag, die Atmung und hält den Blutdruck auf einem höheren Niveau. Er sorgt für eine saure Stoffwechsellage, weil er dieses Milieu benötigt, um überhaupt arbeiten zu können. Wir essen ja Lebensmittel mit Säurewirkung, wie z.B. Eiweiß, Kaffee, schwarzer Tee usw. Auch unsere stress- und hektikgeplagte Lebensweise bringt Säure in den Körper. Säuren „reizen" die Nerven, damit diese überhaupt ihre Impulse weiterleiten können. Der Sympathikus wird zwischen 17 und 19 Uhr von seinem Hauptgegenspieler, dem Parasympathikusnerv abgelöst. Die altbekannte Sitte der Engländer, gegen 17 Uhr einen Tee zu trinken, dürfte hier einen Zusammenhang vermuten lassen. Das gemütliche Teetrinken läutet den Feierabend ein. Erinnern Sie sich noch an die biologische Leistungskurve? Bauen Sie sich gedanklich eine Brücke zu dem Geschriebenen von Sympathikus und Parasympathikus. Der Parasympathikus verlangsamt den Herzschlag und die Atmung – der Blutdruck sinkt ab. Er sorgt für Ruhe, Regeneration und alle Stoffwechselvorgänge in der Nacht und arbeitet in basischer Stoffwechsellage, das bedeutet, für ihn sind alle Lebensmittel, die basisch verstoffwechselt werden, vonnöten (siehe dazu Kapitel III. Säure-Basen-Haushalt). Verstößt der Mensch gegen den natürlichen Tag/Nacht-Rhythmus, macht er die Nacht zum Tage, so bringt er das Gleichgewicht zwischen Tages- und Nachtnerv schnell in Unordnung. Betroffene Menschen – beispielsweise Schichtarbeiter – sind dann tagsüber oft müde und können nachts, wenn sie von der Schicht frei haben, nicht schlafen.

Die Niere gibt den Impuls zur Flüssigkeitsaufnahme. Sie wünscht sich mindestens 2 ½ Liter gutes Quellwasser. Wegen der meist zu geringen Trinkmenge wird sie schon frühzeitig zu Sammelstellen der Gifte. Auf dieser Stufe der Belastung kann man mit den üblichen Untersuchungsmethoden noch keine Erkrankung feststellen. Zu wenig Flüssigkeit zwingt den Körper dazu, Notprogramme zu benutzen, um wenigstens die wichtigsten Organe zu versorgen. Unter diesem Flüssigkeitsmangel leiden dann der Kreislauf und der gesamte Körper. Deshalb werden Nieren, ebenso wie faulende Zähne, entzündete oder vereiterte Rachenmandeln, Nasennebenhöhlen, Blinddarm usw. zu Herdträgern, die jahrelang Gifte in den Körper senden. Ungenügende Entgiftung zeigt sich meist zuerst am Gehirn. Das Denken fällt schwerer und wird unklarer. Gereiztheit, Niedergeschlagenheit sowie Benommenheitsgefühle sind möglich. Fortgeschrittenes Nierenversagen geht mit Bewusstlosigkeit einher, was schließlich zum Tode führt. Entzündete Nierenkörperchen und verengte, verkrampfte Nierengefäße müssen mit erhöhtem Druck durchströmt werden. So entsteht der nierenbedingte Bluthochdruck. Zum Ausgleich wird eine Zunahme der Herzmuskulatur notwendig. Dehnbarkeit und Größe der Harnblase verringern sich mit fortschreitender Verschlackung, weil sich die Schlacken im Gewebe und Zwischengewebe der Harnblase und am Schließmuskel der Harnblase ablagern. Häufigeres Harnlassen ist dann notwendig. Als Folge dieser Verschlackung verändert sich der Schließmuskel und es wird immer schwieriger, den Harn zu halten. Wir benötigen deshalb gutes Wasser, weil nur so die Schlacken entfernt werden können und die „innere Müllabfuhr" funktioniert, außerdem beugen wir der Entstehung von Nierensteinen beziehungsweise Nierengrieß vor. Wasser ist schon lange als Heilmittel bekannt (Pfarrer Kneipp). Es ist das Transportmedium, das Zellen des Körpers mit Energie- und Nährstoffen versorgt, und wirkt außerdem entgiftend und entschlackend.

Beachten Sie allerdings: Viele Menschen trinken aufbereitetes Wasser aus der Leitung. Dem Wasser ist meist Dichlormethan zur Keimreduzierung zugesetzt. Außerdem finden wir hier unter anderem noch feinstoffliche Reste von Medikamenten, die über den Urin in die Klärbecken gelangt sind, oder Spritzmittel, deren Rückstände über das Grundwasser ins Leitungswasser gelangen. Dies alles gelangt so in den Körper und bringt erneute Belastungen. (Lesen Sie dazu mehr ab S. 87.)

Die Nieren müssen als Entgiftungsorgane etwa 500 Funktionen ausüben. Da sie an vorderster Front der Belastung stehen, beginnt hier die erste Überforderung. So dürfen sie niemals, nicht einmal kurzfristig, unterkühlt werden. Wechseln Sie den nassen Badeanzug, gehen Sie nicht barfuss auf kaltem Boden. Die Temperatur, mit der die Nieren arbeiten, liegt höher als die allgemeine Körpertemperatur. Sinkt die Wärme in den Nieren nur geringfügig ab, schwächt dies bereits ihre Leistungsfähigkeit und behindert die Ausscheidung. Ein wichtiger Hinweis für Sie: In den Nieren steckt unsere Erbenergie – von den Chinesen auch „Vorhimmels-Chi" genannt –, welche wir für unser Leben mitbekommen. Wird diese durch Lebensumstände vorzeitig verbraucht, können wir das für uns vorgesehene Lebensalter nicht erreichen. Die Nieren sind einzigartig. Sezernieren (absondern) und rückresorbieren (zurückführen) ist im gesamten Kapillargebiet des Körpers möglich und üblich, in den Nieren jedoch geschieht mehr als das. Hier werden Flüssigkeiten konzentriert und verdünnt. Das kann kein anderes Organ.

Bis jetzt haben wir die Nieren immer unter dem Aspekt des Entgiftens und Ausscheidens betrachtet und als Filterstadion für 1.500 Liter Blut, welche täglich die Nieren durchfließen. Doch sie zählen auch zu den Drüsen im Körper, denn sie geben Hormone ab: zur Blutbildung und zur Wasserrückresorption (Rückführen von Körperflüssigkeiten in den gesamten Organismus). Wir wissen heute, dass manche Eiweißstoffe in der Nierenarterie eine andere Aminosäuresequenz aufweisen als in den Nierenvenen. Das bedeutet, die Nieren müssen diese Eiweißstoffe umgebaut und damit verstoffwechselt haben. Wir können dies als „Nachverdauen" auf der Blutebene betrachten. Die Nieren sind es letztlich, die die Qualität der lebenserhaltenden Substanzen an das Blut abgeben. Dieses Blut gelangt über den Blutkreislauf in die Lungen und diese leiten es an das Herz weiter. Das Herz pumpt das mit Sauerstoff angereicherte Blut wieder in den großen Blutkreislauf und damit zu den Kapillaren und zu den Zellen. Sinkt nun die Wärme in den Nieren geringfügig ab, schwächt das insgesamt ihre Leistungsfähigkeit und behindert die Ausscheidung. Das Blut wird folglich ungenügend entgiftet in den Kreislauf zurückgeschickt und trägt damit auch zur Überlastung der Organe bei.

Wenn unsere Niere sprechen könnte, würde sie sich oft lautstark beschweren über das viele Kochsalz, mit dem sie sich abplagen muss. Vergessen wir nicht: Je mehr wir die Niere mit Salzausscheidung belasten, desto weniger kann sie sich mit der Ausscheidung harnpflichtiger Substanzen beschäftigen. Ihre normale Kapazität ist begrenzt. Gerade darin liegt ja der Sinn einer salzfreien Diät, dass man der Niere die Gelegenheit verschafft, andere harnpflichtige Stoffe zur Ausscheidung zu bringen. Salzarm leben bedeutet, die Niere zu unterstützen. Deshalb: Würzen Sie mit Kräutern – Ihre Niere wird es Ihnen freudig danken!

Tee, Kaffee, Milch und Fruchtsäfte tragen nicht zum Entgiften der Niere bei – als gesättigte Lösungen können sie keine Schlacken mit aufnehmen. Als Getränke können mineralstoff-, nitrat- und kohlensäurefreie Wasser und unbehandelte, dünn aufgebrühte Kräutertees empfohlen werden. Diese haben dann Kapazitäten frei, um Schlacken aufladen zu können.

Da die Mineralien im Mineralwasser als Schwebeteilchen im anorganischen Zustand vorliegen, werden sie leicht zu Ablagerungen im Körper. Mineralstoffe aus Obst, Gemüse und Getreide werden hingegen verstoffwechselt, weil sie organisch gebunden sind.

Für unsere Zwecke kann man nicht nur Löwenzahn, sondern auch alle andere bekömmlichen Wildpflanzen wie Brennnessel, Kresse, Schachtelhalm, Schafgarbe usw. als Tee – bitte ganz dünn aufgebrüht –, Salate oder Gemüse heranziehen.

Heiterkeit und Freude und die Farbe Blauschwarz erhöhen die Nierenenergie. Denken Sie an die Trauernden, die sich in Schwarz kleiden, um sich zu schützen, damit Menschen Abstand zu ihnen halten und erkennen: Trauer... Der Nierenenergie werden die Ohren, die Knochen, der Geschmack salzig, der Geruch faulig und die Himmelsrichtung Norden zugeordnet. Seelischer Kummer schwächt die Nieren, Stress bekommt ihr überhaupt nicht. Die Bandbreite zwischen Sympathie und Antipathie, Freude und Leid, Lachen und Weinen, Scham und Wut, Geiz und Verschwendung, Angst und Mut, Feigheit und Tollkühnheit stehen in Zusammenhang mit der Nierenkraft. Die Nieren sind ein seelisch empfindendes Organ, welches in Wechselbeziehung zum Herz steht. Dies wird auch plastisch in Redewendungen wie *„Das geht mir an die Nieren"* oder *„auf Herz und Nieren prüfen"*. Geht es uns gut mit unseren Nieren, sind wir voller Selbstvertrauen und haben ein erfülltes Leben. Wir sind willensstark und kraftvoll. Sind die Nieren jedoch geschwächt, leben wir in Furcht und Angst, haben Minderwertigkeitsgefühle.

Tipps zur Stärkung der Nieren

- *Trinken Sie 1 Tasse Blasen-Nierentee gegen 17–18 Uhr. Sie können gerne auch 2 Tassen pro Tag trinken, also morgens und gegen 17 Uhr.*
- *Sollte Ihnen ein Nierenmittel verordnet worden sein, geben Sie die angegebene Tropfenzahl in die Tasse Tee. Dann trinken Sie den Tee schluckweise kauend.*
- *Gehen Sie einmal täglich für mindestens 1 Stunde mit einer warmen Wärmflasche ins Bett. Sie legen die Wärmflasche unter den Rücken an die Nierengegend. Der Mensch hat 2 Nieren; sie befinden sich unter dem Rippenbogen links und rechts von der Wirbelsäule.*

So unterstützen Sie die Selbstheilungskräfte:

- Vermeiden Sie eine allzu eiweißhaltige Kost, also ein Zuviel an Fleisch, Milchprodukten und Eiern. Nehmen Sie zu viele Lebensmittel zu sich, die harnsäurebildend wirken, kann das zu Nierengrieß- und Nierensteinbildung führen. Vermeiden Sie insbesondere Hartkäse, Makrelen, Kaffee, Rhabarber, Geräuchertes, Gepökeltes, Spinat...
- Trinken Sie ausreichend (jedoch nicht während des Essens – vgl. S. 88), also 1–2 Liter warmes Wasser, Kräutertee, Quellwasser, darüber hinaus sind auch Suppen und Obst empfehlenswert. Mit ausreichender Trinkmenge beugen wir Blasen- und Nierenleiden vor. Gerade der ältere Mensch verzichtet allzu leicht auf ausreichendes Trinken, besonders auch im Winter. Zur Unterstützung würden gut passen: Birkenblätter, Löwenzahnkraut und -wurzel, Brennnessel, Wacholderbeeren gequetscht und überbrüht, ca. 5–10 Beeren (nicht für Schwangere und Nierenkranke!), Bohnenschalen, Schlehdornblüten als abwechslungsreiche Tees.

- Sorgen Sie stets für warme Kleidung und tragen Sie möglichst immer ein Unterhemd (*„Das Unterhemd ist die Polizei des Körpers"*, meinte die Oma eines Patientenkindes). Meiden Sie Zugluft und Sitzen auf kaltem Boden. Andernfalls werden das Abwehrsystem und die Nieren geschwächt; Krankheitserreger können leichter eindringen.

Die Blase

Die Blase hat ihre höchste Energie in der Zeit von 15–17 Uhr. In dieser Zeit sollte der meiste Harn ausgeschieden werden. Sind Sie klug, haben Sie morgens, spätestens bis 15 Uhr, das Meiste getrunken. Das begünstigt positiv die Wasserausscheidung. Normalerweise ist der Harn nahezu keimfrei, jedoch können über die Harnröhre Keime aufsteigen. Bei Frauen geschieht dies leichter (Harnröhre kürzer; sie trinken oft weniger, dadurch wird die Blase seltener entleert und weniger gespült) als bei Männern.

Die Blase ist anatomisch ein Hohlorgan wie unser Magen. Patienten berichten häufig, dass sie vor den Erkrankungen an der Blase Magenprobleme hatten und umgekehrt. Der Blase obliegt eine sehr große Aufgabe, denn sie hat durch den von ihr auszuübenden Saugeffekt (Saugen von Urin aus den Harnleitern in die Blase) die Möglichkeit, rückkoppelnd mit diesem Saugen, den Nahrungsbrei, der im Verdauungstrakt durchmischt wird, mit in die weiteren Verdauungsabschnitte, also nach unten Richtung Darm zu ziehen. Ist die Blase in ihrer Funktion durch Eindringen von Kälte, über die Füße, durch die Haut oder durch den Magen gestört, kommt es zu Funktionseinschränkungen. Diese können nur beseitigt werden, indem Sie dafür Sorge tragen, dass Sie selbst und die Blase nicht auskühlen. Sorgen Sie dafür, schnell wieder warm zu werden, indem Sie einen heißen Tee trinken, eine Wärmeflasche auflegen oder ein aufsteigendes Fußbad (siehe Kapitel VII. Fasten und Kuren) nehmen.

Schau und du wirst es finden.
Was nicht gesucht wird,
das wird unentdeckt bleiben.

Sophokles

Nieren und Blase reagieren rasch auf seelische Schocks, Missstimmungen und Auskühlung und bedürfen deshalb einer gewissen Schonung und Pflege, die aber die heutige Lebensweise kaum noch ermöglicht, weil wir uns die nötigen Ruhepausen zwischen 17 und 19 Uhr und während der Wintermonate nicht gönnen. Noch am leichtesten dürfte eine gute Durchwärmung an Gesäß und Beinen zu ermöglichen sein. Achten Sie stets auf entsprechende warme Kleidung, was die bauchfreie Mode von heute sehr erschwert… Nennen Sie dies ruhig „Pflege des Wärmehaushalts". Trauer, Kummer, Scham, unterdrückter Tränenfluss können sich als Beschwerden an der Blase zeigen.

Der Frühling

Leber, Gallenblase
Element Holz
Sinnesorgan Augen
Geschmack sauer

Die Leber

„Leber“ kommt von „leben“. Die Leber trägt also diesen Namen nicht umsonst. Sie besitzt die Fähigkeit, aus dem Darm die vormals lebendige organische Substanz (unsere Lebensmittel) aus nun „toten“ chemischen Bruchstücken wieder in körpereigene Substanzen zu verwandeln. Die Chinesen sagen: *„Die Seele hat ihren Sitz in der Leber.“* Erleben wir im Frühling nicht immer wieder, wie aus dem eisigen Winter das Leben erwacht? Wenn es wieder millionenfach grünt und blüht, erleben wir die ungeheure Kreativität dieser Jahreszeit. Die Funktionssteigerung des Leberorgans im Frühling sorgt dafür, dass alle nicht restlos abgebauten Schlacken des langen Winters schnellstens beseitigt und entgiftet werden. Leber-Kuren und Regenerationen gelingen daher besonders gut im Frühjahr. In diesen Zeitraum fällt auch die christliche Fastenzeit zwischen Fasching und Ostern eines jeden Jahres (siehe auch Kapitel VII. Fasten und Kuren).

Das ganze Leben ist an diverse Körperflüssigkeiten gebunden. Im Körper ist die Leber das einzige Organ, welches die Fähigkeit besitzt, fünf Flüssigkeitsströme zu bilden, diese zu organisieren und gleichzeitig auch für deren Regelung und Verteilung zu sorgen:

- das arterielle Blut aus der Leberarterie (Arteria hepatica);
- das venöse Pfortaderblut, welches in die Leber einmündet und stoffbeladen die Substanzen aus der Nahrung zuträgt; 90 % der mit der Nahrung aufgenommenen Substanzen gelangen hier in die Leber – außer dem Fett, das durch die Lymphe transportiert wird;
- das venöse Blut der Lebervene, welches an der Pfortader die Leber verlässt und anschließend in die untere Hohlvene einmündet; es enthält alle von der Leber für den Gesamtorganismus gebildeten Substanzen;
- die Galle, die in der Leber gebildet, in der Gallenblase eingedickt und gespeichert wird und bei Bedarf in den Zwölffingerdarm (Duodenum) gelangt;
- die Lymphe, die in den großen Milchgang (Ductus thoracicus) einmündet.

Welche Aufgaben hat die Leber?

Ganz allgemein ist die Leber das zentrale Stoffwechselorgan des Körpers überhaupt und vollbringt eine großartige Leistung.

1. Stoffwechselfunktionen

Eiweißstoffwechsel: Die Leber ist am Eiweißstoffwechsel beteiligt, indem sie die körpereigenen Eiweiße aus den Aminosäuren unter Mithilfe von bestimmten Enzymen (Transaminasen GOT und GPT) aufbaut. Die Leber stellt insbesondere die meisten der im Blut benötigten Eiweißkörper wie Albumine und Globuline her. Aus der großen Menge an Stickstoff, die bei den vielen Umbau- und Abbauvorgängen im Eiweißstoffwechsel anfallen, bildet die Leber Harnstoff. Dieser wird ins Blut abgegeben und über den Urin ausgeschieden. Die Leber selbst besteht aus einem hohen Protein-Anteil.

Kohlenhydratstoffwechsel: Die Leber ist am Kohlenhydratstoffwechsel beteiligt, sie speichert den Kohlenhydratbaustein Glukose in Glykogen unter Mitwirkung von Insulin. Die Leber dient also als Kohlenhydratspeicher. Bei Bedarf erfolgt der Abbau des Glykogens durch Glukagon und Adrenalin (siehe auch Kapitel V. Diabetes).

Fettstoffwechsel: Die Leber ist am Fettstoffwechsel beteiligt. Fettsäuren werden auf- und abgebaut und können auch in den Leberzellen gespeichert werden. Cholesterine werden größtenteils hergestellt (synthetisiert) und zusammen mit Fettsäuren in bestimmte Transportpartikel, den VLDL (Very low Density Lipoprotein), eingebaut.

Hormonstoffwechsel: Regulation der Hormone durch Aktivierung und Inaktivierung (hier, wenn Hormone im Übermaß produziert wurden oder ihre Aufgabe erfüllt haben, z. B. Insulin, Glukagon, Östrogene usw.).

Blut und Kreislauf: Die Leber kann erhebliche Mengen Blut in den Kreislauf abgeben. In der embryonalen Phase ist die Leber einer der wichtigsten Blutbildner, sowohl für rote und weiße Blutkörperchen. Durch die Kupfferschen Sternzellen (diese sind in der Leber) ist sie an der Zerstörung überalteter roter Blutkörperchen beteiligt. Sie bildet Bilirubin, speichert Eisen, produziert Blutgerinnungs-Faktoren, insbesondere Fibrinogen. Die Leber speichert das Vitamin K, unter dessen Mitwirkung in der Leber das für die Blutgerinnung wichtige Prothrombin entsteht.

2. Entgiftungsfunktion

Die Leber baut körpereigene und körperfremde Stoffe ab und überführt diese entweder in eine wasserlösliche Form, die über die Niere ausgeschieden wird, oder in eine nicht-wasserlösliche Form, die über die Galle ausgeschieden wird. Abbau und Entgiftung von Alkohol, Medikamenten und Schadstoffen, etwa von Zigarettenrauch. Entgiftung von Ammoniak (Harnstoffbildung) aus Nahrungseiweiß und Stoffwechselprodukten der Darmbakterien.

3. Gallenproduktion

Die Leberzellen produzieren die Galle. Diese hat die Aufgabe, die Fette zu emulgieren und ihren Transport zu den Resorptionszellen zu ermöglichen. Sie bildet Gallenflüssigkeit zur Fettverdauung; dadurch wird auch der Blutcholesterin-Spiegel reguliert.

4. Speicherfunktion

Die Leber besitzt die Fähigkeit, verschiedene Stoffe und Substanzen zu speichern, zum Beispiel Vitamin K, Glykogen, Fettsäuren, Eisen und Blut. Da schon nach kurzer Fastenzeit, nach rund 24 Stunden, die Glykogenvorräte der Leber vollständig erschöpft sind, existiert in den Leberzellen noch ein weiterer Stoffwechselweg, der die Leberzellen in die Lage versetzt, Glukose neu zu bilden. Für diese Zuckerneubildung (Glukoneogenese) werden beispielsweise verschiedene Aminosäuren verwendet.

Die Leber mit ihrem Anhängsel Gallenblase ist das größte Organ im Körper und zugleich auch die größte Drüse des Körpers. Sie wiegt ca. 2 kg, besteht aus rund 100.000 Leberläppchen mit jeweils mehr als drei Millionen Leberzellen, in denen die biochemischen Reaktionen ablaufen. In jeder Minute durchströmen die Leber 1–2 Liter Blut, welches durch die Pfortader eintritt. Das Lebergewebe wird in einer derben Kapsel zusammengehalten. Diese äußere Hülle wird von sensiblen Nervenfasern durchzogen, die Leber selbst schmerzt nie. Wir können Schmerz und Druck nur durch das Weiterleiten der Nervenfasern der Bindegewebskapsel wahrnehmen. Im Inneren der Leber fehlen diese Nervenfasern. In der Naturheilkunde sagt man: *„Müdigkeit ist der Schmerz der Leber!"* Leberbelastete Menschen beziehungsweise Kranke leiden „stumm", ohne Schmerzen, sodass eine eventuelle Erkrankung erst spät wahrgenommen wird.

Die Leber ist für den Stoffwechsel das zentrale Organ und für die Fortsetzung der Verdauung nach Aufnahme der Nahrungsbausteine aus dem Darm verantwortlich. Alles, was dort entstanden ist, wird durch die Pfortader nun der Leber zugeführt, damit die Leber aus diesen fremden Stoffen körpereigene Substanzen bildet (Stoffwechsel). Fast alle Stoffe, nährende und belastende, die von außen auf die eine oder andere Weise in den Körper gelangen, passieren die Leber. Sie prüft, verwertet und macht sie, wenn nötig auch unschädlich. Viele der wertvollen Nährstoffe, die mit der Ernährung aufgenommen und durch die Verdauung mit dem Blutstrom an die Leberpforte gelangen, werden erst während der Passage durch die Leber verwertet. Nicht zu vergessen: die immense Entgiftungsleistung, bei der sie eine zentrale Funktion einnimmt. Dieser Entgiftungsvorgang läuft permanent und verhindert, dass wir durch eigene oder körperfremde Stoffe vergiftet werden.

Leider führt häufig der Lebensstil dazu, diese überaus große Leistungsfähigkeit auszunutzen und damit die Leber zu überfordern. Im Sinne der Leber wäre es jedoch, sie zu unterstützen.

Die Leber ist an mehr als 500 Stoffwechselschritten an führender Stelle beteiligt.

Sie besitzt eine derartige Regenerationsfreudigkeit und Kapazitätsreserve, dass selbst bei einem Ausfall von zwei Dritteln des Lebergewebes sie noch allen Aufgaben gerecht werden kann. Erst bei einem Ausfall von 93 % kann das Leben nicht mehr aufrechterhalten werden. Kein anderes Organ hat solche Reserven. Selbst bei einer Zerstörung des Lebergewebes von mehr als 80 % durch Unfall oder Operation ist es der Leber möglich, ihre fast volle Größe wieder zu erreichen. Geben wir ihr, damit sie sich immer wieder aufs Neue gut regeneriert, über die Ernährung leberfreundliche Nährstoffe.

Ist die Leber jedoch geschwächt, kann sie diese Maximalleistung im Frühling nicht entfalten. Dadurch leiden nun in Folge andere Organe. Bricht z. B. im Frühling ein Magengeschwür aus, so ist das Magenleiden ohne Behandlung der Leber kaum zur Ausheilung zu bringen.

Typischerweise ist die Leber gefährdet durch:

- Überernährung;
- Fehlernährung durch Mangel an lebenswichtigen Aminosäuren, Vitaminen, Mineralstoffen und Spurenenementen. Ist die Leber schlecht ernährt, wird sie anfälliger gegenüber Infektionen und chemischen Belastungen;
- mangelnde Bewegung;
- Gifte aus der Umwelt und am Arbeitsplatz; Arzneimittel, die teilweise jahrelang eingenommen werden; Alkohol, Nikotin, Kaffeemissbrauch, Drogen;
- eine gestörte Darmflora, deren Endprodukte die Entgiftungskraft der Leber überfordern.

Leberstörungen sind häufig durch bloße Laborwerte nicht erfassbar, weil die gesunden Leberzellen für die mangelhafte Funktion der geschwächten oder kranken Zellen einspringen und durch erhöhte Leistung die Arbeit der kranken Leberzellen übernehmen. Durch diese dauernde Mehrarbeit erschöpfen sich die gesunden Leberzellen und lassen in ihrer Tätigkeit allmählich nach. Bei entzündlichen Leberleiden oder stärkeren Leberstauungen kann zu viel Gallensäure ins Blut gelangen und dadurch Hautjucken sowie Gelenkschmerzen verursachen. Dabei muss nicht in jedem Fall eine Gelbfärbung der Skleren (Augenweiß) oder der Haut eintreten. Gestörte Funktionen von Bauchspeicheldrüse und Darm erzeugen zu viele Darmgifte. Diese müssen in der Leber abgebaut werden. Die hierdurch bedingte Überforderung schwächt und schädigt die Leber. Bei einem Drittel aller Leberleiden ist meist die Milz beteiligt. Gallenblasenleiden sind meist mit Leberstörungen verbunden.

Die Leber entfaltet ihre größte Aktivität nachts zwischen 1 und 3 Uhr. Dies ist die von der Natur vorgegebene Zeit des Schlafens. Die physiologische Ruhezeit des Körpers ist zwischen 22 und 6 Uhr. In der Zeit von 1–3 Uhr ist die Vitalität, aber auch die Gehirndurchblutung am geringsten, deshalb sollten wir hier keine Anstrengungen vollbringen.

Viele Menschen leiden unter Durchschlafstörungen. Sie wachen nachts zwischen 1 und 3 Uhr auf. Hier hilft kein Schlafmittel, sondern ein Lebermittel, Eigenkontrolle und eine Änderung der Essgewohnheiten. Denn wer am Abend zuvor schwer Verdauliches zu sich genommen hat – wie Hartkäse, Gebratenes, Geräuchertes, Alkohol im Übermaß, zu viel Joghurt, zu viel Fleisch oder Fisch, oder auch den berühmten Salatteller nach 19 Uhr –, stellt die Leber vor eine große Herausforderung. Die Leber verstoffwechselt grüne und rohe Salate wie Alkohol. Ganze Körner belasten die Leber ebenfalls. Am besten essen wir zu einer Mahlzeit immer nur eine Sorte an Getreide (z.B. Dinkel) – geschrotet, gequetscht oder gekeimt zubereitet. Wir vermeiden eine Vielfalt von verschiedenen Getreidesorten, das gilt auch für Obst. Immer nur eine Sorte, diese kann jeweils nach zwei Stunden gewechselt werden. Mit mehren Sorten Getreide oder Obst überfordern wir den Stoffwechsel. Wir selbst können schließlich auch nicht drei Dinge gleichzeitig erledigen.

Schlechtes Sehen ist oft ein Fernsymptom von nicht erkannten Leberleiden. Auch bei Depressionen, Migräne, Kopfschmerz über dem rechten Auge, Stirnkopfschmerz sollte an die Leber als Auslöser gedacht werden. Bei Kopfschmerzen hilft oft ein Leberwickel (siehe Kapitel VII. Fasten und Kuren), damit die Leber entlastet wird und die zum Kopf steigenden Gifte von der Leber wieder entgiftet werden können. Es handelt sich bei diesen Giften z.B. um Ammoniak. Normalerweise wandelt die Leber dieses Abfallprodukt aus dem Eiweißstoffwechsel in Harnstoff um und gelangt über den Blutweg zu den Nieren und wird mit dem Urin ausgeschieden. Doch bei Überlastung steigt Ammoniak in den Kopf, verursacht dort Schmerzen und schädigt die sensiblen Sehnerven. Die Leber ist maßgeblich am Gleichgewicht des Säure-Basen-Haushalts beteiligt.

Geistige Beweglichkeit, Großmut, Mut, Lebenskraft und Ehrfurcht stärken die Leber. Die Farbe Grün/Blaugrün wirkt positiv auf die Leber-Galle-Funktion. Die Himmelsrichtung Osten, Muskeln, Sehnen und Augen werden diesem Funktionskreis zugeordnet.

Die Galle

Pro Tag werden von der Leber kontinuierlich ca. 0,5 l einer gelbbraunen Flüssigkeit gebildet, die Galle. Die Galle fließt über einen Gallengang in den Zwölffingerdarm. Wenn gerade keine Galle zur Verdauung benötigt wird, staut sich die Galle zurück und gelangt durch einen Verbindungsgang in die Gallenblase. Hier wird sie eingedickt und gespeichert. Bei Bedarf wird die Galle dann zur Verwendung in den Zwölffingerdarm wieder abgegeben.

Zusammensetzung der Galle

Die Galle besteht neben Wasser und Elektrolyten auch aus Gallenfarbstoff (Bilirubin), Gallensäuren, Cholesterin, Lezithin (phosphorhaltiger Nährstoff) und anderen auszuscheidenden fettlöslichen Substanzen (können auch Medikamente sein). Über die Galle werden zudem Zwischen- und Endprodukte des Stoffwechsels sowie etliche Hormone ausgeschieden.

Ohne Galle (Gallenflüssigkeit) wäre keine Fettverdauung möglich. In der Milz werden ca. 120 Tage alte Erythrozyten (rote Blutkörperchen) aufgelöst, dabei wird der Blutfarbstoff Hämoglobin freigesetzt und gelangt über die Pfortader in die Leber. Diese bildet nun daraus den Gallenfarbstoff Bilirubin, fügt Gallensäuren mit Cholesterin und Ausscheidungsprodukte aus der Leber hinzu. Gallenflüssigkeit entsteht. Wir können sagen, Galle ist die „Weiterführung" des Blutes. Blut ist individuell geprägt und drückt die Persönlichkeit eines jeden Menschen aus. Irgendwann werden alle einzelnen Nahrungsbestandteile zu Blut, zu individuellem Blut. Mit Hilfe des Blutes sind die Organe in der Lage, ihre Funktion zu erfüllen – und der Organismus lebt. Eine jede Leberzelle bildet Gallenflüssigkeit und scheidet diese in Gallenkanälchen, die zwischen zwei Leberzellen liegen, aus. Die Gallenblase dickt die aus der Leber kommende Galle um das Zehnfache ein, indem sie die Flüssigkeit entzieht und dabei Lymphe freisetzt. Bei Bedarf gibt nun die Gallenblase Galle an den Zwölffingerdarm ab. Galle ist nicht nur für die Fettverdauung unverzichtbar, die darin enthaltenen Gallensäuren regen auch die Pendel- und Transportbewegungen von Dünn- und Dickdarm an.

Leber- und Gallefunktion sind sehr eng miteinander verknüpft, denn die Leberzellen produzieren ja die Gallenflüssigkeit. Die Galle arbeitet von 23–1 Uhr und gibt der Leber ihre Maximalkraft ab. Haben Sie beim Essen „gesündigt", könnte sich nun die Gallenblase melden. Hier treten erfahrungsgemäß die meisten Koliken auf.

Aggressivität und Zorn lassen die „Galle überlaufen" und bereiten Menschen, die aus ihrer Harmonie gefallen sind, Oberbauchbeschwerden. Leber- und Gallestörungen führen zu Verkrampfungen der mit Galle und Leber korrespondierenden Muskeln und Bändern des Rückens. Die Sehnenansätze ziehen bei Galle-Leber-Störungen den 4. und 5. Brustwirbel oft in eine Fehlstellung. Nicht selten sind diese Regionen druckschmerzhaft. So sollte bei Galle- und Leberleiden der 4. und 5. Brustwirbel untersucht werden. Scheinbar isolierte Beeinträchtigungen des 4. oder 5. Brustwirbels normalisieren sich wesentlich schneller, wenn Leber oder Galle zusätzlich mit behandelt werden.

Neid oder Geiz hingegen halten die Galle zurück. Sie fließt dann nicht in den Darm, sondern in das Blut – der Betroffene wird sprichwörtlich „gelb vor Neid". Im Blut kann die zu starke Konzentration von Galle die Membranen der roten Blutkörperchen vorzeitig zerstören, aber auch durch negative Beeinflussung des blutbildenden Knochenmarks das Blutbild schädigen. Vermehrung von Gallensäuren im Blut ist oft die unerklärliche Ursache von Hautjucken oder Hauterkrankungen, die Menschen fühlen sich „in ihrer Haut nicht mehr wohl". Die Galle ist das Produkt der Leber. Gallenblasenleiden treten daher meist mit Leberveränderungen zusammen auf.

Tipps für Leber und Galle

Das Leber-Galle-System arbeitet mit mehreren Regelkreisläufen (siehe Ausführungen zur Leber). Damit nun vor allem im Falle einer Beeinträchtigung eine leberfreundliche Nahrungsaufnahme erfolgen kann, beachten Sie bitte:

- Bei der Ernährung der Leber kommt gerade dem Eiweiß eine zentrale Bedeutung zu. Da die Leber nicht viel Eiweiß braucht, fordert sie umso mehr beste Qualität. Bereits bei geringstem Mangel an hochwertigem Eiweiß toleriert die Leber schädigende Einflüsse weniger gut. Die Zunahme von Lebererkrankungen hat sicherlich mit dem steigenden Verzehr hochverarbeiteter Lebensmittel, besonders dem Eiweiß zu tun.

  Namhafte Aminosäuren-Experten wie Dr. Gerhard Ohlenschläger betrachten die heutigen Nahrungseiweiße kritisch. Der hohe Fleischverzehr liefert uns zwar wertvolles Eiweiß, das aber zu ungünstigen Stoffwechselabbauprodukten wie Harnstoff, Ammoniak usw. führt. Besteht dann der Eiweißverzehr noch aus überwiegend denaturierter Form, nämlich aus gebratenem oder gekochtem Fleisch, hocherhitzten Milchprodukten, stark erhitzten Speisen oder Fertigprodukten, so ist die Qualität stark eingeschränkt.
- Bevorzugen Sie deshalb biologisch hochwertiges Eiweiß wie von milchsauer vergorenen Produkten wie Joghurt, Kefir oder Dickmilch. Aber auch zellulär-flüssige Bierhefe ist eine hervorragende Quelle. Rechnen Sie als Richtschnur mit täglich 0,5 g Eiweiß pro kg Körpergewicht.
- Nach 15 Uhr verzehren wir allerhöchstens geringste Mengen an Eiweiß, denn ab diesem Zeitpunkt schaltet die Leber auf Kohlenhydratstoffwechsel um. Wird nun nach 15 Uhr der „Löwenanteil" an Eiweiß verzehrt,

kommen die gespaltenen Eiweiße über den Pfortaderkreislauf als Störung an. Die Eiweiße bleiben so lange unbearbeitet liegen, bis die Leber in der Nacht um 1 Uhr wieder auf Eiweißstoffwechsel umschaltet. Nun bekommt die Leber „fauliges" Eiweiß und hat ihre Mühe, das Beste daraus zu machen. Wir benötigen von der Leber zusammengesetzte Eiweiße für unseren Körper. Diese Eiweiße dienen dann etwa als Transporteiweiß für unsere Immunabwehr, für das Blut usw.

Unser Körper kann 30.000–50.000 Aminosäuren pro Eiweißkette durch die Nahrung aufnehmen, ohne damit eine Überforderung zu erfahren. In der modernen, denaturierten Nahrung sind hingegen Eiweißketten mit 500.000–1.000.000 Aminosäuren die Regel. Diese aufzuspalten kostet viel Kraft.

- Reduzieren Sie die Fettzufuhr.
- Nehmen Sie vermehrt Ballaststoffe durch Obst, Gemüse, Erdmandeln usw. zu sich.
- Führen Sie vermehrt komplexe Kohlenhydrate wie Vollkornprodukte, Kartoffeln usw. zu. Unsere Vorfahren haben täglich ca. 600 g vollwertige Getreideprodukte verzehrt; wir heute Lebenden kommen gerade einmal auf rund 200 g denaturierte Zufuhr. Roggen, Hafer, Weizen, Gerste, Hirse und Naturreis sollten deshalb auf dem Speiseplan stehen. Es ist die wichtigste Nahrungsgrundlage seit Jahrtausenden. Mit vollwertigem, gequetschtem beziehungsweise gekeimtem Getreide haben wir eine gute Ernährung. Wir bekommen alles in ausreichendem Maß, was der Körper an Mineralien, Vitaminen und Spurenelementen benötigt – außer Vitamin C und Calcium. Calcium ist nur in geringen Mengen vorhanden. Getreideprodukte enthalten viele ungesättigte Fettsäuren; diese dienen dem Schutz und der Entgiftung der Zellen. Sie enthalten besonders viel Phosphor und Magnesium und die gesamte B-Gruppe der Vitamine.

  Noch eine Anregung: Die Kleie (Mühlenabfallprodukt, das beim Ausmahlen von Getreide entsteht) enthält die für uns so wertvollen Randschichten vom Getreide. Im heutigen Mehl fehlen diese wertvollen Inhaltsstoffe der Randschichten. Bei Stuhlverstopfung kaufen Sie diese beispielsweise als Weizenkleie wieder, um den Stuhlgang zu regulieren. (Kein Angler und kein Tierzüchter käme auf die Idee, seine Tiere mit Weißmehl zu füttern, denn diese würden innerhalb von Tagen bis Wochen verenden!)
- Verzehren Sie frisches, ausgereiftes Obst und Gemüse, allerdings nicht nach 15 Uhr und immer nur 1 Sorte, wenn es roh gegessen wird. Gekochtes oder gedämpftes Obst können Sie auch noch nach 15 Uhr genießen.
- Meiden Sie raffinierte Nahrungsmittel wie Weißmehle und Zucker; Alkohol und Nikotin; Übergewicht.

- Medikamente sollten, wenn nötig, nur während des verordneten Zeitraums eingenommen werden.
- Trinken Sie mindestens ½–1 Stunde vor und nach den Mahlzeiten nichts, denn dadurch werden die Verdauungsenzyme verdünnt.
- Essen Sie nur, wenn Hunger besteht, und essen Sie, worauf Sie Hunger verspüren, denn das wird vom Körper gebraucht. Überfüllen Sie den Magen nicht und beenden Sie die Mahlzeit, bevor Völlegefühl entstehen kann.
- Für den kleinen Hunger zwischendurch kann man leicht auf Süßigkeiten, Kuchen etc. verzichten, wenn man Nüsse, Trockenfrüchte oder Obst knabbert.
- Wir essen Obst und Gemüse der Jahreszeit entsprechend, da jetzt die Nährstoffe optimal auf die Bedürfnisse des Menschen in der jeweiligen Jahreszeit abgestimmt sind: z.B. Spargel und Erdbeeren im Frühjahr zur Reinigung und Entwässerung. Verzichten Sie im Winter, Frühjahr und Herbst auf Wurzel- und Blattgemüse – wie Rettich und Spinat – aus dem Treibhaus! Diese haben eine hohe Nitratbelastung, weil Rettich und Spinat nicht jahreszeitengerecht in der Natur wachsen, sondern im Treibhaus. Nitrat wird normalerweise an der Luft zu Nitrit umgewandelt, woraus im Magen-Darm-Trakt stark krebserzeugende Nitrosamine entstehen. Im Sommer wird dagegen das Nitrat von der Sonne abgebaut und die Pflanzen, die im Freien wachsen sind dann weniger bis gar nicht mit Nitrat belastet.

Der Sommer

Herz, Dünndarm, Blut
Element Feuer
Blutgefäße
Sinnesorgan Zunge

Im Sommer entfalten Herz, Dünndarm und Blut ihre größte Aktivität.

Leben ist grundsätzlich an Rhythmen und Flüssigkeiten gebunden, auch bei uns Menschen. Fließt das Blut im gesamten Organismus bis in die kleinste Einheit zur Zelle hin und schlägt unser Herz im Rhythmus – leben wir. Das Herz-Kreislauf-System ist eine der Kardinalvoraussetzungen, damit Leben überhaupt möglich wird.

In unserer Körpermitte liegt das Herz. Das Herz verbindet die Stoffwechselvorgänge der inneren Organe mit der Atmung in der Lunge. Unser Herz ist viel mehr als „nur" eine Pumpe. Die Blutbewegung erfolgt vor der Kontraktion (Sich-Zusammenziehen z. B. von Muskeln) des Herzmuskels und füllt die Kammern. Das Herz zieht sich zusammen, wenn das ihm zuströmende Blut es gefüllt hat. Nach dem Zusammenziehen pumpt es das Blut in den Körper. Ein gesundes Herz schlägt niemals im Takt. Kein Herzschlag gleicht dem anderen. Veränderungen im Rhythmus des Herzens sind ein Leben lang möglich. Nur hierdurch ist es dem Herzen möglich, den Herzschlag situationsabhängig anzupassen, den es für körperliche oder seelische Anstrengungen benötigt. Sind wir ruhig und gelassen, wird unser Herzschlag langsamer, bei Freude, Schreck oder Angst dagegen beschleunigt. Unser Herz als Mittelpunkt für uns selbst wieder zu entdecken ist eine Herausforderung und Anfrage an unsere hektische Zeit. Das Herz sollte der Mittler zwischen unserem Denken und Tun sein. Vertrauen wir doch seiner leisen Stimme und nehmen wir sie wahr, damit wir gegen die vielfältigen Erkrankungen am Herzen gefeit sind.

Die chinesische Medizin unterstellt Herz und Dünndarm dem Element Feuer. Warum? – Im Sommer steht das Feuer der Sonne um die Mittagszeit im Süden am höchsten. Die größte Hitze des Jahres beherrscht das Blut, Sommerhitze macht es dünnflüssiger. Dünnflüssiges Blut setzt dem Herz weniger Widerstand entgegen als dickflüssiges; das Herz kann mehr leisten und sich in seiner Pumparbeit besser entfalten. Dünnflüssigeres Blut durchströmt die Gefäße wesentlich leichter und kommt daher besser an alle Gewebe heran. Alle Funktionen des Blutes sind in der Sommerzeit gesteigert. Infektionen haben weniger Zeit, sich im Körper auszudehnen. Fresszellen und andere „Abwehrspezialisten" des Blutes schwimmen schneller an den Krankheitsherd und bekämpfen das Übel. Darum treten Erkältungskrankheiten im Sommer wesentlich seltener auf als im Winter.

Das Herz

Prinzipiell schlägt das Herz im Sommer schneller als in der übrigen Jahreszeit. Es muss mehr leisten können durch den schnelleren Blutdurchfluss, darum steht es im Sommer in seiner Maximalzeit. Ist es jedoch geschwächt, tritt durch erhöhte Anstrengung schneller eine Verausgabung ein und es vermehren sich Herz- und Kreislaufstörungen.

Beim Herzen entspricht die Maximalzeit von 11 – 13 Uhr eher der Regenerationszeit, denn das Herz arbeitet kontinuierlich auf gleicher Funktionskraft. In dieser Zeit sollten wir das Herz schonen. Mittagsmüdigkeit deutet auf verborgene Herz- und Kreislaufschwäche hin. Essen Sie stets in Ruhe und Gelassenheit. Achten Sie hierbei auf ansprechende Atmosphäre und Gestaltung. Mindestens 1 x täglich sollten Sie eine warme Mahlzeit einnehmen. Ruhen Sie nach dem Essen für 15–20 Minuten, mit erhöhtem Oberkörper, Beine hoch gelagert. Sie entlasten damit das Herz, ohne die Verdauungsarbeit des Magens zu behindern. Nutzen Sie dieses Wissen und vermeiden Sie während dieser Tageszeit operative Eingriffe, vor allem an den Zähnen (insbesondere Weisheitszähnen). Sport, Stress, Bewegungsmangel, Fehlernährung mit Übergewicht, Alkohol, Nikotin, Aufregung und Hektik fördern Herzleiden.

Rot ist die Farbe des Herzens und des Dünndarms, heißt es bei den Chinesen. *„Rot ist die Liebe"*, sagen wir bei uns. Das rote Herz gilt als Symbol der Liebe.

Im Sommer ernten wir besonders viel Obst, Salate und Gemüse in roten Farben mit allen Schattierungen und Bitterstoffen. In dieser Jahreszeit sind die Geschmacksknospen der Zunge für Lebensmittel mit vielen Bitterstoffen empfänglicher.

Innere Heiterkeit, Selbstbewusstsein, Freude, Glück, tiefe Gefühle, Mut und die Farbe Rot stärken das Herz. Alle grünfarbigen Lebensmittel stärken wegen ihres Magnesiumgehaltes ebenfalls das Herz.

Der Dünndarm

Wie gelangt die Nahrung in den Dünndarm? – Im Mund wird die feste Nahrung zerkleinert, mit den Verdauungsenzymen des Mundes durchmischt, also eingespeichelt, und als breiige Bissen geschluckt. Die auf Körpertemperatur gebrachte Nahrung erreicht nun durch die Speiseröhre den Magen. Hier wird der Nahrungsbrei zusätzlich verflüssigt, durch die Magenbewegung (Peristaltik) weiter zerkleinert und gleichzeitig kräftig durchmischt. Der Magen setzt die im Mund begonnene Verdauung der Kohlenhydrate (mit Hilfe der Amylasen, hier speziell das Ptyalin) fort und zerlegt mit Hilfe von Pepsin aus dem Magensaft Proteine. Mit jeder peristaltischen Welle fügt der Magen dem jetzt schon flüssigen Nahrungsbrei, den er durch den Magenpförtner in den Zwölffingerdarm (1. Abschnitt des Dünndarms) weiter abgibt, Luft hinzu. Nun wird der Speisebrei an dieser Stelle schaumig. Der Magen mischt rhythmisch den Nahrungsbrei, verdaut ihn vor, ordnet den Brei und gibt ihn in kleinen Portionen, etwa alle 3–5 Minuten, in den Dünndarm ab. Im Dünndarm, dem Hauptort der Verdauung, wird mit Hilfe von Bauchspeichel (aus dem Pankreas) und Galle die Verdauung von Kohlenhydraten, Proteinen und Fetten beendet. Nun sind wirklich alle Nahrungsbestandteile in ihre Einzelteile zerlegt und so vor- und aufbereitet, dass sie durch die Darmwand hindurch ins Blut und dann in die Pfortader aufgenommen werden können. Wir erinnern uns: Nur die größeren Fettmoleküle gehen in die Lymphe. Was in der Leber ankommt, wird resynthetisiert und mit Hilfe weiterer Organe in körpereigene Stoffe umgewandelt (Aufbaustoffwechsel). Ein weiterer Teil der Nahrung wird über die Oxidationsvorgänge im inneren Stoffwechsel der Organe (Zellstoffwechsel) in Wärme verwandelt (Energiestoffwechsel). Damit der Darm überhaupt eine so hohe enzymatische Tätigkeit ausüben kann, bedarf es einer großen Oberfläche. Diese entsteht durch die unendlich vielen Zotten an der Innenwand des Dünndarmes, andererseits durch die schaumige Beschaffenheit des Nahrungsbreis, ohne dass sich die gelösten Nahrungsbestandteile chemisch untereinander verbinden. Die große Oberfläche, die hierdurch entsteht, wird durch Gallensäuren stabilisiert.

Der gesamte Dünndarm steht für Nahrungszerstörung und für Nahrungsaufnahme.

Alles, was in uns hineingelangt, wird im Körper vollständig zerlegt, um anschließend in körpereigene Substanzen verwandelt zu werden. Was für unbrauchbar erklärt wird, dickt der Dickdarm ein und wird mit Stoffwechselabbauprodukten über Enddarm und After zur Ausscheidung gebracht.

Die meisten Menschen essen zu viel.
Von einem Viertel dessen, was sie verzehren,
leben sie, von den restlichen drei Vierteln leben die Ärzte.

Ägyptischer Papyrus vor ca. 5.700 Jahren

Im Gegensatz zum Dünndarm ist der Dickdarm ganz auf das Ausscheiden bedacht. Im Dickdarm gibt es keine Verdauung mehr. Der Dickdarm wird in seiner Darmflora von zahlreichen Mikroorganismen als fremdem Leben besiedelt, der Dünndarm dagegen ist fast steril. Dünn- und Dickdarm bewegen sich in rhythmischen Wellen. Der Dünndarm wie auch das Herz ruhen nie. Im Minutenabstand ist der Dünndarm ständig tätig. In einer Richtung: immer nur nach unten. Unser Dickdarm dagegen bewegt sich langsamer und im Enddarm sogar auch in die Gegenrichtung, um den Stuhl zu stauen. Ab und zu schiebt sich dann Stuhl in den Enddarm vor, um den Entleerungsreflex auszuüben.

Feste Bestandteile wie Kalk und Phosphorsalze können vom Dünndarm, dem Hauptort der Nahrungsresorption, schlechter aufgenommen werden. Doch beides, Kalk und Phosphorsalze, sind für den Körper, die Knochen und das Blut sehr wichtig. Die feurige Sonnenenergie produziert ultraviolette Strahlung, die die Haut aufnimmt und anschließend das Vitamin D für unseren Körper bildet. Vitamin D fördert nun die Calcium-Aufnahme des Dünndarms und die Einlagerung in die Knochen. Vitamin D verhindert die Ausscheidung des Körperphosphors und sorgt dafür, dass die Nieren in ihrem Filtersystem den Phosphor zurückhalten und ihn wieder dem Körpergewebe zuleiten. Calcium und Phosphor sind wichtige Bestandteile des Knochensystems. Vitamin D erhalten wir auch über Ernährung mit Fisch.

> *Wir leben nicht vom dem, was wir essen, sondern von dem, was wir verdauen!*
>
> *Dr. Otto Kreitner*

Der Dünndarm entfaltet seine größte tageszeitliche Aktivität von 13 – 15 Uhr. Er benötigt dazu eine optimale Blutversorgung, um ein Mittagessen besser zu verdauen. Verhindern Sie diese optimale Blutversorgung nicht durch zu aktive Arbeit, besonders durch Muskelarbeit!

Mangelhafte Dünndarmresorption kann dazu führen, dass Vitamine oder Mineralien vermindert aufgenommen werden.

Der Dünndarm steht für unsere Selbstakzeptanz. Störungen in der Selbstakzeptanz, weil Wünsche der anderen („So sollst du sein") mit meinen eigenen Wünschen nicht übereinstimmen, führen dauerhaft zu Schwächungen. Man wird von außen gelebt, anstatt sich selbst zu leben, was auf Dauer die Lebenskraft schwächt. Stärken Sie den Dünndarm mit Lebensmitteln, die Bitterstoffe enthalten; essen Sie regelmäßig, und zwar in angemessenen Portionen. Vermeiden Sie unangenehme Gespräche, lassen Sie Sorgen, Kummer, Aufregung und dergleichen nicht beim Essen an sich heran. Meiden Sie Süßes, Weißmehl, Rohkost und zu viel tierisches Eiweiß. Bevorzugen Sie im Sommer die Lebensmittel der Saison, um die beschriebenen Organe zu stärken. Vielleicht befassen Sie sich auch nochmals mit obigen Gedanken zum Herz.

4. Seine Mitte pflegen – mit gesunder Ernährung

Ernährung ist die Basis für Gesundheit und Wohlergehen. Eine ausgewogene Nahrungsmittelauswahl ist sehr wichtig, damit der Körper versorgt und die Gefühle („sich fühlen“) des Einzelnen unterstützt werden.

Sie sollten Ihr Essverhalten nach den Jahreszeiten ausrichten. Im Winter, wenn es sehr kalt ist, bevorzugen Sie gekochtes Gemüse und Getreide als „warme“ Nahrungsmittel! Salate wirken abkühlend und verstärken den kalten Zustand. Der Körper muss im Winter ohnehin mehr Energie aufbringen, daher sollten Sie Kühlendes vermeiden. Im Sommer, bei Hitze können Sie gerne frisches ausgereiftes Obst oder Salat (sofern er vertragen wird) verzehren, weil dieses auf uns erfrischend und kühlend wirkt.

Der Körper wird in drei Wärmebereiche eingeteilt:

- Oberer Erwärmer: Lunge und Herz;
- Mittlerer Erwärmer oder Mitte: Milz und Magen;
- Unterer Erwärmer: Niere.

Lernen wir wieder, bewusster mit uns umzugehen! Wertvolle, natürliche Ernährung ist dazu die Basis, auch wenn Sie das Gefühl haben: *„Ich habe keine Zeit zum Kochen!“*

Ihre Mitte – der mittlere Erwärmer

Man pflege seine „Mitte“ – Magen und Milz – auf das Beste und tanke dabei gleichzeitig neue Energie auf. Eine energiereiche Mahlzeit ist wichtig für unseren Körper, weil wir sehr viel Energie verbrauchen. Fast-Food, Mikrowellenessen, Tiefkühl-Fertiggerichte etc. haben keine Energie – sie füllen unseren Magen mit Geschmack, aber ohne wirklichen Nutzen für unsere Ernährung.

Milz und Magen muss man sich als großen Kochtopf vorstellen. Dahinein fällt nun alles, was von außen als Nahrung zugeführt wird, auch die „geistige“ Nahrung.

Sagen wir nicht manchmal, wenn eine Flut von Informationen über uns hereinbricht: *„Das muss ich erst verdauen“*? Diese Arbeit macht die Milz. Sie trennt Reines vom Trüben. Das Trübe schickt die Milz zur Ausscheidung, das Reine als feine Essenz für unsere Denkprozesse zum Kopf.

Sind Milz und Magen überfordert und kann keine Unterscheidung mehr hergestellt werden, so resultieren die bekannten Oberbauchbeschwerden, Stuhlgänge mit unverdauten Nahrungsbestandteilen, Unkonzentriertheit. Wir haben das Gefühl, nichts mehr auf die Reihe zu bringen – wir sind aus unserer „Mitte" geraten.

Schenken wir unserer Mitte mehr Beachtung. Hyperaktivität bei Kindern und Erwachsenen, Unkonzentriertheit, Gedankenkarussells, Durchfälle und Verstopfung sind immer ein Hilferuf unserer Mitte.

Jegliche Nahrung, die Magen/Milz verdauen sollen, muss zuerst auf Körpertemperatur gebracht werden, damit sie verwertet werden kann. Nur über den Hitzeprozess können auch die Vitamine, Mineralien und Spurenelemente – etwa aus Getreidekörnern – gelöst werden. Hat unser Magen/Milz nicht genügend Hitze, kann die Verdauungssuppe nicht kochen und die Nahrung wird ungenutzt wieder ausgeschieden. Deshalb: Warme Nahrung – wie Suppen und Gemüse – statt Salate! Wenn Sie über eine schwache „Mitte" verfügen, sollten Sie diesen Rat auf jeden Fall beherzigen.

Auch jedes Computerspiel, jeder Actionthriller, Streit, Sorge, sinnloses TV-Gewäsch aus „problembeladenen" Talkshows landen in Ihrer Mitte und müssen verwertet werden. Achten Sie darauf, was Ihre Kinder täglich konsumieren, eventuell lösen sich so Schul- und Konzentrationsprobleme, Allergien etc. von alleine.

Nierenfeuer – der untere Erwärmer

Der untere Erwärmer ist das so genannte Nierenfeuer. Das Nierenfeuer dient dazu, das Feuer unter unserem Kochtopf gut brennen zu lassen. Dieses Nierenfeuer belebt unsere Vitalität, Sexualität und unseren Lebenswillen und außerdem unsere Nierenessenz, die wir von Geburt (Vorhimmels-Chi) an bekommen haben. Diese Essenz müssen wir besonders pflegen, sie bestimmt unseren Alterungsprozess.

Und so sollte nun diese Pflege aussehen: Wir führen ein regelmäßiges Leben mit ausreichend Schlaf, nehmen keine Drogen, leben keine Exzesse. Besonders wichtig: Wir halten unsere Nierengegend immer warm, die „Bauchfrei-Mode" ist sehr nierenschädlich. Motorradfahrer sollten nie ohne Nierengurt unterwegs sein. Sexuelle Exzesse sind übrigens genauso schädigend wie überhaupt kein Sex.

Unsere Nieren benötigen ausreichend Flüssigkeit, vor allem reines Quellwasser. So sorgen wir für das dauerhafte Brennen unseres Nierenfeuers und erhalten die Funktion unseres unteren Erwärmers.

Lunge und Herz – der obere Erwärmer

Der obere Erwärmer – Lunge und Herz – ist für die Aufnahme von Sauerstoff und für die Befeuchtung des Körpers zuständig. Das geschieht dadurch, dass unser Kochtopf – unsere Mitte – ausreichend köchelt und der entstehende

„Dampf“ nach oben steigen kann. Auch die Schleimhäute und die Haut werden so versorgt.

Haben wir hier Probleme mit Trockenheit, ist der Ablauf unserer drei Erwärmer gestört. Man muss sich fragen, ob das Nierenfeuer die Verdauungssuppe unserer Mitte genügend kocht, damit der benötigte Dampf produziert wird und seine Aufgaben erfüllen kann. Jeder Wärmebereich ist in seiner Funktion vom anderen abhängig.

Wir sollten bei unserer Ernährung berücksichtigen, dass wir alle Funktionen durch entsprechende Beigabe von Kräutern und Gewürzen unterstützen und alle Geschmacksrichtungen wie bitter, süß, sauer, scharf und salzig in unsere Mahlzeiten einbeziehen.

Empfehlenswerte Nahrungsmittel, die stärkend wirken*

- *Hirse, Polenta (Maisgrieß), Vollkornreis (lange kochen!), Basmatireis, Süßreis, Dinkel, Grünkernmehl;*
- *kleine Mengen Linsen, rote und gelbe Sojabohnen, rote Bohnen, Saubohnen, grüne Erbsen;*
- *Karotten, Kürbis, Fenchel, Süßkartoffeln, Kartoffeln, Yamswurzeln, Pastinaken, Petersilienwurzel, Kastanien, Lauch, Zwiebeln, alle Wurzelgemüse, alle Kohlsorten;*
- *Champignons, Austernpilze, Shiitakepilze, alle Waldpilze;*
- *Rind, Huhn, Lamm, Kaninchen, Pute (in kleinen Mengen und am besten als Suppen zubereitet);*
- *Geschnetzeltes oder Hackfleisch (Rind, Huhn etc.);*
- *alle frischen und getrockneten Küchenkräuter;*
- *regelmäßig kleine Mengen Ingwer, Cumin, Fenchelsamen, Kardamom, Koriander, Kümmel, Muskat, Pfeffer, Wacholderbeeren, Vanille, Zimt;*
- *heißes Wasser, Getreidekaffee, Kardamomtee, Tee aus Rosmarin, Thymian, Bohnenkraut, Salbei, Kümmel;*
- *Walnüsse, Pinienkerne, Haselnüsse, Mandeln, Sonnenblumenkerne, Trockenfrüchte (eingeweicht oder mitgekocht);*
- *Butter, kleine Mengen hochwertiger Öle, kleine Mengen Ei, kleine Mengen bitterer Blattsalate, Feldsalat;*
- *kleine Mengen herber Käsesorten wie Appenzeller, Harzer, Alter Gouda und Ziegenkäse.*

** Diese Aufzählung erhebt keinen Anspruch auf Vollständigkeit.*

5. Psyche und Nerven – Nahrung für die Seele

Unser Nervensystem gliedert sich in das zentrale Nervensystem (ZNS) mit Gehirn und Rückenmark und den dazu gehörenden peripheren Nerven. Dem gegenüber steht das vegetative oder autonome Nervensystem (VNS) mit Sympathikus und Parasympathikus.

Bewusste Kommunikation mit der Umwelt, bewusstes Wahrnehmen und bewusstes Handeln sind nur durch das ZNS möglich. Die Vitalfunktion der glatten Muskulatur, der Drüsen und inneren Organe unterliegt dem VNS und bleibt damit im Unbewussten.

Im Nervensystem finden wir eigene Rhythmen, wie den Schlaf-Wach-Rhythmus, der zur Erholung des zentralen Nervensystems und als Schutz gegen die Erschöpfung des Nervensystems vorhanden ist, aber auch die Aktivitäten des Nervensystems in seiner Eigenschaft der schnellen Reizweiterleitung. Der Nerv, ein strangförmiges Gewebe, das aus Ausläufern von Ganglienzellen (parallel angeordneten Nervenfasern) besteht, leitet Impulse zu den Organen und aktiviert deren Tätigkeiten (motorische Nerven) oder gibt Erregungen von den Sinnesorganen zum ZNS (sensible Nerven) weiter. Störungen im VNS führen dazu, dass sonst unbewusst ablaufende Vorgänge (als Störung) in unser Bewusstsein gelangen. Wir verspüren dann Befindlichkeitsstörungen, Druck- und Engegefühl, Schmerzen unterschiedlicher Stärke und Intensität, aber auch funktionelle Beschwerden wie Verdauungsprobleme, Reizdarm etc.

Lang anhaltender Kummer, Sorgen, Anspannungen und Angst können langfristig das VNS belasten und uns schließlich krank machen.

Kommt es zu Ausfällen im ZNS, sind mögliche motorische Folgen zu bemerken bis hin zu Lähmungen und Bewusstseinseinschränkungen. Stören wir lang anhaltend die Grundrhythmen und wird das ZNS mit Reizen überflutet, können Nervosität und Schlaflosigkeit eintreten. Anomalien im Gehirnstoffwechsel, vor allem des Eiweiß- und Neurotransmitterstoffwechsels, können zu Wesensveränderungen des Menschen führen. Entzünden sich dagegen die Nerven, ist dies mit Schmerzen und Funktionsausfall verbunden.

Überfordern wir ständig das VNS, werden also lange Anspannungen nicht durch ausreichende Pausen unterbrochen, führt dies unweigerlich in die Krise. Diese äußert sich in lang anhaltender Müdigkeit, depressiver Verstimmung bis hin zur Apathie. Der Mensch fühlt sich bei der kleinsten Herausforderung überfordert, er kann keine Wechselbeziehung zwischen sich und seiner Umwelt aufbauen; seine Kommunikationsmöglichkeit ist stark gestört.

Störungen des Nervensystems

Diese möglichen Störungen entstehen meist aufgrund von änderbarem Fehlverhalten – etwa schlechter Zeiteinteilung, ungenügender Planung und Ordnung. Wer zu viel in zu kurzer Zeit erledigen will, erzeugt Hektik und Spannungen. Überhöhter Reizmittelmissbrauch (etwa durch Kaffee, Nikotin, zu viel Computer-Arbeit) peitscht den Körper auf und verhindert die notwendige Regeneration.

Auch Sorgen – also Stress – machen uns „sauer" und damit schwach und anfällig für Krankheiten. Jeder dritte Bundesbürger hat wenigstens einmal in seinem Leben eine seelische Krankheit durchgemacht. Man weiß seit Langem, dass bei Vitamin- und Mineralverlusten gewisse seelische Erkrankungen auftreten können. In harmlosen Fällen sagt der Volksmund, der Mensch sei *„sauer"*.

Selbstverständlich benötigt der Körper Säure. Sie ist zur Energiegewinnung notwendig. Säuren wirken stets anregend beziehungsweise nervenreizend. Bevor ein Mensch krank wird, gerät er häufig in einen Zustand von Nervosität und Reizbarkeit. Giftstoffe kreisen vermehrt im Körper. Er ist noch nicht krank, aber auch nicht mehr ganz gesund. Jede Mutter kennt die Unruhe und Gereiztheit der Kinder, ehe eine Krankheit ausbricht.

Unmittelbar vor der Regel klagen viele Frauen über zunehmende Reizbarkeit, Nervosität und Angriffslust, Ruhelosigkeit und Leistungsabfall. Besonders dann, wenn nach den Wechseljahren das monatliche Giftstoffventil der regelmäßigen Blutung verschlossen bleibt, können sich Streitsucht und mancherlei Boshaftigkeiten ergeben. Bekanntlich werden Frauen in der Regel „älter" als Männer. Der Grund hierfür ist letztlich noch nicht erforscht. Eine interessante These lautet: Die Frau hat mit der Gebärmutter eine Art Zweitleber, sie kann also als zusätzliches Entgiftungsorgan dienen, was sich lebensverlängernd auswirkt. Angriffslust oder Depressionen gibt es auch bei Männern. Sie haben ihre Ursache manchmal in der Umstellung des Körpers auf einen veränderten Hormonhaushalt, aber auch aufgrund von Leber-Nieren-Darm-Belastungen.

> *Die Natur schafft immer von dem, was möglich ist, das Beste.*
>
> *Aristoteles*

Eine sich ankündigende Depression, Angst oder Aggression kann man durch Mineral- und Vitamingaben vermeiden, wenn man die vorausgehende Unruhe erkennt. Amerikanischen Wissenschaftlern gelang es, geistige Krankheiten allein durch eine vollwertige Ernährung zu heilen (die Verordnung von Tranquilizern oder Antidepressiva gilt in Amerika als Kunstfehler ...).

Ruhepausen sind Balsam für die Nerven. Aufenthalt und viel Bewegung in freier Natur vermehren die Köperenergie. Die Farbe blau beruhigt die Nerven. Mit all ihren Düften über Blüten, Bäume, Sträucher und Pflanzen begegnet uns die Natur immer im basischen Bereich.

Tipps zur Bewältigung von Stimmungsschwankungen

- Gehen Sie täglich einer körperlichen Aktivität nach, zum Beispiel Sport, Spazierengehen, Radfahren, Gartenarbeiten, Holzhacken und dergleichen, mindestens eine Stunde lang.
- Um wieder in den gewohnten Lebensrhythmus zu finden, ist es lohnend, leichte Arbeiten – wie Einkaufen oder Hausarbeiten, die man gerne macht – und Zeitunglesen usw. in den Alltag zu integrieren.
- Erlernen Sie Entspannungstechniken wie Yoga und Tai Chi.
- Setzen Sie sich überschaubare und kleinere, erreichbare Ziele. Das verhilft zum Erfolg.
- Nehmen Sie sich persönliche Misserfolge nicht zu Herzen!
- Erfreuen Sie sich an noch so kleinen Erfolgen!
- Loben Sie sich selbst!
- Gehen Sie immer liebevoll mit sich selbst um, indem Sie sich einen Kino-, Theater- oder Sauna-Besuch gönnen. Hören Sie Musik, die Sie lieben. Dinge, die Ihnen Spaß und Freude bereiten, sollten Sie in die Tat umsetzen.
- Vertrauen Sie sich Menschen an, die Sie mögen.
- Gehen Sie nach außen und suchen Sie Kontakt zu Ihrer Umwelt, ziehen Sie sich nicht zurück.
- Nehmen Sie Kontakt zu einer Selbsthilfegruppe auf.
- Nehmen Sie ein Entspannungsbad oder ansteigende Fußbäder, bevor Sie zu Bett gehen.
- Sorgen Sie für erholsamen Schlaf.
- Ernähren Sie sich gesund (siehe nachfolgender Absatz).

Nahrungsmittel für die Stimmung

- Bereiten Sie sich eine vollwertige, vitamin- und mineralstoffreiche Kost.
- Essen Sie in angenehmer Atmosphäre (Kerzenlicht, Blumenschmuck!).
- Essen Sie am Abend nicht zu spät und nur leicht Verdaubares.
- Meiden Sie Alkohol und sonstige Genussgifte.
- Trinken Sie mehrmals täglich ein großes Glas warmes Wasser.
- Trinken Sie zur Nervenberuhigung Kräutertees aus Baldrian, Passionsblume, Johannis- oder Melissenkraut.
- Unterstützen Sie Ihre Gesundheit, indem Sie Lebensmittel in bestimmten Farben essen (siehe Kasten). Das Gleichgewicht innerhalb der Organsysteme regeneriert sich dadurch schneller.
- Wählen Sie ganz bewusst Produkte aus biologischer Landwirtschaft, denn diese sind ohne Zusatzstoffe, und die Farbschwingungen sind noch lebendig.

- Verarbeitete Produkte oder gar Fast Food sind tote Nahrungsmittel.
- Vermeiden Sie aus diesem Grunde auch die Mikrowellenkost. Sie kostet Energie und bringt Sie selbst in Disharmonie.

Nahrungsmittel in Farbe

- *Rot: Gibt mehr Energie und hilft somit gegen Müdigkeit und Lethargie. – Tomate, Paprika, Apfel, Rote Beete, Rotkraut.*
- *Orange: Bringt Optimismus und hilft bei Veränderungen. Kummer und Enttäuschungen werden leichter verkraftet. – Kürbis, Karotte, Erdkohlrabi, Aprikose.*
- *Gelb: Fördert das Lachen, die Freude und den Spaß. Hilft Ihnen bei Depressionen. – Birne, Kartoffel, Mirabelle, Lauch, Chicorée.*
- *Grün: Stärkt die physische Ausdauer und hilft gegen Panik, Angst und Sorgen. – Mangold, Spinat, Zucchini, Lauch.*
- *Blau: Schenkt uns Frieden und Entspannung, stärkt unsere Konzentration und lindert Ängste. – Zwetschge, Brombeere, Heidelbeere.*
- *Indigo: Bringt wieder Struktur ins Leben und hilft gegen Unsicherheiten. – Aubergine, Brombeere, Heidelbeere.*
- *Violett: Fördert die Führungsqualitäten, beruhigt sprunghafte und launische Menschen. – Blaukraut, Zwetschge.*

III. Säure-Basen-Haushalt

Hinter vielen chronischen Krankheiten kann ein gemeinsames Problem stecken: die Übersäuerung – Hauptgrund für die Beeinträchtigung von Körperzellen und -flüssigkeiten. Verursacher in fast allen Fällen ist unsere „Wohlstandskost", die zu viel Säure enthält und damit zu einer latenten chronischen Stoffwechselübersäuerung führt. Dies wiederum kann überaus viele Beschwerden verursachen.

Wie entsteht eine Stoffwechselübersäuerung?

Jeder Erwachsene nimmt im Laufe seines Lebens etwa eine Tonne an flüssiger oder fester Nahrung zu sich. Je nach Ernährungsgewohnheiten können Säurebildner (Fleisch, Fisch, Wurst, Backwaren) oder Basenlieferanten (Gemüse und Obst) überwiegen. Würden wir uns noch wie unsere Vorfahren ernähren, dann wären Kartoffeln, Gemüse und Getreide die Hauptnahrungsmittel. Den einst berühmten Sonntagsbraten gab es einmal pro Woche, wie schon der Name sagt.

In der westlichen Welt verzehren wir heute jedoch täglich Fleisch, Wurst, Fisch, Käse und führen uns hiermit sehr viele Säurebildner zu.

Unser Trinkverhalten beeinflusst ebenso den Säure-Basen-Haushalt und verschiebt das Gleichgewicht zu Lasten der Basen. Im Regelfall trinken wir nicht genügend Wasser, sondern löschen den Durst mit Kaffee oder Alkohol, die nicht von ungefähr als Genussgifte gelten. Bewegungsmangel, Stress in der Arbeit oder in der Freizeit sowie Nikotin tun ihr Übriges dazu. In der Folge verschiebt sich das Säure-Basen-Gleichgewicht.

Unser innerer Regelkreis kann bis zu einem gewissen Grad dieses Überangebot an Säuren korrigieren, ohne dass es gleich zu einer Entgleisung im Säure-Basen-Gleichgewicht und damit zu Stoffwechselstörungen kommt.

Dazu verhilft ein ausgeklügeltes Puffersystem, das in der Lage ist, überschüssige Säuren durch Basen zu binden und durch verschiedene Ausleitungswege zu entsorgen.

Was sind Säuren, Basen und der pH-Wert?

Salze, etwa Kochsalz, zerfallen in ihre Einzelteile, wenn sie in Wasser gelöst werden. Die im Kristallgitter gebundenen Ionen lösen sich voneinander und liegen nun frei beweglich vor. Ähnlich ist es, wenn anorganische Säuren und Basen in Wasser gelöst werden:

- Bei Chlorwasserstoff (HCl) etwa werden H+-Ionen (Wasserstoffionen, positiv geladen) frei, das Wasser wird „sauer"; es entsteht Salzsäure.
- Bei Natriumhydroxid (NaOH) werden dagegen negativ geladene Hydroxylionen (HO-) frei, das Wasser wird „basisch"; es entsteht Natronlauge.

Ionen sind elektrisch geladene atomare oder molekulare Teilchen. Ein Kation ist positiv, ein Anion negativ geladen.

Säuren und Basen

Als Säuren bezeichnen wir alle organischen und anorganischen Verbindungen, die in Lösungen Wasserstoff-Ionen (H^+) abgeben.

Als Basen bezeichnen wir alle organischen und anorganischen Verbindungen, die in Lösungen Wasserstoff-Ionen aufnehmen.

Der pH-Wert (potentia hydrogenii)

Auf einer Skala von 0–14 zeigt er die saure (pH < 7), neutrale (pH= 7) oder basische (pH > 7) Reaktion der Lösung an. In einer neutralen Flüssigkeit ist die Menge an sauren und an basischen Ionen ausgeglichen. Der Blut-pH liegt mit einem Wert von ca. 7,40 beim Gesunden im leicht alkalischen Bereich.

Da alle Stoffwechselreaktionen pH-abhängig sind, also nur in einem bestimmten pH-Bereich optimal ablaufen, muss der Organismus den Blut-pH-Wert in dem engen Bereich von 7,35–7,45 konstant halten.

Bei allen Stoffwechselvorgängen fallen ständig H+-Ionen an, die durch die Nieren ausgeschieden werden müssen. Weiterhin sorgen Puffersysteme des Blutes, der Atmung und der Nieren für die Konstanthaltung des Blut-pH-Wertes.

pH-Werte im Organismus

Magen	*1,20–3,00*
Vagina	*3,40–4,20*
Haut	*5,50*
Stuhl	*5,50–6,5*
Schweiß	*6,60–7,00*
Urin	*5,50–8,50*
Intrazellulär/Muskel	*6,10–6,90*
Mundhöhle/Speichel	*6,70–7,20*
Galle	*7,00*
Liquor cerebralis (Gehirnwasser)	*7,30–7,40*
Blutplasma/Bindegewebsflüssigkeit	*7,35–7,45*
Dickdarm	*7,80–8,00*
Pankreas	*8,60*

Diese Liste erhebt keinen Anspruch auf Vollständigkeit.

Säure-Basen-Tabelle

Die Ernährung sollte sich zu 75 % aus basenbildenden und zu 25 % aus säurebringenden Lebensmitteln zusammensetzen. Lebensmittel aus Stufe I und II sollten 75 % Ihrer Ernährung, Lebensmittel aus Stufe III und IV 25 % ausmachen!

Stufe I **= stark** **basenbildend**	**Stufe II** **= schwach** **basenbildend**	**Stufe III** **= schwach** **säurebildend**	**Stufe IV** **= stark** **säurebildend**
Blattsalate und Blattgemüse: Endivien, Kopfsalat, Feldsalat, Spinat, Mangold, Kohl **Gemüse allgemein:** Kohlrabi, Brokkoli, Gurke, Auberginen, Kürbis, Zucchini, Lauch, Tomaten, Radieschen **Wurzelgemüse:** Karotten, Sellerie, Rote Beete, Topinambur, Kartoffeln **Keime, Sprossen, Wildkräuter:** Löwenzahn, Brennnessel, Brunnenkresse **Küchenkräuter, Gewürze:** Petersilie, Schnittlauch, Majoran, Thymian, Dill, Basilikum, Rosmarin u. Ä., Paprika, Pfeffer **Obst:** nur vollreife Früchte, Trockenfrüchte: Rosinen, Feigen, Datteln, Aprikosen (Bio!) Blütenpollen Sahne Gemüsebrühe	**Weizenkeime** geschrotet **Pilze:** Steinpilze, Pfifferlinge, Shiitake, Maltake, Champignons, Zwiebeln **Milchprodukte:** Vollmilch, Sauermilch, Buttermilch, Ziegen- und Schafmilch, Molke **Alternative Süßungsmittel:** wenig Honig, Apfelkraut, Rübensirup, Agavendicksaft, Schwarze Melasse u. Ä. **Soja-Produkte:** Tofu, Milch, Sahne, Joghurt (aus Soja hergestellt) **Heil- und Kräutertees:** vor allem solche aus Wurzeln und Rinden Bierhefe Algen Grüntee (lange ziehen lassen) Schwarztee (lange ziehen lassen)	**Getreide** (mit Ausnahme von Hirse): Weizen, Roggen, Dinkel, Quinua, Bulgur, Amarant, Maismehl, Kastanienmehl **Nüsse und Kastanien:** Al- oder Paranüsse, Kastanien (basisch hingegen sind Haselnüsse und Mandeln) **Umstritten:** Margarine und Butter, Fette und Öle, Tiefkühlkost Joghurt natur Vollkorn-Knäckebrot Obstessig und milchsaure Getränke vielfältiger Art: von Kwasz bis Kombucha, Brottrunk Bier und Wein	**Fleisch- und Wurstwaren:** Schweine-, Rind- und Kalbfleisch, Fleischbrühe; Aufschnitt, Wurstwaren **Geschälter Reis,** Naturreis, Graupen **Brot:** Schwarzbrot, Vollkornbrot (vor allem frisch gebackenes!), Weißmehl, Weißmehlprodukte **Käse:** Hartkäse wie Emmentaler, Edamer, Parmesan u. Ä.; Weichkäse wie Camembert, Streichkäse u. Ä.; Harzer, Quark **Industriezucker,** alle zuckerhaltigen Produkte **Fisch:** Seefisch, Süßwasserfisch Erdnüsse, Cornflakes Hochprozentiger Alkohol Schokolade, Kakao und Kaffee Hühnerei

PH-neutrale Nahrungsmittel sind Butter, kaltgepresste Pflanzenöle wie Oliven-, Sonnenblumen- und Kürbiskernöl, Quellwasser, Leitungswasser.

Warum kommen Säuren und Basen ins Ungleichgewicht?

Zu den inneren Ursachen eines Säure-/Basen-Ungleichgewichts gehören:
- chronische Darmgärung (durch unsere Essweise verursacht),
- Säurebildung bei Hunger und Fieber,
- Zuckerkrankheit (Diabetes),
- Alkoholkonsum,
- chronische Nierenschwäche,
- allgemeiner Sauerstoffmangel bei Herzschwäche,
- schwere körperliche Belastungen,
- Vergiftungen,
- örtlicher Sauerstoffmangel bei Durchblutungsstörungen,
- Cortison-Therapie,
- Kaliummangel.

Äußere Ursachen:
- Ernährung mit hohem Fleischanteil,
- fehlerhafte Zubereitung der Gerichte (Fertiggerichte, zu hohe Temperaturen, Konservierungsstoffe usw.),
- Mangel an Frischkost,
- fehlende Flüssigkeitszufuhr,
- mangelnde Bewegung an der frischen Luft,
- zu viel Stress.

Die wichtigsten Ausleitungsorgane

Die wichtigsten Ausleitungsorgane des Säure-Basen-Haushaltes sind:
- die Lunge, indem sie das ans Hämoglobin gebundene Kohlendioxyd abatmet;
- die Leber, in der alle Stickstoffverbindungen und organischen Säuren entgiftet werden;
- die Niere, die alle harnpflichtigen Säuren wie zum Beispiel Phosphor- oder Schwefelsäure ausscheidet;
- der Magen, der in seinem Oberflächenepithel das Bicarbonat, eines der wichtigsten Puffersysteme, produziert. Ein chemischer Puffer wird von einer schwachen Säure und ihrer dissoziierten Form, einer Base, gebildet. Das Gemisch kann eine bestimmte Menge Protonen abgeben und aufnehmen, ohne dass sich der pH-Wert verändert.

Was hemmt nun die Entgiftungsleistung der Organe?

- Die Nieren müssen die Fremdstoffe oder Toxine als wasserlösliche Verbindung ausscheiden und sind eventuell überfordert oder gar nicht in der Lage, dies zu tun.
- Ein saurer Urin behindert die Niere in ihrer Arbeit.
- „Rückvergiftungen" aus dem Darm führen zu Störungen im Immunsystem, sodass Blähungen bis hin zu einem Reizdarm entstehen können.
- Fehlen dem Organismus Basen, kann auch das für eine natürliche Verdauung notwendige pH-Milieu im Darm nicht erreicht werden. Das schränkt vor allem die Wirkung der basischen Verdauungsenzyme erheblich ein. Anstelle einer vollständigen Trennung der Nährstoffe in ihre einzelnen Bestandteile kommt es bei einem Basenmangel zu fehlerhaften Zersetzungsprozessen. Bei diesen Fehlverdauungsvorgängen werden zum Teil äußerst giftige Stoffwechselprodukte freigesetzt, die verschiedene schädliche Auswirkungen auf den Körper haben. Sie reizen die Darmschleimhaut und bewirken damit Entzündungen.
- Bei Pilzen im Darm werden zusätzlich die von den Pilzen abgegebenen Giftstoffe in den Körper eingeschleust. Das überfordert die Entgiftungsorgane auf Dauer. Die natürliche Darmflora stirbt allmählich ab. Dadurch sinkt die Abwehrfähigkeit des Lymphsystems und damit der Immunabwehr. Eine Veränderung der gesamten Darmflora wirkt sich auch auf andere Organe wie Nasennebenhöhlen, Atemwege oder Scheidenschleimhaut negativ aus.

Welche funktionellen Beschwerden können auf eine latente Übersäuerung hinweisen?

An folgenden Beschwerden und Erkrankungen kann eine Übersäuerung des Körpers beteiligt sein:

- Mitwirkender Faktor für die Entstehung von Bluthochdruck: Ein Überschuss an Säuren verhindert die Ausscheidung von Natrium im Urin und begünstigt damit den Bluthochdruck.
- Mitwirkung bei Herzinfarkt, Schlaganfall, Durchblutungsstörungen: Die roten Blutkörperchen werden im sauren Milieu starr und unelastisch. Dadurch verschließen sich die feinen Blutgefäße (im Herzmuskel, im Gehirn oder in den Beinen) und bilden dort ein kleines Blutgerinnsel.

- Vorschub bei der Entstehung von Weichteilrheumatismus: Säureablagerungen in Muskeln und Sehnen verursachen unangenehme Beschwerden. Dabei funktioniert das Bindegewebe als Zwischenlager für schädliche Stoffe und somit auch für überschüssige Säuren. Hohe Säurekonzentrationen führen zu erheblichen Schmerzen.
- Förderung der (Alters-)Osteoporose: Bei Übersäuerung holt sich der Körper die fehlenden Basen aus dem Calcium der Knochen. Dabei übersteigt der Calciumverlust zum Teil die (ernährungsbedingte) Calciumaufnahme.
- Entwicklung der Gicht: Ursache von Gicht ist ein übermäßiger Anstieg der Harnsäure im Blut, wodurch sich diese bei Basenmangel leicht in kleinen Kristallen verfestigt. Im Bindegewebe, bevorzugt im Gelenkknorpel, werden diese kleinen Kristalle abgelagert und können dort schwere Entzündungen hervorrufen.
- Fördert die Entstehung von „Cellulitis" und vorzeitiger Hautalterung: Säuren, die sich an Bindegewebsfasern anhaften, verändern mit der Zeit sichtbar den Aufbau der Haut. Die Haut erschlafft (wie ein altes Gummiband) und beginnt zu altern. Die Gesichtszüge beginnen zu hängen; die Konturen wirken faltig und schlotternd; die Körperoberfläche erscheint an bestimmten Stellen wellig.
- Begünstigung von Tumorleiden: Verschiedene Krebs- und Ernährungsforscher äußern sich eindeutig zur Übersäuerung als einer der Voraussetzungen für Tumorleiden. Sie kann sogar schon als Vorstadium hierzu aufgefasst werden.
- Auswirkung auf den Cholesterinspiegel: Im Rahmen einer Entsäuerungsbehandlung sanken bei Personen mit erhöhtem Cholesterin die Cholesterinwerte deutlich mehr. Nur alleine durch Ernährungsumstellung und Vermeidung von Lebensmitteln, die normalerweise den Cholesterinspiegel steigen lassen, wurde eine Cholesterinsenkung nicht in diesem Maße beobachtet. Da die Leber sich unter einer Entsäuerung besser regeneriert, werden diese Erfolge auch auf die Leber zurückgeführt, die zu den wichtigsten Bicarbonat-Lieferanten zählt und sich offensichtlich unter der Behandlung sehr gut regeneriert.
- Verursachung subjektiver Störungen: Gerät die Verdauung ins Stocken, weil Leber und Bauchspeicheldrüse nicht genügend Sekrete produzieren können, bekommt das der Magen zu spüren. Er kann seinen Inhalt nämlich erst dann an den Zwölffingerdarm weitergeben, wenn dort durch die (basischen) Verdauungsenzyme ein alkalisches pH-Milieu geschaffen wurde. Ist dieser pH-Wert noch nicht erreicht, nimmt der Zwölffingerdarm keine weitere Nahrung aus dem Magen an. Die Mahlzeit bleibt dann länger als gewöhnlich im Magen liegen (*„Die Sache liegt mir im Magen"*). Dieser „Stau" drückt sich durch unangenehmes Völlegefühl und Aufstoßen aus.

- Auslöser von Sodbrennen: Im Magen werden aus Kochsalz, Kohlensäure und Wasser Salzsäure und (basisches) Natriumbicarbonat gebildet. Die Salzsäure geht in das Mageninnere, während Natriumbicarbonat über den Blutweg zu den Organen Leber, Gallenblase, Bauchspeicheldrüse, Dünndarmdrüsen abtransportiert wird. Wenn diese Organe mehr Basen zur Verdauung benötigen, muss der Magen mehr Natriumbicarbonat herstellen, zugleich entsteht aber eine übermäßige Salzsäureproduktion. Diese macht sich im Symptom „Sodbrennen" erkennbar.
- Begünstigung von Nervosität: Übersäuerung erhöht die Empfindlichkeit der Nervenzelle für Reize. Durch die zusätzliche Einnahme von Basenpräparaten können Herzklopfen und Schlafstörungen vermindert werden.
- Müdigkeit und Konzentration sind abhängig vom Säure-Basen-Gleichgewicht: Alle Vorgänge im Gehirn sind vom Milieu abhängig. Isolieren Säureschlacken im Bindegewebe den Informationsfluss, können die Nervenimpulse an die Gehirnzellen nicht ungehindert weitergegeben werden. Darunter leidet auch die geistige Vitalität. Entsäuerung führt zu größerer Konzentration und verbesserter geistiger Leistungsfähigkeit.

Messung des pH-Werts im Urin

Der pH-Wert kann je nach Tageszeit und Messung zwischen 5 und 8 schwanken, deshalb ist von größter Bedeutung, zu welcher Tageszeit der Urin untersucht wird (Teststäbchen sind in Apotheken erhältlich!):

- Morgens vor dem Frühstück: Wahrscheinlich ist der pH-Wert jetzt sauer. Dies ist jedoch kein Grund zur Besorgnis, denn über Nacht werden viele saure Stoffwechselschlacken aus dem Bindegewebe gelöst und mit dem ersten Frühurin ausgeschieden.
- Ein bis zwei Stunden nach dem Frühstück: Durch die Frühmahlzeit wird die erste Basenflut des Tages ausgelöst. Nun sollte der pH-Wert im basischen Bereich liegen.
- Kurz vor dem Mittagessen: Die Basenflut nach dem Frühstück ist inzwischen in eine Basenebbe übergegangen. Der Urin reagiert daher wieder sauer.
- Ein bis zwei Stunden nach dem Mittagessen: Zu dieser Zeit hat der pH-Wert seinen höchsten Wert erreicht. Zum einen wird durch die Mittagsmahlzeit die zweite Basenflut des Tages ausgelöst, zum anderen hat auch die Stoffwechselaktivität der Leber derzeit ihren tageszeitlichen Höhepunkt.
- Vor dem Abendbrot: Die durch das Mittagessen verursachte Basenflut ist wieder abgeebbt.

Die Basenflut

Wenn die Belegzellen des Magens aufgrund von Verdauung mit der Produktion von Salzsäure beginnen, wird gleichzeitig Natriumbicarbonat in gleicher Weise mitproduziert. Es wird nun die Salzsäure in den Magen abgegeben und gleichzeitig das Bicarbonat ins Venenblut. So wird während der Verweildauer der Nahrung im Magen der Basen-Pool im Blut aufrechterhalten. Diesen Vorgang bezeichnet der Chemiker Friedrich Sander als „Basenflut" im Organismus. Sie kann durch Urin-pH-Messungen nachgewiesen werden.

Verfügt der Körper über genügend basische Reserven, kann der Urin noch im neutralen Bereich liegen. Bei den meisten Menschen ist er hingegen wieder leicht sauer. Um auf Dauer den Säure-Basen-Haushalt allgemein im Auge zu behalten, genügt es durchaus, wenn man morgens vor dem Frühstück den ersten Urin untersucht. Dieser Wert gibt am besten wieder, wie es um den Stoffwechsel bestellt ist.

Ernährungsempfehlungen

Um einer chronischen Übersäuerung vorzubeugen, beachten Sie bitte folgende Hinweise:

- Unser Körper benötigt Säuren und Basen – allerdings in einem ausgewogenen Verhältnis.
- Genießen Sie Rohkost nur in Maßen und niemals zu spät! Zerkleinern Sie diese gut im Mund, denn schlecht gekaute Salate führen zu Fehlverdauungsprozessen und wirken daher nicht mehr basisch, sondern säuernd. Äpfel sowie anderes Obst oder auch Rohkost aus Gemüse sollten nur bis 15 Uhr gegessen werden.
- Rohe Äpfel verursachen, wenn sie nicht vollständig verdaut werden, Gärungsvorgänge im Darm und sind oft die Ursache von hartnäckigen Blähungen.
- „Blonde" Tees wie Melissen-, Fenchel-, Lindenblütentee wirken im Gegensatz zu „roten" Tees basisch.
- Will man den basischen Einfluss des Mineralwassers erhalten, sollte man entweder zu stillen Wässern greifen oder die Kohlensäure ausperlen lassen.
- Beim Ei hat nur das Eigelb eine basische Wirkung, Eier-Eiweiß verursacht hingegen Säure.
- Bei der Käsezubereitung entstehen weitaus mehr Säuren als bei den Sauermilcherzeugnissen. Je kräftiger der Käse, umso säurehaltiger ist er.

Obst und Gemüse

Voll ausgereiftes Obst wird in heißen Regionen (im Süden) basisch verstoffwechselt, in kalten Regionen (bei uns) und im Winter dagegen sauer. Sämtliches Obst, das unreif geerntet und in Wärmekammern nachgereift wird, wirkt säuernd, weil die Stoffwechselprozesse im Obst nicht abgeschlossen bzw. unterbrochen worden sind. Nun können die Vitamine, Mineralien und Spurenelemente sich nicht voll ausbilden. Obstsorten, die in unserem Klima alkalisch verstoffwechselt werden, sind Bananen und Aprikosen. Säurehaltige Gemüsesorten sind nur in kleinen Mengen und nur zum Mittagessen erlaubt: Tomaten, Spinat, Spargel. In Spargel-Anbaugebieten sind zur Spargelzeit Gichtanfälle, Hexenschuss, Lendenwirbelsyndrome, Schulter-Arm-Syndrome und andere Gelenkerkrankungen gehäuft anzutreffen. Bei übersäuerten Menschen kann eine fast zur Sucht ausartende Vorliebe für Saures bestehen, ein Hang zu Zitrusfrüchten, sauren Weinen, Essiggurken, Kaffee, Cola-Getränken und kohlensäurehaltigen Mineralwässern. Quellwasser und Gemüsesäfte werden oft abgelehnt. Es wird über Durstlosigkeit geklagt (Milz stärken!). Stark säuernd wirken Zucker, Kaffee, schwarzer Tee, Alkohol, Zigaretten und Stress.

Getreide, Reis und getreideähnliche Pflanzenprodukte enthalten verhältnismäßig viele Proteine (Eiweiß), die bei der Verdauung zu Aminosäuren abgebaut werden. Getreide und Mehle wirken daher insgesamt säuernd auf den Organismus.

- Beim Röstvorgang der Kaffeebohne entstehen säurehaltige Reizstoffe. Die Chlorogensäure ist dafür verantwortlich, dass Kaffee stark säuernd wirkt.
- Schwarztee wirkt durch seine Gerbsäuren und Tannine säurefördernd. Allerdings nicht so stark wie Kaffee.
- Ob ein basisches Lebensmittel in unserem Körper seine Wirkung entfalten kann, ist auch davon abhängig, wie und wann wir essen.
- Eine hastig aufgegessene Mahlzeit führt im Darm zu erheblichen Fehlverdauungsprozessen mit Gärung und Fäulnis.
- Die individuelle Leistungsfähigkeit des Verdauungssystems spielt eine große Rolle.
- Jüngere und kräftig gebaute Menschen, welche sehr viel Bewegung an der Luft haben, können größere Portionen an Rohkost und schwer verdaulichen Hülsenfrüchten vertragen. Während ältere Menschen, aber auch sehr schlanke Personen oft damit überfordert sind.
- Überschreitet die verzehrte Menge an Rohkost die Verdauungskraft des Einzelnen, vergären bestimmte Bakterien die nicht abgebauten Anteile im Darm. Dabei entstehen aus der primär basischen Rohkost sogar Säuren.

- Gut gekaut ist halb verdaut! Im Mund wird die Nahrung mechanisch zerkleinert. Die weitere Zerkleinerung muss in Magen und Darm von den Enzymen des Verdauungstraktes erst mühsam nachgeholt werden. Bis sich die Verdauungssäfte durch einen dicken Nahrungsbrocken gearbeitet haben, kann viel Zeit vergehen; währenddessen beginnt die Nahrung aber schon, sich selbst zu zersetzen, zu faulen und zu gären. Das Ergebnis ist – bildlich gesprochen – ein „Chemieunfall" im Darm. Dieser ist unmittelbar zu spüren in Form von Bauchkrämpfen, Blähungen und unangenehm riechendem Stuhl.

Die Rolle des Bindegewebes beim Verdauen

Unser Bindegewebe wird in seiner elementaren Bedeutung meist vernachlässigt und verkannt. Bei einem Erwachsenen wiegt dieses Stütz- und Transitgewebe ca. 18 kg. Es ist somit das größte Organ im menschlichen Körper.

Zwei Arten von Bindegewebe finden wir im menschlichen Körper:

- fasriges Bindegewebe, das sich durch hohe Elastizität und mechanische Beanspruchung auszeichnet (Haut, Sehnen, Muskelscheiden);
- lockeres, sehr wasserreiches Bindegewebe, das viele unterschiedliche Zellen beinhaltet und dem viele lebensnotwendige Funktionen zukommen.

Der zweite Anteil – das lockere Bindegewebe – findet nachfolgend unser Interesse:

- Es ist ein lockeres, flüssigkeitsreiches, hochkompliziert zusammengesetztes System aus Eiweiß- und Zuckerstoffen.
- Seine funktionelle Bedeutung liegt im gesamten Stofftransport zwischen Blutgefäßen und Organzellen in beiderlei Richtungen. Es stellt somit die entscheidende Verbindung zwischen Blutgefäßen und Organzellen her.
- Die aus dem Gefäßsystem ausströmenden Nährstoffe und der Sauerstoff müssen zunächst das Bindegewebe passieren, um die Organzellen zu erreichen.
- Von den Zellen abgegebene Schlackenstoffe wiederum passieren in umgekehrter Richtung das Bindegewebe.
- Weiterhin enden vegetative Nervenfasern im Bindegewebe.
- Verschiedene Immunzellen machen aus dem Bindegewebe ein sehr aktives und regulierendes System.
- Durch die vielen Regulationsvorgänge über Nerven, Hormone, Organzellen und Bindegewebszellen wird pausenlos die physikalisch-chemische Zustandsform verändert und dem Bedarf angepasst. So wird der Stofftransport hemmend oder fördernd beeinflusst.

- Ein großer Teil immunologischer Vorgänge findet hier statt.
- Jede hochentwickelte Organzelle ist eingebettet in weiches Bindegewebe.

Das Zelle-Milieu-System

Auf dem Weg von der Zelle zum Blut zu den weiteren Ausscheidungsorganen passieren grundsätzlich alle Säuren das Bindegewebe. Dieses Bindegewebe, auch Grundsubstanz genannt, ist nach den Erkenntnissen des Histologen A. Pischinger als Funktionseinheit für Organe und Gewebe zuständig für Ernährung und Entsorgung der Zelle. In diesem so genannten „Pischinger-Raum" („Zelle-Milieu-System") spielen sich letztlich alle Regulationen ab, die das Leben erst ermöglichen. Das Bindegewebe „ernährt" jede einzelne Zelle. Somit hängt der Verlauf von notwendigen Regulationsvorgängen immer vom Zustand des weichen Bindegewebes ab.

Reicht nun die Pufferkapazität des Blutes nicht aus, so werden im Bindegewebe Säuren vorübergehend zwischengelagert. Sobald nun im Blut wieder Kapazitäten frei sind, werden aus dem Bindegewebsspeicher die Säuren herausgespült und zur Ausscheidung gebracht.

Ist ein Mensch gesund, dann befreit sich der Organismus täglich von den zwischengelagerten Säuren. Der Chemiker Friedrich Sander bezeichnet deshalb das Bindegewebe auch als Vorniere. Ist nun bei einem Menschen die Ausscheidung dieser Säuren gestört oder hat er eine große Säuremenge im Körper vorliegen, bleiben diese im Bindegewebe, das auch als Zwischenlager zu sehen ist, liegen. Dieses wird letztendlich zum Endlager. Damit Organzellen auch bei einem übergroßen Anfall an Schlackenstoffen funktionieren können, werden sie sofort von „Altlasten" befreit. Dieser „Sperrmüll" wird zunächst im Bindegewebe zwischengelagert.

Bei den meisten chronischen Erkrankungen kommt es zu dramatischen Veränderungen der Bindegewebsfunktionen.

Sollte zum Beispiel eine Entzündung vorliegen, die als Dauerreiz wirkt (aber völlig stumm verlaufen kann), kann die Regulationsfähigkeit des Bindegewebes überfordert sein. Während man am eigentlichen Ausgangspunkt des Geschehens, etwa am entzündeten Zahn, nichts spürt, stellen sich schleichend andere Erkrankungen und Symptome ein: zum Beispiel Schmerzen in irgendeinem Gelenk, Herzrhythmusstörungen oder „unerklärliche" Allergien.

Wird ein solchermaßen belastetes Bindegewebe nun mit einer zusätzlichen Einwirkung konfrontiert, kommt es zum so genannten Zweitschlag, der dann vollends zum Zusammenbruch der Regulationen und damit der Selbstheilungskräfte führt. Der Zweitschlag kann durch einen einfachen akuten Infekt, durch plötzlichen seelischen Stress oder auch durch die Konfrontation mit Giftstoffen aus unserer Umgebung ausgelöst werden. Angeblich harmlose Dinge (z. B. Besiedelung der Schleimhäute mit Hefepilzen) können so eine erhebliche Bedeutung bekommen.

Ein permanentes Überangebot an Stoffwechsel-, Ernährungs- und Umweltgiften (Schwermetalle, Chemikalien) etc. kann zur Verhärtung des Bindegewebes führen. Die Strukturen verändern sich dadurch, eine zunehmende Funktions- und Regulationseinbuße ist die Folge.

Die von Darmbakterien freigesetzten organischen Säuren sind für den Bindegewebshaushalt unproblematisch.

Die latente Übersäuerung

Bei vielen Stoffwechselvorgängen kommt es zu einer kurzfristigen Anflutung von sauren Stoffen, welche die Nieren nicht unmittelbar ausscheiden können. Das Bindegewebe kann die sauren Stoffwechselprodukte aber kurzfristig aufnehmen und so die Nieren entlasten. Während der Nachtruhe scheiden die Nieren dann die „zwischengelagerten" Säuren wieder aus. Dieses Phänomen erklärt, weshalb der Morgenurin üblicherweise am sauersten ist.

Da die heutige Ernährung überwiegend „saure" Nahrungsmittel wie Fleisch, Mehlprodukte, Zucker usw. enthält, entsteht oft ein Säureüberschuss. In der Folge kann der Organismus nicht mehr genügend Basen bilden, um dieses Überangebot an sauren Valenzen zu puffern. Ergebnis ist die latente Übersäuerung (Azidose), die mit einer Verringerung der Gesamtpufferkapazität – bis hin zur Erschöpfung – einhergeht. Ein sicherer Hinweis auf eine Störung im Säure-Basen-Haushalt ist das Fehlen von Schwankungen in der Messlinie bei der pH-Wert-Bestimmung eines Tages. Liegen nun die Urin-pH-Messungen permanent im sauren Bereich, heißt dies, der Körper scheidet ständig Säuren aus (pH-Wert unter 6,5). Die Basenfluten, die nach den beiden Hauptmahlzeiten Frühstück und Mittagessen zu erwarten sind, reichen nicht aus, um den pH-Wert auch nur kurzfristig in den basischen Bereich zu bringen.

Das Bindegewebe kann nun den Zellstoffwechsel nicht mehr optimal entlasten. Die so genannte Halbwertszeit der Schlackenstoffe verlängert sich dadurch von etwa 14 Tagen auf Jahre, der Stoffaustausch der Organzellen wird gefährdet und verlangsamt. Daraus entstehende Organschäden sind die Konsequenzen. Das Abwehrsystem wird zunehmend in seiner Funktion behindert, es kommt zu immunologischen Fehl- oder Minderleistungen (Infektanfälligkeit, Pilzinfektionen, allergische Reaktionen, Tumorgeschehen).

Wird der Zustand nicht durch geeignete Maßnahmen – beispielsweise einer Änderung der Lebensgewohnheiten oder einer Ausleitungs- oder Entgiftungstherapie – geändert, beginnt ein Teufelskreis: Mit zunehmender Verschlackung der Grundsubstanz (Zelle-Milieu-System, siehe oben) entwickelt sich ein

Übersäuerung und deren mögliche Folgen	
Allgemeinbefinden	Ständige Müdigkeit, verminderte Leistungsfähigkeit, extrem lange Erholungsphasen nach körperlicher Anstrengung, schwere Glieder; häufiges, starkes Herzklopfen; plötzliche Schwäche nach dem Verzehr saurer Speisen, Kälteempfindlichkeit, erhöhte Infektanfälligkeit aufgrund geschwächter Widerstandskraft
Atemwege	Überempfindliche Reaktion der Atemwege auf Kälte, häufige Erkältungen und Bronchitiden; Nebenhöhlenentzündungen, Angina, vergrößerte Mandeln, Polypen, Allergien, rauer Hals und Reizhusten
Blutkreislauf	Zu niedriger Blutdruck, zu hoher Blutdruck, schlechte Blutzirkulation, Neigung zu Blutarmut und Blutungen
Darm	Darmkrämpfe durch plötzliche Freisetzung von Säuren, Brennen beim Stuhlgang, Neigung zu Darminfektionen, Hellfärbung des Stuhls infolge Leberschwäche
Endokrine Drüsen	Verminderte Drüsensekretion und -produktion, Überfunktion der Schilddrüse
Gemütsverfassung	Antriebsschwäche, Lustlosigkeit, mangelnde Lebensfreude, trübe Gedanken, depressive Verstimmungen, Reizbarkeit, geringe Belastbarkeit, Nervosität, innere Unruhe, Überempfindlichkeit, Schreckhaftigkeit
Geschlechtsorgane	Entzündungen der Geschlechtsorgane (Juckreiz, Rötungen)
Haut	Übersäuerter Schweiß, trockene Haut; Rötungen an stark schwitzenden Hautstellen (Hautfalten, Gürtelregion u. a.) oder um Augen, Mund und Nase; rissige Haut zwischen den Fingern und am Nagelbett, Pilzerkrankungen, Nesselfieber, Juckreiz und Hautausschläge, Pickel, verschiedene Ekzeme
Knochen und Gelenke	Abbau von Mineralstoffen im Skelett: Osteoporose, Knochenerweichung, Rachitis, wiederholte Knochenbrüche, verzögerte Heilung nach Brüchen, Gelenkknacken, überdehnte Bänder, Wirbelblockierungen, Rheuma, Arthrose, Arthritis, Ischias, Wirbelverschiebungen, Bandscheibenvorfall, Entzündungen und Sklerose von Gelenkbändern, wandernde Gelenkschmerzen
Kopf	Sehr blasse Gesichtsfarbe, Kopfschmerzen, tränende, empfindliche Augen

Magen	Überproduktion an Magensäure, saures Aufstoßen, Magenkrämpfe und Magenschmerzen, Magenschleimhautentzündungen, Magengeschwür
Mund	Saurer Speichel, Zahnfleischschwund, entzündetes empfindliches Zahnfleisch, Hautrisse im Mundwinkel; Reizung von Mandeln und Rachen, die zu wiederholten Entzündungen der Schleimhaut führen
Muskeln	Krämpfe, Neigung zu Hexenschuss und steifem Hals
Nägel	Dünne, weiche und gespaltene Nägel, mit Rillen und weißen Flecken
Nervensystem	Erhöhte Schmerzempfindlichkeit, hartnäckige und wandernde Neuralgien, Schlaflosigkeit
Nieren-Blase	Übersäuerter Urin, Reizungen und Brennen in Blase und Harnröhre, übermäßig große Harnmenge infolge Nierenschwäche, Nieren- und Blasensteine
Zähne	Empfindliche Reaktion der Zähne auf kalte, heiße und saure Speisen, Zahnkaries

Sauerstoffmangel (Gewebehypoxie) im Gewebe. Dadurch werden aus den Abwehrzellen des Bindegewebes Entzündungshormone freigesetzt. Der Zustand der Mikrogefäße (Blutkapillare) und der Transitstrecke (Bindegewebe) verschlechtert sich abermals.

Somit kann jeder unnatürliche Dauerreiz, der durch chronische Übersäuerung hervorgerufen wird, ganz gleich auf welcher Ebene, Initiator für chronische Erkrankungen sein und letztlich auf Basis der sich aufschaukelnden Teufelskreise das Leben (unnötig) frühzeitig beenden.

Ältere Menschen sind hier besonders gefährdet! Ein 75-Jähriger besitzt nur noch ein Viertel der Kapazität zur Säure-Basen-Regulation gegenüber einem 30-Jährigen. Kommen noch (unerkannte) Nierenschäden mit Funktionseinschränkungen hinzu, folgt zwangsläufig eine chronische metabolische (im Stoffwechselprozess entstandene) Azidose.

Das ist unser Ziel: Je nach Grad der Störung muss der Säure-Basen-Haushalt optimiert werden. Mit aller Anstrengung sollten wir versuchen, aus dem Ungleichgewicht und dem „Säure-Kreislauf“ – vom sauren Regen über den sauren Boden bis hin zum sauren Mensch – herauszukommen.

IV. Allergien

Sprichwörtlich kennen wir den Ausdruck *„auf jemanden allergisch reagieren"*. In diesem Fall mögen wir den betroffenen Menschen nicht, und mit jedem weiteren Kontakt werden wir ihm gegenüber abwehrender. Auch im nüchternen medizinischen Sprachgebrauch ausgedrückt, steht bei Allergien die „Abwehr" im Vordergrund. Der heute verwendete Begriff „Allergie" stammt aus dem Griechischen und bedeutet *„andere Wirkung"*: Die natürliche Abwehr des Körpers ist teilweise außer Kontrolle geraten und funktioniert falsch.

Allergie ist keine Erkrankung der Neuzeit. Schon in Altertum und Mittelalter wusste man, dass bestimmte Menschen auf Lebensmittel und auf das Einatmen von Duftstoffen reagieren. Die Ärzte der damaligen Zeit bezeichneten diese Abneigung, die wir heute mit dem Wort „Allergie" bezeichnen, als „Antipathie". Wörtlich übersetzt bedeutet Antipathie *„gegen das Leiden"* (*griech. anti* = gegen; *páthos* = Leiden, Krankheit). Seit dem 20. Jahrhundert wird nun der Begriff „Allergie" allgemein im medizinischen Sprachgebrauch verwendet.

Allergien auf dem Vormarsch?

Aus der Tagespresse erfahren wir, dass Allergien stetig zunehmen und immer mehr Menschen daran erkranken. Nur zum Teil ist das richtig, denn Erkrankungen dieser Art wurden früher oft nicht nachgewiesen, weil Untersuchungsmethoden nicht zur Verfügung standen. Heute ist dies anders, und relativ einfache Untersuchungsmethoden verhelfen zu schneller Diagnostik. Dennoch – die Anzahl der Erkrankten nimmt zu. Zunehmend wurden wir in den vergangenen Jahrzehnten im Haushalt, am Arbeitsplatz, in der Schule oder in der Freizeit mit den unterschiedlichsten Stoffen in Berührung gebracht. Moderne Chemikalien, neue Arzneistoffe, exotische Früchte und Gemüse, Gewürze aus fremden Ländern kommen in unseren Körper und stellen für ihn eine ständig neue Herausforderung dar. In der Folge entwickeln sich Überempfindlichkeitsreaktionen. Heute reagiert jeder dritte bis vierte Bundesbürger auf irgendwelche Stoffe, vor 50 Jahren war es nur jeder fünfzigste.

Bestimmte Berufsgruppen sind für Allergien geradezu prädestiniert. Hierzu zählen Bäcker, Maurer, Friseure und Maler, aber auch die Beschäftigten der kunststoffverarbeitenden Industrie. Zunehmend beobachtet man das Auftreten allergischer Reaktionen auf Kontaktstoffe in der Zahnmedizin, der Lebensmittelindustrie und im Haushalt.

Wie funktioniert unser Abwehrsystem?

Das Abwehrsystem schützt den Körper vor Krankheitserregern und Schadstoffen. Bei guter Abwehrlage hat der Körper die Kraft, Bakterien und Viren in Schach zu halten.

Treten wir mit irgendwelchen Stoffen, Bakterien, Viren, Parasiten und Toxinen über die Haut, das Atmungssystem oder den Magen-Darm-Trakt in Kontakt, wird durch das Immunsystem Alarm ausgelöst. Nun beginnt der Körper, gegen diese Eindringlinge Antikörper zu bilden. Diese wiederum versuchen mit allen Mitteln, die Fremdstoffe, die in der Blutbahn kreisen, zu eliminieren.

Antikörper sind nichts anderes als kompliziert aufgebaute Eiweißkörper, die an ihrer Oberflächenstruktur Erkennungsmoleküle (Eiweißmoleküle) aufweisen, die exakt zu diesen Merkmalen passen und so das Antigen an sich binden können (Schlüssel-Schloss-Prinzip). Sie binden sich an die Eindringlinge, verklumpen mit ihnen und machen sie dadurch unschädlich. Die Eindringlinge (Fremdstoffe) werden medizinisch als „Antigene" bezeichnet. Der Ablauf, der gerade geschildert wurde, wird auch als „Überempfindlichkeitsreaktion" oder als Antigen-Antikörper-Reaktion bezeichnet.

Nicht jeder Antikörper reagiert mit einem Fremdstoff, der sich im Körper befindet. Grundsätzlich weiß der Körper erst einmal nicht, welche Eindringlinge er zu bekämpfen hat. Er produziert große Mengen unterschiedlicher Antikörper. Passt nun einer von ihnen auf den erkannten Fremdstoff (Schlüssel-Schloss-Prinzip), verbindet er sich mit diesem und meldet dann mit Hilfe von Botenstoffen, dass der Fremdkörper erkannt wurde. Nun produziert das Abwehrsystem große Mengen weiterer Antikörper genau dieser vorgegebenen Bauart und bannt damit eine größere Gefahr.

Allergieform	Organsystem	Allergene
Inhalationsallergie (z. B. Heuschnupfen)	Atemwege	Blütenstaub, Pollen, Pilzsporen, Tierhaare
Kontaktallergie	Haut	Kosmetika, Modeschmuck (v. a. nickelhaltiger); Pflanzen wie Primel, Arnika, Rainfarn usw.
Nahrungsmittelallergie	Magen-Darm-Trakt, Haut (Allergene gelangen über die Blutwege an den Magen-Darm-Trakt oder die Haut)	Nüsse, Erdbeeren, Milch, Hühnerei-Eiweiß, Weizen, Lebensmittelfarbstoffe, Konservierungsstoffe u. v. m.
Arzneimittelallergie	abhängig von der Dosis der Arzneimittelaufnahme	Antibiotika, Schmerzmittel
Insektengiftallergie	Haut, Atemwege	Bienen, Wespen, Stechmücken
Sonnenallergie	Haut	UVA-Strahlen

Ist im Körper des Betroffenen bereits eine Allergie angelegt, reagiert das Immunsystem anders als vorstehend beschrieben. Plötzlich kann es zwischen schädlichen und unschädlichen Stoffen nicht mehr unterscheiden. Harmlose Substanzen wie Pollen, Tierhaare, Landwirtschaftsstäube, Hausstaubmilben, Kuhmilch, Nüsse, Hühnerei, Farbstoffe, Konservierungsstoffe aus den Lebensmitteln, Formaldehyd, Ozon, Chlor und vieles mehr bringen den Körper in Abwehr und Aufruhr, weil er sich gegen diese Substanzen wehren will. Der Körper produziert gleichsam eine größere Menge an Antikörpern, was sich wiederum störend auf das Gleichgewicht innerhalb der Immunabwehr auswirkt. Im Normalfall werden immer ausreichend Antikörper gebildet, die Antigene unschädlich machen. Anders bei einer Allergie, hier werden nun die Antiköper im Überschuss gebildet, die nun ihrerseits wiederum zu den Symptomen des Krankheitsbildes beitragen.

Die Allergie

= eine Heilreaktion des Körpers

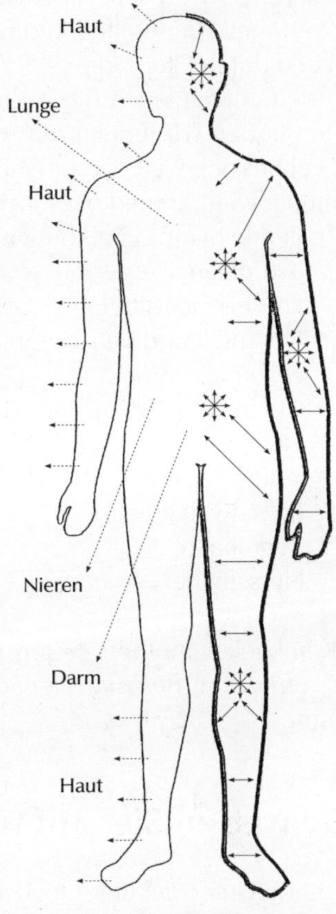

Auch über die Haut werden Gifte ausgeschieden (⋯→), zur Unterstützung der Ausscheidung von Niere, Darm und Lunge.

Werden Reaktionen wie Hautausschlag, Husten, Schnupfen, Durchfall etc. bekämpft/unterdrückt (←→), erkranken die Organe und entarten die Zellen (✳).

Wann treten Allergien auf?

Voraussetzung für das Auftreten einer Allergie ist die Sensibilisierung mit einem speziellen (z. B. Pollen-) Antigen, welches eine überschießende Reaktion auslöst. Die Bereitschaft zur Allergie wird bestimmten Menschen schon in die Wiege gelegt; man spricht hier von genetischer Disposition. Ob es sich alleine um genetische Anlagen handelt, wird kontrovers diskutiert. Vielmehr rücken die Umwelt und deren Einflüsse (Konservierungsstoffe, denaturierte Lebensmittel, Farbstoffe, Duftstoffe usw.) ins Visier, weil durch diese das Immunsystem gestört wird. Nach einer im Vordringen begriffenen Hypothese kann zu viel sterile Sauberkeit im frühen Kindesalter die Bereitschaft zur Allergie fördern. Denn nur durch den Kontakt zu Krankheitserregern werden das Immunsystem und dessen Abwehr ausgebildet. Heutzutage fehlt jedoch oft diese Erfahrung, ein „Training“ ist nicht mehr möglich. Untersuchungen haben gezeigt, dass Kinder, die mit Haus- und Stalltieren aufwachsen, seltener Asthma bekommen als Stadtkinder.

Im frühen Kindesalter, bedingt durch denaturierte Milch, Haselnüsse, Weizen und durch Eltern, die selbst Allergiker sind, werden die Neigungen begünstigt (siehe hierzu auch die Ausführungen zum Dickdarm ab S. 118). Am häufigsten finden wir jedoch die Allergien bei Menschen zwischen dem 20. und 30. Lebensjahr, weil sich bei ihnen schon ein Abbau der schleimhautständigen Immunabwehr bemerkbar macht.

Folgende Symptome können unter Umständen auf Allergien hinweisen:

- Asthmaanfälle,
- chronische Mittelohrentzündungen,
- Durchfall und Verstopfung,
- Ekzeme,
- Gelenkschmerzen,
- Husten,
- laufende Nase,
- Lidschwellungen,
- Migräneanfälle,
- Nesselfieber.

Krankheitssymptome treten normalerweise dort auf, wo das Allergen, also der Fremdstoff, der die Allergie auslöst, mit unserem Organismus in Kontakt kommt.

Wie wissen Sie, auf was Sie allergisch reagieren?

Folgende Untersuchungsmöglichkeiten existieren, um Allergien festzustellen:

- Blutuntersuchung: Eine geringe Blutmenge wird auf bestimmte Antikörper untersucht.
- Hauttest: Die verdächtigen Substanzen werden direkt auf die Haut gebracht, teilweise auch mit Nadeln eingeritzt. Anschließend wird beobachtet, ob Hautreaktionen auftreten. Liegt eine Rötung oder Quaddel vor, spricht man von einem positiven Befund.

  Aus meiner Sicht kommt der Hauttest einer „Impfung“ gleich – deshalb sehe ich ihn als problematisch an. Unter Umständen wird der zu Untersuchende nun überhaupt erstmalig mit dem Allergen infiziert und reagiert, was vorher eventuell nicht der Fall war.
- Provokationstest: Dieser ist in ganz bestimmten Fällen nötig. Bluttest und Hauttest sagen nur aus, ob Antikörper gegen bestimmte Allergene vorliegen. Sie drücken jedoch nicht aus, ob diese Empfindlichkeit auch

zu einer Allergiekrankheit führen kann. Beim Provokationstest werden geringe Mengen des Allergens zum Beispiel geschluckt, um zu sehen, ob der Magen-Darm-Trakt darauf reagiert. Dies geschieht unter der Maßgabe der geringsten Menge, damit niemand gefährdet wird.

- Suchdiät: Die Suchdiät ist eine Art Provokationstest. Hier werden Nahrungsmittelallergien ausfindig gemacht. Man nimmt zunächst für einige Zeit allergiefreie Kost zu sich, anschließend werden immer weitere Nahrungsgruppen zugeführt. Man passt genau auf, wie und wann bestimmte Symptome auftreten. Eine Suchdiät bei Kindern und Erwachsenen sollte unbedingt konsequent durchgeführt werden, immer unter ärztlicher Kontrolle.
- Kinesiologie: Mit dem „Muskeltest" können Nahrungsmittel, Konservierungsstoffe, Farbstoffe usw., Informationen, Gefühle, Ereignisse u. Ä. für jeden Menschen individuell ausgetestet werden. Damit können Sie folglich Lebensmittel, auf die Sie mit Unverträglichkeiten beziehungsweise unterschwelligen (versteckten) Allergien reagieren, ausfindig machen.

Ein Hinweis aus der Praxis: Bekommen Sie nach Nahrungsaufnahme innerhalb von 20–30 Minuten ein einseitig rotes Ohr, können Sie dies als Hinweis auf eine versteckte Allergie ansehen. Untersuchen Sie genau, was Sie zum Kochen verwendet haben. Halbfertigprodukte, Fertigprodukte, Inhaltsstoffe wie Glutamat, Phosphor, Weizenstärke, Süßstoff?

Auch das gehäufte Auftreten von Streitigkeiten beim Essen könnte auf unterschwellige Nahrungsmittelallergien hinweisen. (Lesen Sie dazu auch die Ausführungen zur Milz ab S. 113.)

Schwangerschaft und Allergie

Eine Schwangere mit Allergien sollte in enger Zusammenarbeit mit ihrem Therapeuten bleiben. Sie sollte – so gut es geht – Belastungen für das werdende Leben vermeiden.

Ihr bekannte Allergene sind zu meiden, eine allergenarme Ernährung von Anfang an ist zu bevorzugen. Selbstverständlich verzichtet die Schwangere zu Gunsten des Kindes auf Nikotin, Alkohol und Medikamente, soweit diese nicht unabweisbar benötigt werden.

Essen im Lokal

Nahrungsmittelallergiker versuchen, schon vor der Bestellung von Gerichten im Restaurant die Art der Zubereitung in Erfahrung zu bringen. Hierzu sollten der Küchenchef oder der Koch befragt werden. Gute Restaurants sind darauf bestens vorbereitet und halten meist eine Liste der verwendeten Inhaltsstoffe bereit. Im Ausland sollten Sie sich vorher die benötigten Vokabeln zurechtlegen.

Kreuzallergien – eine versteckte Gefahr

Mindestens 50% aller Birkenpollen-Allergiker reagieren auch auf Äpfel allergisch. Schuld daran sind Eiweißverbunde im Apfel, die ähnliche IgE-Bindungsstellen (IgE-reaktive Epitope) aufweisen wie bestimmte Moleküle in den Birkenpollen. Solche Gemeinsamkeiten im Protein- beziehungsweise Allergenmuster findet man besonders häufig bei eng verwandten Pflanzen- oder Tierarten. So reagieren Birkenpollen-Allergiker häufig auch auf Haselnuss- oder Erlenpollen, auf Graspollen oder Roggenpollen. Zwischen den verschiedenen Arten der Hausstaubmilbe wurden ebenfalls Kreuzreaktionen beobachtet.

Am Beispiel des Birkenpollen-Allergikers, der beim Verzehr von Äpfeln geschwollene Lippen bekommt, zeigt sich, dass auch ohne „Artverwandtschaft"

Auch Kiwis, Nüsse oder Karotten setzen Pollenallergikern zu

Allergen	**Kreuzreaktives Allergen**
Pollen mit Pollen	
Birke	Erle, Haselnuss, Buche
Beifuß	Kamille, Sonnenblume, Margerite
Flieder	Esche, Ölbaum
Nahrungsmittel mit Nahrungsmittel	
Sellerie	Karotte, Wassermelone, Gurke
Mehle (z. B. Weizenmehl)	Roggen-, Hafer-, Maismehl, Reis, Sesam-, Mohnsamen
Pollenassoziierte kreuzreaktive Nahrungsmittelallergene	
Birke	Überwiegend: Frischobst wie Kern- und Steinobst, Nüsse, Karotten, rohe Tomaten, Sellerie, Kiwi
Gräser	Überwiegend: rohe Kartoffeln, Soja, Erdnuss, Erbse, Kiwi
Beifuß	Gewürze, Sellerie, Karotte, Lychee, Zwiebel, Kamillentee
Sonstiges	
Latex	Banane, Avocado, Papaya, Esskastanie, Kiwi, Ficus
Gelatine	Volumenersatzmittel, Plasmaexpander

Kreuzallergien eintreten können. Man spricht dann von einer pollenassoziierten kreuzreaktiven Nahrungsmittelallergie. Dabei handelt es sich immer um eine partielle Allergie: Sie kann auftreten, muss aber nicht. Das erklärt, warum manche Heuschnupfen-Patienten zwar Kirschen und Karotten, dafür aber keine Nüsse vertragen, während es bei anderen Birkenpollen-Allergikern genau umgekehrt ist. Auch ist nicht jede Apfelsorte gleichermaßen allergen. Besonders oft finden sich Symptome nach dem Verzehr von Golden Delicious oder Gloster. Außerdem vertragen viele Betroffene nur während der Pollenflugzeit keine Äpfel; im restlichen Jahr sind sie beschwerdefrei. Zudem vertragen sie oft Äpfel, die gedünstet, geschält, gerieben oder so lange stehen gelassen wurden, bis sie braun (oxidiert) sind.

Die meisten Kreuzallergien treten bei Birkenpollen-Allergikern in Erscheinung. Allerdings nehmen in jüngster Zeit auch bei Latex-Allergikern kreuzreaktive Unverträglichkeiten stark zu. So können Nahrungsmittel wie Banane und Avocado oder Pflanzen wie Ficus benjaminus bei diesen Menschen zu allergischen Reaktionen führen (siehe Tabelle).

Um wirklich sicher zu sein, dass es sich beim jeweiligen Betroffenen um eine Kreuzallergie und nicht um eine unabhängige Sensibilisierung auf bestimmte Nahrungsmittel handelt, müssen serologische Untersuchungen vorgenommen werden, in denen die jeweiligen IgE-Antikörper bestimmt werden.

Löst homogenisierte Milch Allergien aus?

Milchallergie ist bei Kindern die häufigste Nahrungsmittelunverträglichkeit – mit steigender Tendenz. Eine ihrer Ursachen könnte sein, dass die Kinder schon als Säuglinge mit homogenisierter Kuhmilch in Berührung gekommen sind.

Dazu die Beobachtung einiger dänischer Eltern: Ihnen fiel auf, dass ihre Kinder nur auf molkereitechnisch behandelte Milch allergisch reagierten, unbehandelte Milch vom Bauernhof hingegen problemlos vertrugen. Dänische Wissenschaftler untersuchten daraufhin in den Jahren 1987 bis 1990 an Mäusen, welchen Einfluss Fettgehalt, Homogenisierung und Wärmebehandlung von Kuhmilch auf deren allergisches Potential haben. Tiere reagierten auf homogenisierte Milch wesentlich stärker als auf nicht homogenisierte. Pasteurisierung hingegen zeigte keinerlei Einfluss auf das Allergiepotential. Australische Wissenschaftler bestätigten im Wesentlichen die Ergebnisse im Jahr 1999.

Konventionelle Milch – im Regelfall homogenisiert

Homogenisierte Milch gilt wegen der kleineren Fettkügelchen als besser verdaulich. Gerade hierin könnte nun aber das Problem liegen. Denn durch die Zerkleinerung und die damit folgende Neubildung von Fettkügelchen lagern sich verstärkt Eiweiße am Fett an. Folglich ändern sich sowohl die Zusammensetzung der Eiweiße als auch ihre Struktur. Diese Eiweiße gerinnen nun nicht nur im Magen – wie wir das bei unbehandelter Milch kennen –, sondern werden mit den Fettkügelchen auch in den Dünndarm transportiert. Bei Säuglingen, die noch über eine stärker durchlässige Darmwand verfügen, könnten die Proteine ins Blut gelangen und die Bildung von Antikörpern anregen. Das Kind wäre nun sensibilisiert und könnte beim nächsten Kontakt mit homogenisierter Milch eventuell allergisch reagieren. Hinzu kommt noch, dass diese veränderte Milch im Verdacht steht, Diabeteserkrankungen im Kindesalter zu begünstigen.

Die Beweislage ist schwierig. Homogenisierung kann durchaus eine Rolle bei der Zunahme von Milchallergien (Sensibilisierung) bei Kindern spielen. Zur Vorbeugung kann schwangeren Frauen und stillenden Müttern geraten werden, auf homogenisierte Milch zu verzichten. Jedoch bedarf es dringend weiterer Forschungen.

Grauzone Bio-Milch

Vor allem zur Verhinderung einer Aufrahmung ist konventionelle Milch durchweg homogenisiert. Bio-Molkereien homogenisieren in der Regel nicht. Eine Ausnahme ist haltbare Milch, die im Supermarkt angeboten wird – meist in Kartonverpackungen, aber oft auch in Flaschen. Von der EU-Bio-Verordnung und den Richtlinien der Verbände (Landwirtschaftsverbände usw.) her ist das erlaubt.

Demeter hat am Verbot der Homogenisierung festgehalten, was einst Branchenstandard der milchverarbeitenden Betriebe war. Man begründet das so: *„Beim Abmelken hat die Milch eine Art qualitatives Optimum. Alle Anstrengungen, die dann folgen, sind darauf gerichtet, diese Reinheit und Frische möglichst zu bewahren, sofern sie als Trinkmilch Verwendung finden soll. Jede mögliche Bearbeitung der Milch bedeutet aber ein Zurückdrängen des Lebendigen. Dies findet bei der Homogenisierung in erheblichem Ausmaß statt."*

Sowohl Kunden als auch Ladenbesitzern fiel immer wieder auf, dass auch Bio-Milch seltener aufrahmte als früher. Eine Untersuchung von über 20 Bio-Frischmilch-Proben Ende 1999 zeigte, dass die Hälfte der Proben einen Homogenisierungsgrad von über 80 % aufwies, obwohl die Milch als *„nicht homogenisiert"* deklariert war. Die Erklärung der betroffenen Molkereien: Wenn die Milch bei der Behandlung mit hohem Druck durch viele kurvige Rohre gepumpt wird, werden die Fettkügelchen durch diese mechanische Belastung ebenfalls zerkleinert. Nicht ganz wie bei einer Behandlung im Homogenisator, aber immerhin zu gut 80 %. Da die Milch aber nicht durch den Homogenisator gelaufen war, wurde sie als *„nicht homogenisiert"* ausgelobt.

Als einziger Anbauverband hat der ebenfalls betroffene Demeter-Bund aus diesem Dilemma Konsequenzen gezogen. Toleriert wird ein durch die Verarbeitung bedingter Homogenisierungsgrad bis 30%; ab diesem Grad rahmt die Milch aber kaum auf. Lobt die Molkerei die Demeter-Milch als *„nicht homogenisiert"* aus, darf der Homogenisierungsgrad nicht über 10% liegen – der Sahnepfropf ist bei solchen Werten garantiert. Molkereien, die mit Demeter zusammenarbeiten, mussten Pumpen auswechseln und Rohrleitungen umbauen, damit sie diese Werte einhalten können.

Eine transparente Regelung zum Thema Homogenisierung gibt es derzeit nur für Demeter-Milch. Der Verbraucher kann beim Großteil der sonstigen Bio-Frischmilch dagegen nicht erkennen, wie stark sie homogenisiert ist.

Machen Sie den Test!

Ein Test ist im heimischen Kühlschrank möglich: Stellen Sie die Milch kalt und warten Sie mit dem Öffnen der Flasche, bis das Haltbarkeitsdatum erreicht ist. Hat sich ein dicker Sahnepropf gebildet, war die Milch nicht homogenisiert.

Milch, Darm, Pasteurisierung

Weitere Informationen zu diesem Thema finden sich bei den Ausführungen zum Dickdarm ab S. 118.

Sonnenallergie

Wir wissen heute, dass neben den Allergien durch Lebensmittel, Pollen usw. auch die Sonnenallergie immer häufiger in Erscheinung tritt. Menschen können mit großer Blasenbildung reagieren, die beim Abheilen Narben hinterlassen. Auch starke Hautrötungen mit anschließender Nesselsucht und starkem Juckreiz sind möglich.

Aus meiner Erfahrung in der Praxis ist es besonders wichtig, den Säure-Basen-Haushalt (siehe Kapitel III. Säure-Basen-Haushalt) im Gleichgewicht zu halten. Das senkt die Gefahr oder Disposition zu Allergie auf Sonneneinstrahlung erheblich. Viele Patienten berichten, dass sie im Urlaub – aufgrund durchgeführter Entsäuerung und Ernährungsumstellung – beschwerdefrei sind. Ernährungstechnisch ist empfehlenswert, vor einer Reise in sonnenreiche Länder vor allem calciumhaltige Lebensmittel zu verzehren. Verwenden Sie auf alle Fälle Sonnenschutzpräparate mit höherer Filterwirkung und ohne Zusatzstoffe. Schützen Sie den Bereich der Schilddrüse und halten Sie Ihren Kopf bedeckt.

Kennen Sie die Bilder von van Gogh oder Monet? Immer sind die Damen mit Sonnenhut und leichtem Seidenschal um den Hals zu sehen. Die Schilddrüse mit ihren Nebenschilddrüsen reagiert sehr empfindlich auf Sonnenlicht.

Auch Medikamente können eine Sonnenallergie entstehen lassen. Hier heißt dieser Vorgang dann „Photosensibilisierung“, die eine gesteigerte Empfindlichkeit gegenüber Licht ausdrückt. Dabei rücken insbesondere Antibiotika (hier die Tetrazykline), Bergamotteöl (in einigen Teesorten, z. B. „Earl Grey“, enthalten) oder das Johanniskraut ins Blickfeld. Aufheller in Waschmitteln können ebenfalls Reaktionen auslösen.

Welche Nahrungsmittel sollten Allergiker vermeiden?

Bestimmte Nahrungsmittel sollten bei allergischen Erkrankungen vermieden werden (ohne Anspruch auf Vollständigkeit!):

- eisgekühlte Getränke und Speisen, kalte Getränke während der Mahlzeiten, sauerkalte Speisen (z. B. Essiggurken, eingelegter Paprika, Mixed Pickels);
- zu häufige Brotmahlzeiten, Rohkost- und Obstmahlzeiten, zu üppige Fleischmahlzeiten am Abend;
- Süßigkeiten, Kuchen, Speiseeis, Schokolade;
- alle Sauermilchprodukte, Milch, Käse;
- Gemüse, Tomaten, Gurken, Sprossen von Hülsenfrüchten, Südfrüchte, rohes Obst;
- rohes Getreide wie Müsli, Weizengras;
- Fertignahrung, Fertigsoßen, Konserven, Lightprodukte, Tiefkühlkost, Mikrowellenkost (siehe Anhang J. Hände weg von der Mikrowelle!), Süßstoff;
- Margarine, konventionelles Speiseöl;
- Schweinefleisch, Wurst;
- Fruchtsäfte, Weizenbier, kühlende Kräutertees, Limonade, Cola-Getränke;
- Weißmehlprodukte wie Weißbrot, Brötchen, Pizzateig, Nudeln.

Hilfreich für Allergiker sind auch die Angaben im Kapitel „Seine Mitte pflegen – mit gesunder Ernährung“ (S. 146). Dabei sollte freilich jeder auf die bekannten, allergisch machenden Lebensmittel verzichten. Allergien sind jedoch so individuell ausgeprägt, dass an dieser Stelle keine konkreten Ernährungsempfehlungen gegeben werden können.

V. Diabetes

„Diabetes mellitus“ ist die griechisch-lateinische Bezeichnung für die so genannte „Zuckerkrankheit“ und bedeutet wörtlich so viel wie *„honigsüße Durchleitung“*. Damit ist gemeint: Nährstoffe gelangen bei Diabetes gar nicht erst in die Zellen, sondern werden ungenutzt durch die Niere „durchgeleitet“.

Nach derzeitigen Expertenschätzungen sind rund 8 Millionen Deutsche, also ca. 10% der Bevölkerung, von Diabetes betroffen – bei steigender Tendenz, vor allem auch bei Kindern. Der Diabetes entwickelt sich zunehmend zur Volkskrankheit.

Allgemeine Hintergrundinformation

Der Diabetes mellitus stellt eine chronische Erkrankung der Bauchspeicheldrüse dar, die den gesamten Stoffwechsel betrifft. Ungenügende Insulinproduktion beziehungsweise Insulinwirkung sind die Merkmale dieser Erkrankung. Nicht nur der Kohlenhydratstoffwechsel, sondern auch Fett- und Eiweißstoffwechsel sind in Mitleidenschaft gezogen, obwohl sich die Definition dieser Erkrankung grundsätzlich nur auf die Blutzuckerveränderungen bezieht. Ein Diabetes mellitus liegt demnach vor, wenn wiederholt nüchtern die Blutglukosekonzentration über 120 mg/dl oder nach Glukosebelastung (z.B. nach Verzehr von Gebäckstücken) über 200 mg/dl liegt. Kennzeichen ist ein absoluter oder relativer Mangel an Insulin, in dessen Folge zumeist erst nach längerer Krankheitsdauer Schäden an Blutgefäßen und Nervensystem auftreten können.

Einer der wichtigsten Energielieferanten für die menschlichen Zellen ist der Blutzucker (Glukose). Muskulatur und Gehirn sind auf eine ausreichende Glukosezufuhr angewiesen. Damit Blutzucker jedoch überhaupt verwertet werden kann, benötigt er den Botenstoff Insulin. Insulin ist ein speziell von der Bauchspeicheldrüse hergestelltes Hormon. Mit diesem Hormon ist es möglich, spezielle Rezeptoren an der Zelle zu öffnen (Schlüssel-Schloss-Prinzip), damit Glukose aufgenommen werden kann. Mit der Glukose werden selbstverständlich auch alle anderen Nährstoffe zur Zelle herangebracht und eingeschleust. Kommt es zu einer gestörten Zuckeraufnahme, entsteht in der Folge Diabetes mellitus. Diese Aufnahmestörung bewirkt einen Anstieg des Blutzuckerspiegels. Mit dem Urin gelangt nun die Glukose durch die Nieren zur Ausscheidung.

Verschiedene Formen des Diabetes mellitus

Typ I-Diabetes

Der Diabetes vom Typ I entsteht durch eine Autoimmunreaktion, die zu einer irreversiblen Zerstörung der B-Zellen der Bauchspeicheldrüse führt – mit absolutem Insulinmangel. Er kann immunologisch bedingt (ß-zellspezifische autoaggressive T-Lymphozyten) oder idiopathischer Natur (ohne erkennbare Ursachen) sein.

Typ II-Diabetes (Altersdiabetes oder insulinunabhängiger Diabetes)

Beim Typ II ist die körpereigene Insulinproduktion erhalten. Durch eine ständige Zufuhr von schnell resorbierbaren Kohlenhydraten (wie z. B. Zucker), aber auch durch verlangsamten Glukoseabbau (z. B. Bewegungsmangel), steigt die Konzentration von Insulin im Blut. Gleichzeitig sinkt die Zahl der Insulinrezeptoren und damit die Insulinempfindlichkeit der Zellen (Insulinresistenz). Gerade beim Typ II des Diabetes mellitus können die Körperzellen nicht ausreichend auf das hormonelle Signal des Insulins reagieren. Der Diabetes vom Typ II wird landläufig auch als Altersdiabetes bezeichnet, da man ihn früher als eine typische Erkrankung des Alters ansah.

Weitere Formen des Diabetes

Neben den Typen I und II kennen wir weitere Formen von Diabetes:

- seltene genetische Defekte des Insulins;
- chronische Bauchspeicheldrüsenentzündung;
- Infektionen (z. B. Röteln, Cytomegalie), die unter Umständen krankhafte Immunreaktionen in Gang setzen können;
- genetische Syndrome, die gelegentlich mit einem Diabetes vergesellschaftet sind;
- Erkrankungen, die mit Drüsen des Hormonsystems zusammenhängen (z. B. Morbus Cushing, Akromegalie und Ähnliches mehr);
- durch Medikamente, z. B. Glukokortikoide.

Schwangerschaftsdiabetes

Dieser tritt erstmals in der Schwangerschaft auf und ist mit einem hohen Risiko für das Kind verbunden. Ein Schwangerschaftsdiabetes muss dringend durch einen Arzt behandelt werden.

Wie entsteht Diabetes?

Während die Entwicklung zum Typ I-Diabetes relativ rasch verläuft, manifestiert sich der Typ II-Diabetes schleichend und unbemerkt, sodass erst erhöhte Blut-/Harnzuckerwerte bei einer Routineuntersuchung zur Diagnose führen.

Typ I-Diabetes

Es liegt hier ein absoluter Mangel an Insulin vor. Die Ursache liegt in einer Störung der Funktion der B-Zellen des Pankreas, die in der Regel durch Autoimmunerkrankungen, unter Umständen aber auch durch Viruserkrankungen, hervorgerufen wird. Die B-Zellen der Bauchspeicheldrüse werden von T-Lymphozyzten infiltriert, und es sind Autoantikörper gegen Pankreasgewebe (hier speziell das Inselgewebe) und Insulin nachweisbar. Der Erkrankte ist auf die Zufuhr von Insulin angewiesen.

Hier liegt auch der Verdacht nahe, dass die industrielle Veränderung der Milch zu homogenisierter Milch die vorstehend beschriebene Entstehung in Gang setzt. Antikörper werden produziert, weil die Immunabwehr des Darms keinen Lesecode für die veränderte Form der Eiweiße, hier ein ganz bestimmtes Rinderalbumin (bovines Serumalbumin) hat. Die Verbindung findet sich im Molkeneiweißanteil der Milch und ähnelt einem Protein (Eiweiß), welches in der Bauchspeicheldrüse vorkommt. Das Immunsystem läuft offensichtlich gegen dieses betreffende Eiweiß aus der Milch Sturm. Die Antikörper gehen nun wiederum gegen die eiweißähnlichen Inselzellen des Pankreas vor und zerstören eventuell die insulinproduzierenden Zellen, infolgedessen sich ein Diabetes entwickeln kann. Hier ist wohl auch eine der Ursachen, – die für die Zunahme des jugendlichen/kindlichen Diabetes verantwortlich sind, zu suchen (siehe auch Abschnitt „Löst homogenisierte Milch Allergien aus?“ ab S. 173).

Typ II-Diabetes

Der Diabetes vom Typ II ist der weitaus am meisten verbreitete Diabetes. Die genetische Veranlagung, an Diabetes zu erkranken, spielt hier eine wesentliche Rolle. Es liegt jedoch ein relativer Mangel an Insulin vor. Man ist nicht notwendigerweise auf Zufuhr von Insulin angewiesen. Denn die Insulinzufuhr kann normal oder sogar gesteigert sein. Die Zielorgane zeigen jedoch gegenüber dem Insulin eine verminderte Empfindlichkeit. Eine Entwicklung des Typ II-Diabetes wird durch Überernährung, aber auch durch Übergewicht begünstigt. Stressfaktoren wie Infektionen, Operationen, Herzinfarkt oder Schlaganfall etc. können zu seiner Entwicklung beitragen.

Die Mehrzahl der Erkrankten zeigt ein Krankheitsbild, welches auch als „metabolisches Syndrom" bezeichnet wird. Dieses umfasst folgende Erscheinungen:

- Hyperglykämie und Insulinresistenz,
- Adipositas (stammbetontes Übergewicht),
- Fettstoffwechselstörungen (Triglyceride erhöht, HDL-Cholesterin erniedrigt),
- Hyperurikämie (Harnsäureerhöhung) beziehungsweise Gicht,
- essentielle Hypertonie,
- Arteriosklerose.

Hohe Insulinspiegel vermindern die Zahl der peripheren Rezeptoren und damit die Insulinwirkung. Dies führt über Regelkreise zu einer noch stärkeren Insulinausschüttung und wird damit zum „Teufelskreis". Wenn die Zahl der Rezeptoren weiter abnimmt, kommt es durch die zunehmende Insulinresistenz zu einer Erschöpfung der Kapazität der insulinproduzierenden B-Zellen im Pankreas (Bauchspeicheldrüse) und es entsteht ein Diabetes mellitus Typ II.

Die Sensibilität und Dichte der Insulinrezeptoren an der Zelle kann sich wieder erhöhen – und zwar durch Abnehmen, deutlich mehr Bewegung und demzufolge abnehmendem Insulinspiegel.

Hinweise und Komplikationen

Mögliche Hinweise auf das Vorliegen eines Diabetes mellitus:

- familiäre Belastung (erbliche Disposition);
- starker Durst und vermehrte Wasseraufnahme, vermehrte Harnausscheidung;
- Übergewicht; bei Manifestation eines Diabetes mellitus am Anfang aber auch Gewichtsabnahme;
- Leistungsminderung, Müdigkeit;
- Kopfschmerzen, Schwindel;
- nächtliche Wadenkrämpfe (Störungen im Wasser- und Elektroythaushalt);
- kurzfristige Unterzuckerung (Hypoglykämie) mit Heißhunger und Schwitzen;
- Fettstoffwechselstörungen: Fettleber, Trigyliceride erhöht;
- Anfälligkeiten für Infektionen;
- an der Haut: Juckreiz, Hautinfektionen durch Pilze, Furunkel, Erysipel u. a., schlechte Wundheilung;
- Potenzstörungen, Ausbleiben der Menstruation (Amenorrhoe);
- Sehverschlechterung (Retinopathie).

Bei Diabetes mellitus können insbesondere folgende Komplikationen auftreten:

- Gefäßschäden,
- Minderung der Resistenz gegen Infektionen, Pilze usw.,
- Erhöhung der Triglyceride und des Cholesterins, Fettleber,
- diabetische Nervenerkrankungen,
- u. v. m.

Diabetes und Ernährung

Nahezu alle chronischen Erkrankungen werden durch Fehlernährung und körpereigene Defizite in der Entgiftungsleistung des Körpers hervorgerufen.

Studien zeigen, dass bei Diabetikern eine Mangelversorgung vorliegt und deshalb ein erhöhter Bedarf an Vitaminen, Mineralstoffen, Spurenelementen und Aminosäuren besteht. Vitamine, Mineralien und Spurenelemente agieren als Radikalfänger (Antioxidantien) und vermindern dadurch den oxidativen Stress. Schon lange wird vermutet, dass vermehrter oxidativer Stress für die Entstehung des Diabetes und dessen Folgeerkrankungen mitverantwortlich sind. Leider weisen unsere Nahrungsmittel aufgrund von Überdüngung, saurem Regen, Monokulturanbau, künstlicher Behandlung von Obst und Gemüse, industrieller Verarbeitung und damit Denaturierung sowie Haltbarmachung immer weniger Nährstoffe auf. Mikronährstoffe sind jedoch keine Erfindung der Neuzeit. Sie sorgen seit jeher für einen geordneten und geregelten Ablauf des Stoffwechsels, der Zell- und Organfunktionen. Durch gezielte statistische Erhebungen wurde bestätigt, was schon seit Jahrzehnten von weitsichtigen Menschen propagiert wurde: Reichlicher Verzehr von Obst und Gemüse sowie die Verwendung naturbelassener Lebensmittel verringern das Risiko einer chronischen Erkrankung, speziell von Diabetes.

Diabetiker weisen einen erhöhten Mangel an Mikronährstoffen auf, weil sie trotz oder gerade wegen ihrer Diät zu wenig davon aufnehmen, durch den Urin (Glukosurie) zu viel davon ausscheiden. Besonders stark unterversorgt sind Menschen mit Insulinpflicht.

Was können Sie tun?

Da es sich beim Typ I-Diabetes um eine Autoimmunerkrankung gegen die insulinproduzierenden Pankreaszellen handelt, kann er so gut wie gar nicht über die Ernährung beeinflusst werden. Ganz anders ist dies beim Typ II-Diabetes, auf den sich die folgenden Empfehlungen beziehen.

Gesunde Ernährung, gesunder Lebensstil

- Sorgen Sie für regelmäßige Bewegung durch Spazierengehen, Wandern, Radfahren oder Schwimmen.
- Schlafen Sie nicht auf Störzonen (z. B. Wasseradern).
- Sorgen Sie für einen ausgewogenen Säure-Basen-Haushalt (siehe Kapitel III. Säure-Basen-Haushalt).
- Ernähren Sie sich vollwertig – mit reichlicher Zufuhr von Kohlenhydraten mit einem hohen Anteil an Ballaststoffen (z. B. Gemüse, Kartoffeln, Obst und geschrotete Vollkornprodukte). Essen Sie nur wenig Rohkost.
- Nehmen Sie eine eventuelle Gewichtsreduktion schonend vor. 0,5 kg Gewichtsverlust pro Woche wirken sich günstig auf den Blutzuckerspiegel aus.
- Wer kann und möchte, sollte zu Beginn der Therapie unter Anleitung fasten.
- Vermeiden Sie Stress. Dieser führt zu erheblichen Blutzuckerschwankungen.
- Meiden Sie Produkte aus Weißmehl oder geschältem Reis, ebenso Fertigprodukte.
- Vermeiden Sie Alkohol.
- Bevorzugen Sie 6 – 7 kleine Mahlzeiten pro Tag – statt 3 großen.
- Zucker und zuckerhaltige Lebensmittel sind absolut tabu. Verwenden Sie Stevia-Ursüße als Süßungsmittel. Süßstoff steigert das Verlangen nach Süßspeisen (siehe Anhang D. Die Aspartam-Krankheit).
- Pflanzliche Ballaststoffe wie Haferkleie verzögern die Zuckeraufnahme und verhindern einen schnellen Blutzuckeranstieg während der Mahlzeiten.
- Fleisch und Wurstwaren sollten aufgrund ihres hohen Anteils an gesättigten Fettsäuren nur 1 – 2 Mal pro Woche auf dem Tisch stehen.
- Bevorzugen Sie hochwertige pflanzliche Öle, die reich an essentiellen Fettsäuren sind.
- Essen Sie unbedingt langsam und kauen Sie gut, damit Blutzuckerspitzen vermieden werden.
- Viele Diabetiker reagieren auf Weizen mit einer versteckten Nahrungsmittelunverträglichkeit. Dann ist Weizen zu reduzieren oder sogar zu meiden.
- Trinken Sie zur Anregung des Stoffwechsels kurmäßig sulfat- oder magnesiumhaltige Heilwässer.
- Sorgen Sie für eine ausgewogene Ernährung, in der Sie besonderen Wert auf die Zuführung von Vitaminen, Mineralien und Spurenelementen legen.
- Zink fördert die Zellerneuerung, stabilisiert das Immunsystem und schützt

die Haut. Gerade hier wurde die Wirksamkeit bei Diabetes mellitus in Studien erforscht und als sehr positiv bewertet.

- Chrom fördert die Insulinwirkung und hat einen positiven Einfluss auf den täglichen Blutzucker- und Cholesterinspiegel.
- Selen stabilisiert die Zellen und ihre Funktionen.
- Insgesamt fördern Zink, Chrom und Selen die Bildung, Speicherung und Wirkung von Insulin.
- Die Antioxidantien Alpha-Liponsäure, Lutein, Vitamin A, C und E beugen Schädigungen an Nerven, Augen und Herz vor.
- Der Alpha-Liponsäure (körpereigene Substanz, die die Funktion von Enzymen in den Zellen unterstützt) kommt eine besondere Bedeutung zu, da sie ein Radikalfänger sowohl im fett- als auch im wasserlöslichen Milieu ist und somit Vitamin C und E regeneriert. Bei einem Diabetes kann diese Alpha-Liponsäure in Form eines Nahrungsergänzungsmittels zugeführt werden.
- Sorgen Sie auf alle Fälle für eine ausreichende Zufuhr an Mineralien.
- Achten Sie auf eine Ernährung, die Ihnen viel an B-Vitaminen bringt.
- Geben Sie über jedes Essen etwas Zimt beziehungsweise Zimtöl.

Physikalische Anwendungen

Warme Bäder bewirken eine Blutzuckerabsenkung. Wenden Sie dafür täglich ein Molke-Kleie-Bad an. Führen Sie dieses Baden nicht länger als 14 Tage hintereinander durch – und nur in der Phase einer ungünstigen Blutzuckereinstellung. Bei empfindlicher und zu Juckreiz neigender Haut sollten Sie nur 1–2 Mal pro Woche baden. Bevorzugen Sie ansonsten Abwaschungen, Teilbäder und Armgüsse.

Liegen bereits Durchblutungsstörungen vor, sind lokale Wärmeanwendungen wie Wärmflasche oder heiße Fußbäder verboten.

Aus der Phytotherapie

Heilpflanzen können bei Diabetes vom Typ II zur Unterstützung eingesetzt werden. Für die Zubereitung von Tees kommen insbesondere Bohnenschalen, Heidelbeere und Löwenzahn in Betracht.

Zum Schutz der Leber, die gerade beim Diabetes oft in Mitleidenschaft gezogen ist, empfehle ich Mariendistelpräparate. Zudem rate ich zum guten alten Leberwickel (siehe Kapitel VII. Fasten und Kuren) – 1–2 Mal pro Woche gegen 14 Uhr.

VI. Rheuma

Rheuma (griech. fließen, strömen) ist eine Sammelbezeichnung für *„Beschwerden des Bewegungsapparates mit fließenden, reißenden und ziehenden Schmerzen“* (Pschyrembel, Med. Wörterbuch, 257. Aufl., 1994).

Heute umfasst der Begriff „Rheuma“ beziehungsweise die „Erkrankung aus dem rheumatischen Formenkreis“, im Volksmund auch noch als „Reißen“ bezeichnet, die unterschiedlichsten schmerzhaften Erkrankungen des Bewegungssystems (Gelenke, Wirbelsäule, Muskulatur). Dazu gehören Gelenkschmerzen, Schwellungen der Gelenke und Gelenksteifigkeit besonders am Morgen. Das tägliche Leben in Beruf und Freizeit ist beeinträchtigt.

Da die Unterscheidung der verschiedenen Rheumaformen oft schwerfällt und jeder Betroffene an einer individuell ausgeprägten Störung leidet, ist die Behandlung dieser Erkrankung sehr schwierig. Die Diagnose „Rheuma“ wird lediglich aufgrund der Ähnlichkeit der Symptome gestellt. Viele entzündlich-rheumatische Erkrankungen beschränken sich nicht nur auf den Bewegungsapparat, sondern greifen auch innere Organe, die Haut und die Augen an. Entsprechend sollte die individuelle Therapie ausgerichtet sein, was nicht immer leichtfällt.

Immer mehr Menschen unterschiedlichen Alters klagen über rheumatische Beschwerden.

Ein Kurzüberblick über die wichtigsten rheumatischen Erkrankungsformen:

- entzündliche rheumatische Erkrankungen,
- systemische Bindegewebserkrankungen,
- degenerative Gelenk- und Wirbelerkrankungen,
- Weichteilrheumatismus,
- metabolische Knochenerkrankungen,
- sekundäre rheumatische Erkrankungen.

Die Liste ist keineswegs vollständig, soll aber dazu dienen aufzuzeigen, wie umfangreich und gleichzeitig vielgestaltig sich Rheuma äußern kann.

Ursachen der Entstehung von Rheuma

Die Auslöser von Rheuma können durchaus vielfältig sein. Eine einheitliche Ursache ist allerdings nicht erkennbar, vielmehr scheint Rheuma auf ein Bündel an auslösenden Faktoren zurückzuführen sein.

Zu den Ursachen gehören:

- einseitige Ernährung mit zu vielen Lebensmitteln, die „säurelastig“ sind (siehe Kapitel III. Säure-Basen-Haushalt),
- Gewebeübersäuerung,
- Darmbelastungen, Darmdysbiose, Darmpilze (siehe Ausführungen zum Dickdarm ab S. 118),
- Fehlhaltung,
- Alter,
- Fehl- und (sportliche) Überbelastung,
- Verletzungen,
- Bewegungsmangel,
- Übergewicht,
- Wohnumfeld (z. B. feuchte, kalte Wohnung),
- Kleidung (z. B. führt ein fehlendes Unterhemd zur Auskühlung der Nieren – siehe Ausführungen zu den Nieren ab S. 125),
- Arbeitsplatz.

Was garantiert eigentlich unsere Beweglichkeit?

Unsere Beweglichkeit verdanken wir den flexiblen Gelenken, die die Knochen miteinander verbinden. Alle Knochenenden sind im Gelenk von einer Knorpelschicht überzogen. Der glatte und elastische Knorpelüberzug wirkt wie ein Stoßdämpfer, der plötzliche oder harte Bewegungen abfedert.

Zwischen den Knochen befindet sich zusätzlich eine zähe Gelenkflüssigkeit, die wir als Gelenkschmiere bezeichnen. Diese Gelenkschmiere dient zur Ernährung des Knorpels und verhindert gleichzeitig die Reibung zwischen den Knochen. Bewegen wir uns regelmäßig, wird der Knorpel ausreichend von der nährstoffreichen Gelenkflüssigkeit versorgt. Gelenkverschleiß beginnt immer dann, wenn ein Gelenk stärker belastet wird, als es dies überhaupt aushalten kann. Das Ungleichgewicht zwischen Belastung und tatsächlicher Belastbarkeit führt irgendwann zu einem Knorpelschaden. Dies hat zur Folge, dass die schmerzhafte Arthrose entsteht.

Kommt es durch ständige Überlastung zu einem Abbau der Knorpelschicht, werden die Gelenkknorpel vollkommen zerstört. Die Schutzschicht fehlt und die Knochen reiben direkt schmerzhaft aneinander.

Am Anfang spüren wir die Schmerzen nur bei Belastung, später auch schon bei normalen Bewegungen und ganz am Ende sogar im Ruhezustand. Zunehmend stellt sich eine Funktionsbehinderung ein, in deren Folge die Gelenke versteifen.

Verstärkend auf die Problematik des Knorpelabbaus wirken nun auch noch bestimmte körpereigene Botenstoffe, die so genannten Zytokine. Zytokine erfüllen wichtige Aufgaben in unserem Immunsystem, wie beispielsweise die Aktivierung von Lymphozyten (weiße Blutkörperchen). Bekannt ist, dass bei Rheuma- und Arthrosepatienten diese Botenstoffe verstärkt gebildet werden und sich in der Gelenkflüssigkeit anhäufen. Die Zytokine greifen nun den Gelenkknorpel an und verstärken dadurch den Knorpelabbau und Entzündungen am entsprechenden Gelenk.

Rheuma und Ernährung

In den letzten Jahren wurde wissenschaftlich nachgewiesen, dass es einen Zusammenhang zwischen Ernährung und dem Krankheitsverlauf von Rheumaerkrankungen gibt. Eine spezielle Rheumadiät hat in vielen Fällen schon nach 4–6 Wochen eine Verbesserung, speziell bei entzündlich-rheumatischen Beschwerden (Arthritis) und der allgemeinen Beweglichkeit gebracht. Insgesamt verbessert eine gezielte Ernährung die gesamte Rheuma-Problematik.

Heute wissen wir, dass Fettsäuren, die kleinsten Bausteine der Nahrungsfette, eine wichtige Rolle bei Entzündungsprozessen, gerade bei der Arthritis (die Endung „itis" drückt immer eine Entzündung aus), eine Rolle spielen.

Was fördert nun aus der täglichen Ernährung die Entzündung? – Entzündungsfördernd wirkt bei Arthritis die Arachidonsäure, eine Omega-6-Fettsäure, die vor allem in tierischen Lebensmitteln wie Fleisch, Innereien, Wurst, Schweineschmalz enthalten ist (aber auch in den fettreichen Fischsorten Karpfen, Rotbarsch und Lachs). Je mehr Arachidonsäure mit den Nahrungsmitteln in den Körper gelangt, desto mehr entzündungsfördernde Stoffe werden gebildet.

Entzündungshemmend wirkt hingegen die Eicosapentaensäure (EPA), die ausschließlich in Fischen vorkommt und zu den Omega-3-Fettsäuren zählt. EPA hemmt die Bildung entzündungsfördernder Stoffe, die über die Lebensmittel mit der täglichen Ernährung in den Körper gelangen und verdrängt zusätzlich die entzündungsauslösende Arachidonsäure aus dem Gewebe.

Rheuma-Diät

Im Großen und Ganzen hat sich eine Umstellung der Ernährung von der allgemein üblichen „Durchschnittskost" auf eine weitestgehend natürliche Ernährung bewährt. Die natürliche Ernährung umfasst eine Hinwendung zu naturbelassenen Lebensmitteln, die möglichst nicht in der Nahrungsmittelindustrie bearbeitet und konserviert (auch Konservierungsstoffe „konservieren" unsere Krankheiten!) wurden. Entschließt sich der eine oder andere jedoch für eine alleinige Rohkost oder für rein vegetarische Kost, so sollte dies nur geschehen, wenn man sich auch wirklich damit wohlfühlt. Verträgt der Betroffene dies subjektiv nicht, sollte er von dieser Ernährungsform Abstand nehmen.

Lebensmittel pflanzlicher Herkunft sollten auf alle Fälle den Hauptanteil der Nahrung stellen. Fleisch und andere tierische Nahrungsmittel müssen reduziert werden, das gilt auch für Milch und Milchprodukte. Diese Lebensmittel säuern stark und sind Schleimbildner, was wiederum zu Entzündungen führt und das Gewebe- und Zellwasser zähflüssig macht.

Genussgifte wie Alkohol, Nikotin, Kaffee usw. sollten auf jeden Fall vermieden werden.

Wie viel Arachidonsäure enthält unsere Nahrung?

Arachidonsäure in mg pro 100 g Nahrungsmittel (Ca.-Angaben)

Milch und Milchprodukte	
Kuhmilch 0,3 % Fett	0
Kuhmilch 1,5 % Fett	2
Kuhmilch 3,5 % Fett	4
Buttermilch 1 % Fett	1
Saure Sahne 10 % Fett	11
Schlagsahne 30 % Fett	32
Molke	0
Joghurt 3,5 % Fett	4
Käse und Quark	
Mozzarella	16
Camembert 45 % Fett i.Tr.	22
Emmentaler 45 % Fett i.Tr.	28
Magerquark	0
Speisequark 20 % Fett	5
Sahnequark 40 % Fett	11
Hühnereier	
1 Hühnerei	70
Eigelb	210
Fette und Öle	
Butter	110
Schweineschmalz	1.700
Pflanzenmargarine	0
Innereien	
Schweineleber	490
Fisch	
Karpfen	120
Lachs	190
Rotbarsch	240
Fleisch	
Mageres Schweinefleisch	50
Huhn, Brust ohne Haut	34
Huhn, Schlegel ohne Haut	34
Truthahn, Brust ohne Haut	50
Rindfleisch	40
Kalbfleisch	50
Wurst und Schinken	
Leberwurst	200
Schweineschinken, gekocht oder geräuchert	50
Fleischwurst	50
Sonstiges	
Gemüse, Hülsenfrüchte	0
Kartoffeln	0
Reis und eifreie Teigwaren	0
Getreide, Mehl, Brot, Brötchen	0
Eifreie Backwaren	0
Obst	0

Der selbst zubereitete Haferbrei am Morgen, das ausgereifte Obst am Vormittag bis spätestens 15 Uhr, das Gemüse, die Kartoffeln zu Mittag und das vollwertige, abgelagerte Brot am Abend (verzehren Sie kein frisches Brot, denn dieses säuert stark!) stellen eine vertretbare Ernährungsumstellung zugunsten einer besseren Lebensqualität dar.

Dazu ist natürliches Wasser zu trinken. Zudem sollte der Basenspeicher mit hochwertigen, basisch verstoffwechselbaren Salzen wie Magnesiumcitrat, Calcium-L-(+)lactat etc. bei Schmerzpatienten mit in der Regel latenter Azidose aufgefüllt werden. Sorgen Sie auch für eine Zufuhr von Enzymen.

Ich empfehle Ihnen konkret:

- Meiden Sie arachidonsäurereiche Lebensmittel wie Fleisch, Innereien, Wurst, Butter und Schweineschmalz.
- Nehmen Sie maximal 50 mg Arachidonsäure pro Tag bzw. 350 mg pro Woche zu sich.
- Essen Sie nur 1–2 Mal pro Woche Fleisch zum Mittagessen und halten Sie dabei mindestens 3 Tage Abstand ein. Bevorzugen Sie mageres Fleisch wie Geflügel (jedoch ohne Haut!) und vermeiden Sie auf alle Fälle Schweinefleisch, alles Geräucherte und Gepökelte an Fleisch- und Wurstwaren. Reduzieren Sie grundsätzlich Wurstwaren.
- Grundsätzlich sind alle pflanzlichen Nahrungsmittel zu empfehlen, denn sie enthalten keinerlei Arachidonsäure, dafür viele Mineralstoffe und Vitamine.
- Sie können in geringen Mengen bis 15 Uhr fettarme Milchprodukte verzehren.
- Meiden Sie eihaltige und damit arachidonsäurereiche Produkte wie Einernudeln und Kuchen. Verwenden Sie einen pflanzlichen Ei-Ersatz (siehe Kapitel „Backen ohne Eier“ ab S. 260).
- Nehmen Sie immer wieder einmal kalorienarme Fischmahlzeiten zu sich, zubereitet aus Frischfisch. Fische aus fließendem Gewässer, nicht aus der Zucht, sind zu bevorzugen.
- Versorgen Sie sich mit milchsauer vergorenen Gemüsesäften wie Sauerkraut- oder Rote-Beete-Saft. Trinken Sie diese kauend bis 15 Uhr. Sie bringen Ihnen rechtsdrehende Milchsäure.
- Trinken Sie ausreichend Flüssigkeit wie warmes abgekochtes Wasser, Kräutertees (z. B. Brennnessel, Löwenzahn), dunkle Obstsäfte mit Wasser verdünnt. Richtwert: 30 ml pro kg Körpergewicht (siehe Kapitel „Wasser“ ab S. 87).
- Verzehren Sie frische Lebensmittel, die schonend zubereitet werden.
- Essen Sie so oft wie möglich warm.
- Sollten Sie Rohkost und rohe Salate vertragen, dann werden diese nur mittags gegessen. Hierzu benötigen Sie eine gute Verdauungskraft.
- Fasten ist erlaubt, sofern Sie dies vertragen. Wenn Sie eine Mahlzeit aus-

fallen lassen, am besten abends, so hat dies bereits eine „Fastenwirkung" (siehe Kapitel VII. Fasten und Kuren).
- Führen Sie Vitamin E durch Weizenkeimöl oder Schwarzkümmelöl zu.
- Verzichten Sie auf leere Energielieferanten wie weißes Mehl und weißen Zucker, vermeiden Sie übermäßigen Alkohol, denaturierte Nahrungsmittel, phosphathaltige Getränke.

Unterstützen Sie sich zusätzlich durch
- gleichmäßige Bewegung an frischer Luft,
- gelenkschonende Sportarten wie Fahrradfahren oder Schwimmen,
- Vermeidung aller Tätigkeiten, die einseitig sind, die Knochen belasten und die Gelenke überfordern,
- gezielte Krankengymnastik,
- eventuell eine Psychotherapie (sinnvoll zur Schmerzbewältigung),
- Heublumenpackungen,
- Moor- oder Lehmpackungen,
- Kneipp'sche Anwendungen,
- Sonnenbäder.

VII. Fasten und Kuren

Das Fasten reicht weit in die Geschichte der Menschheit zurück. Es wurde bereits im alten Ägypten praktiziert. Hippokrates, der Urvater der abendländischen Medizin, beschreibt ebenfalls schon die Wirkung des Fastens.

> *Wer stark, gesund und jung bleiben will, sei mäßig, übe den Körper, atme reine Luft und heile sein Weh eher durch Fasten als durch Medikamente.*
>
> *Hippokrates (460 – 370 v. Chr.)*

Jahrhunderte lang wurde das Fasten als Reinigung für Seele und Geist in Klöstern gepflegt. Ziel dabei war mitunter die bewusste Selbstkasteiung des Körpers. Bis heute gibt es auch im Verlauf eines jeden Kirchenjahres Zeiten des Fastens und des Verzichts, so zum einen zur Jahreszeitenwende vom Winter zum Frühling (nach Fasching bis Ostern) und im Advent (siehe hierzu auch die Ausführungen zu Frühling und Winter in Kapitel II. 3. Die Organuhr. Eine Frühjahrs- und Winter-Kur mit Schüßlersalzen findet sich auch in meinem Buch „Die 12 Salze des Lebens – Biochemie nach Dr. Schüßler"). Ende des 19. Jahrhunderts wurde das Fasten als therapeutisches Heilverfahren eingesetzt und damit „wiederentdeckt".

Durch das 1935 von Otto Buchinger veröffentlichte Buch „Heilfasten" fand das Fasten weite Verbreitung. Herr Buchinger war Marinearzt und wurde aufgrund seiner Erkrankung, einer chronischen Gelenk- und Gallenblasenentzündung, als Vollinvalide entlassen. Im Eigenversuch konnte er durch zwei sehr lange Fastenkuren seine vollkommene Gesundheit wiedererlangen.

Alleine im deutschsprachigen Raum fasten ca. 2 – 3 Millionen Menschen jährlich. Der Fastenwillige kann sich heute unter verschiedenen Fastenformen diejenige aussuchen, welche ihm als die richtige erscheint. Im Folgenden werden diese Wahlmöglichkeiten genauer beschrieben.

Fasten aus meiner Sicht ist bereits, eine Mahlzeit am Tag ausfallen zu lassen – und zwar am besten die Abendmahlzeit. Der Tag, an dem die abendliche Mahlzeit ausfällt, sollte immer auf den gleichen Wochentag gelegt werden.

Für das ganz strenge Fasten ist der Europäer – im Gegensatz zum Asiaten – vom Grunde her nicht angelegt. Ein Entlastungstag pro Woche (siehe Abschnitt „Basischer Entlastungstag" in diesem Kapitel) wäre bereits eine sinnvolle Empfehlung und würde auf Dauer sehr viel zur Gesundheit beitragen. Es macht ebenfalls Sinn, immer zu Neumond (der Körper hat jetzt die höchste Entgiftungsbereitschaft!) und zu Vollmond (Körper ist auf das Reinigen und Abgeben eingestellt!) einen Fastentag einzulegen.

Wichtig für den Erfolg des Fastens ist jedoch die innere positive Einstellung des Fastenden, um nachhaltige Ergebnisse für sich selbst zu erzielen.

Freiwilliger Verzicht

Unter Fasten versteht man den freiwilligen Verzicht auf Nahrungs- und Genussmittel für eine begrenzte Zeit, die individuell festgelegt werden kann. Sie können zwischen 5 und 21 Tage und mehr fasten. Ich persönlich rate Ihnen: Fasten Sie entweder 5, 7, 9, 12, 15, 17 oder 21 Tage lang. Während des Fastens ist auf eine ausreichende Flüssigkeitszufuhr zu achten. Sorgen Sie zudem stets für genügend Bewegung, Entspannung und für eine regelmäßige Darmentleerung. Wenn Sie den Vorsatz „Ich faste und verzichte auf Nahrungs- und Genussmittel" fassen, benötigen Sie natürlich auch eine gehörige Portion Disziplin, um diesen Vorsatz dann auch Wirklichkeit werden zu lassen. Würden nämlich während des Fastens Ihre Gedanken um eine Schwarzwälder Kirschtorte oder gar ein kulinarisches Buffet kreisen, würde dem Magen umgehend signalisiert: „Ich habe Hunger." Hungergefühle werden durch Rückkopplungsmechanismen zwischen Gehirn und endokrinen Drüsen ausgelöst, und gerade die Auslösung von Hungergefühlen wollen wir während des Fastens unbedingt vermeiden. Entscheiden Sie sich dazu, für eine vorübergehende Zeit auf Nahrungskonsum zu verzichten, werden Ihr Leben und Ihr gesamtes Bewusstsein für andere Inhalte frei. In einer klar begrenzten Zeit hat der Körper keinen Ernährungsmangel. Sie befreien vielmehr Ihren Körper von überflüssigem, ja sogar schädlichem Ballast.

Ein wichtiger Hinweis: Bei einer Fastenkur ist immer darauf zu achten, dass unser lebensnotwendiges Körpereiweiß nicht abgebaut wird. Daher sollte längeres Fasten (mehr als 7 Tage) nur unter fachkundiger Anleitung erfolgen. Fasten Sie weniger als 7 Tage, also kurzfristig, sollten Sie sicherstellen, dass Sie gesund sind, sich gut über die gewählte Form des Fastens informieren und alle aufgestellten Regeln während des Fastens beachten.

Warum fasten wir?

Eventuell entschließen wir uns zum Fasten, weil wir unter gesundheitlichen Störungen leiden (z. B. Blähbauch). In diesem Fall sprechen wir von „Heilfasten".

Für die Gesundheitsvorsorge und das allgemeine Wohlbefinden ist dies ein erstrebenswertes Ziel. Auch eine Veränderung des Lebensstils und der Ernährung kann mit Fasten eingeleitet werden. Zu wenig Bewegung an frischer Luft, zu viel Sitzen, Stress, Essen, Süßes, zu wenig lebendige Nahrungsmittel, zu Fettes usw. belasten den Körper. Es ist bekannt, dass viele so genannte Zivilisationserkrankungen mit der Ernährung in Zusammenhang stehen. Das Stadium vor Ausbruch einer Krankheit beginnt schleichend, obwohl wir uns dabei oft gesund fühlen. Es kommt zur Funktionseinschränkung einzelner Organe und Gewebe. Dies wirkt sich nicht immer gleich auf unser Wohlbefinden aus, doch die Ausscheidungsorgane sind bereits überfordert. Stoffwechselendprodukte werden dann in den Geweben, speziell im Bindegewebe, zwischen- oder auch endgelagert. In diesem Stadium sprechen wir von einer „Verschlackung". Wenn Sie eine Ernährungsumstellung durch Fasten anstreben, legen Sie selbst den Termin fest. Bereits die Festlegung auf einen Termin kann helfen, den Stoffwechsel zu entlasten. Beginnen Sie dann einen Tag nach Vollmond mit dem Fasten. Im abnehmenden Mond fällt es leichter, eine Fastenkur durchzuhalten, weil der Körper von Haus aus auf Entschlackung (Abgeben) eingestellt ist.

Der tiefere Sinn des Fastens liegt in einer inneren Reinigung und Regeneration. Wir werden unserer selbst bewusst und finden zu uns selbst. Das eigene Denken beginnt sich allmählich zu verändern. Damit unser Gehirn überhaupt neue Denkstrukturen entwickeln kann, braucht es so einen radikalen Einschnitt wie etwa das Fasten. In der Naturheilkunde spricht man von einer Sechs-Wochen-Zeit, um Neues zu erlernen. Das heißt, wir umrunden den Vollmond, den Neumond und nochmals den Vollmond. Dann sind wir bildlich gesprochen von der ersten in die achte Klasse aufgerückt und das Erlernte ist nun im Langzeitgedächtnis verankert. Das heißt, die veränderte Ernährung ist im Langzeitgedächtnis gespeichert und wirkt sich auf das weitere Essverhalten positiv aus.

Der Verzicht auf gewohnte Nahrungsmittel allein reicht nicht aus. Es sollte auf noch mehr verzichtet werden: Fernsehen, Hektik, Zeitschriften, die eigene Trägheit überwinden ... Beim Fasten brechen möglicherweise gewohnte Denk- und Verhaltensmuster auf. Damit dies gut gelingt, ist es ratsam, dies in einer ruhigen und natürlichen Umgebung, am besten mit Gleichgesinnten in einem Kloster oder an einem ähnlich geeigneten Ort, zu tun. Der Vorteil ist hier, dass wir uns unter der Anleitung eines Therapeuten oder Geistlichen von der Gruppe „getragen" fühlen. Durch das freiwillige Verzichten und Loslassen entrümpeln wir Körper, Geist und Seele.

Die Fastenzeiten sind Teil meines Wesens. Ich kann
auf sie ebenso wenig verzichten wie auf meine Augen.
Was die Augen für die äußere Welt sind,
das ist das Fasten für die innere.

Mahatma Gandhi (1869–1948)

Welche Formen des Fastens kennen wir?

Selbstständiges Fasten

... können nur Gesunde eigenverantwortlich ausführen. Eventuell unter Anleitung einer Fastenleiterin in einer Gruppe. Fastendauer: 5–7 Tage.

Wasserfasten, Null-Diät

Therapeutisches Fasten, insbesondere bei Übergewicht. Dies verlangt unbedingt eine fachkundige Aufsicht zur Vermeidung von Risiken, die sich in Muskulaturabbau, Kreislaufproblemen, Übersäuerung und vielem mehr ausdrücken können.

Teefasten

Hier ist es ähnlich wie beim Wasserfasten. Der Vorteil liegt beim Einsatz von Kräutertees, die helfen, einer Übersäuerung vorzubeugen. Gleichzeitig haben die Inhaltsstoffe der Heilkräuter therapeutische Heileffekte.

Heilfasten nach Buchinger

... ist eine kalorienarme Trinkdiät mit einer Fastendauer von ca. 14–21 Tagen. Hier handelt es sich um eine Krankenbehandlung, die nur unter ärztlicher Leitung in einer Fastenklinik durchgeführt werden kann.

Molke-Trinkkur

Diese Form des Fastens war im 18. und 19. Jahrhundert in der Alpenregion weit verbreitet. Eine Dauer von bis zu 21 Tagen war möglich. Dabei werden täglich, in kleinen Schlucken, über den Tag verteilt 1–2 Liter Frischmolke getrunken. Frischmolke enthält alle lebensnotwendigen Nährstoffe wie essentielle Aminosäuren, Mineralstoffe, Spurenelemente, Vitamine u.v.m. und besitzt einen hohen biologischen Wert.

Fasten mit Frischpflanzensäften

Hier werden Säfte von Brennnessel, Artischocke, Löwenzahn, Weißdorn und Wasser, täglich insgesamt 3 Liter an Flüssigkeit, kauend aufgenommen.

Saftfasten-Kur

Da viele Berufstätige unter Ihnen sicher gerne eine Fastenkur durchführen möchten, stelle ich Ihnen eine Fastenkur mit Säften vor.

Sie benötigen für diese Kur folgende Säfte: Brennnesselsaft, Mischgemüsesaft, Selleriesaft, Rote-Beete-Saft, Löwenzahnsaft, Karottensaft und Aprikosensaft. Zudem eine Kräuterteemischung (hergestellt aus je 25 g Ringelblumen, Brennnessel, Birkenblättern, Melisse, Schafgarbe und Kamille – am besten in der Apotheke mischen lassen!) sowie Ahornsirup und einige Bio-Zitronen.

Die beiden Tagespläne wechseln Sie nun ab (der 3. Tag ist wie der 1. Tag). Die Saftfasten-Kur sollten Sie maximal 5–7 Tage lang anwenden.

Tagespläne für eine Saftfasten-Kur

Fastentag 1	Fastentag 2
Morgens „Glaubern" (siehe Kasten auf S. 199) Sie auf nüchternen Magen.	**Morgens** 1 TL grüne Mineralerde mit ¼ Liter Quellwasser verrühren und Schluck für Schluck kauend trinken.
10 Uhr Saft von 2 Zitronen und 1 TL Ahornsirup mit Quellwasser auf ¼ Liter verdünnen, kauend trinken.	**10 Uhr:** 1 Likörglas Brennnesselsaft und 1 Glas Aprikosensaft.
12 Uhr 1 Likörglas Selleriesaft, 1 Likörglas Brennnesselsaft und ¼ Liter Karottensaft mit dem Saft aus 1 Zitrone kauend trinken.	**12 Uhr:** 1 Likörglas Selleriesaft, 1 Likörglas Löwenzahnsaft und ¼ Liter Rote-Beete-Saft mit dem Saft aus 1 Zitrone.
16 Uhr 1 Likörglas Brennnesselsaft, 1 Likörglas Löwenzahnsaft und 2 Gläser Aprikosensaft kauend trinken.	**16 Uhr:** 1 Likörglas Brennnesselsaft und 1 Glas Karottensaft mit dem Saft aus 1 Zitrone.
18 Uhr 1 Likörglas Selleriesaft, 1 Likörglas Brennnesselsaft, ¼ Liter Mischgemüsesaft kauend trinken.	**18 Uhr:** 1 Likörglas Selleriesaft und 2 Gläser Mischgemüsesaft.
Vor dem Schlafengehen 1 Tasse Kräutertee (1 TL Kräutermischung mit kochendem Wasser übergießen, 8 Minuten ziehen lassen) mit 1 TL Ahornsirup.	**Vor dem Schlafengehen** 1 Tasse Kräutertee mit Ahornsirup.
Trinken Sie alles langsam kauend – dies regt Ihre Verdauungsenzyme an! Gegen Hungergefühl können Sie stets Quellwasser trinken.	

Schleimfasten

Es wird 3–6-mal täglich 1 Tasse Gersten-, Hafer-, Reis- oder Leinsamenschleim schluckweise kauend warm getrunken. Der Vorteil des Schleimfastens: Der Schleim schützt empfindliche Mund- und Magenschleimhäute. Es ist immer dann zu bevorzugen, wenn Obst- und Gemüsesaft-Fasten schlecht vertragen wird. Sie können 3–5–7 Tage lang Schleimfasten durchführen.

So wird der Schleim zubereitet: 1/8 Liter Quellwasser wird mit 2 EL feinen Gersten-, Hafer-, Reisflocken oder Leinsamen gebrochen und auf schwacher Hitze unter Umrühren 25 Minuten geköchelt (der Leinsamen muss nach dem Kochen abgeseiht werden, damit nur der Schleim bleibt!). Sie können gerne etwas wärmende Gewürze wie Zimt oder Nelken hinzufügen.

Was ist zu beachten?

Regeln für die Fastentage

Beachten Sie folgende Regeln:

- Essen Sie nichts in dem von Ihnen festgelegten Zeitraum des Fastens.
- Es werden ca. 2,5–3 Liter an Flüssigkeiten täglich zugeführt. Die Auswahl ergibt sich aus den vorgenannten Möglichkeiten.
- Ohnehin wird auf Nikotin, Alkohol, Kaffee, Süßes usw. verzichtet.
- Wir bemühen uns, losgelöst vom Alltag im oben beschriebenen Sinn zu leben.
- Wir fördern die Aktivität der Ausscheidungsorgane Darm, Nieren, Lunge, Haut.
- Wir sind bestrebt, das eigene Leben zu überdenken und neu zu planen.
- Wir nehmen die ersten Tage nach der Fastenkur zum Aufbau der weiteren Ernährung sehr ernst und bemühen uns künftig um eine gute und gesunde Ernährung.
- Wir fasten nur, wenn wir auch innerlich bereit sind und uns vorher sehr gut informiert haben.
- Wir sehen die Gewichtsabnahme als Nebensache an. Die Bewusstwerdung während des Fastens ist höher anzusiedeln als die Möglichkeit, „eine Kleidernummer kleiner“ tragen zu können.

Wer sollte nicht eigenverantwortlich fasten?

Bei folgenden Erkrankungen, Symptomen beziehungsweise in diesen Situationen sollte nicht ohne professionelle Anleitung gefastet werden:

- Diabetes mellitus Typ I,
- Krebs,
- hormonelle Störungen (z. B. Schilddrüsenüberfunktion),
- psychische Erkrankungen, starke psychische Belastungen, großer Stress,
- Schwangerschaft, Stillzeit,
- Einnahme von Blutverdünnungsmitteln (z. B. Marcumar) oder Chemotherapeutika;
- Essstörungen und fehlende Gewichtsreserve,
- schwere Herz-Kreislauferkrankungen,
- nach Operationen und nach kräftezehrenden Krankheiten,
- wenn Sie jünger als 20 Jahre sind.

Bei folgenden Beschwerden sollten Sie vor dem Fasten unbedingt einen Therapeuten aufsuchen:

- Fett- und Zuckerstoffwechselstörungen,
- erhöhte Harnsäurewerte,
- sehr starkes Übergewicht,
- besonders hoher oder niedriger Blutdruck,
- sehr empfindliche Magenschleimhäute.

Durch das Fasten kommt es nämlich zu Veränderungen im gesamten Stoffwechsel. Harnsäureanstieg oder Schleimhautreizungen können auftreten.

Was sollten Sie bei der Einnahme von Medikamenten beachten?

Nehmen Sie nur absolut lebensnotwendige Medikamente ein, während Sie fasten. Besprechen Sie dies mit Ihrem Arzt. Denn Medikamente können unter dem Fasten ihre Wirkung verändern bis verlieren, weil Abführmittel beziehungsweise Einläufe angewendet werden. Es kann aber auch sein, dass die Medikamente ihre Wirkung erhöhen.

Vorbereitung auf das Fasten

Stellen und beantworten Sie sich selbst insbesondere folgende Fragen:

- Bin ich gesund und eigenverantwortlich?
- Warum will ich fasten?
- Gibt es gute Gründe, auf Genussmittel zu verzichten?
- Was soll sich für meinen Alltag und für meine Zukunft verändern?
- Welche Sportart wähle ich in Zukunft und werde ich diese regelmäßig betreiben?
- Wie nutze ich die Zeit des Fastens, um meine eigenen Bedürfnisse zu ergründen? Werde ich diese hinterher auch umsetzen?

Legen Sie ein Tagebuch für das Fasten an, in dem Sie täglich Folgendes vermerken:

- Gewicht, unbekleidet, morgens nach dem Stuhlgang;
- Bauchumfang (über dem Nabel);
- Blutdruck;
- Trinkmenge pro Tag;
- Wie habe ich geschlafen? Ist mir etwas Besonderes aufgefallen?
- Wie sieht meine Zungenoberfläche aus?
- Wie fühle ich mich?

Meine Fastenwoche

Beginnen Sie mit 1–3 Entlastungstagen. Hiermit stimmen Sie sich schon vor Beginn des tatsächlichen Fastens auf die folgende Zeit ein. Damit es während des Fastens nicht zu Entzugserscheinungen kommt, verzichten Sie ab sofort auf Süßigkeiten, Alkohol, Rauchen, Kaffee/schwarzer Tee.

Der Vortag

Der Vortag des Fastens ist durch spärliches Essen gekennzeichnet. Wir essen zum Beispiel morgens einen gekochten Haferbrei mit etwas Trockenfrüchten, mittags gedünstetes Gemüse mit Kartoffeln oder Reis, abends ein getoastetes Brot mit einem vegetarischen, veganen (frei von tierischem Eiweiß) Aufstrich.

Der erste Fastentag

Wir beginnen das Fasten mit dem Abführen, das auch oft als „Glaubern" (s. Kasten) bezeichnet wird. Abführen ist unbedingt erforderlich, weil es während des Fastens keine Zufuhr von Ballaststoffen gibt und es dadurch zur Darmträgheit kommt, mit der möglichen Gefahr einer Verstopfung. Haben Sie während des Fastens einen leeren Darm, werden die Hungergefühle vermieden. Dehnungsreize von Magen und Darm stimulieren nämlich die Verdauungsdrüsen und in der Folge entsteht Hunger. Nur ein wirklich leerer Darm unterstützt das Bestreben, während des Fastens alle unnötigen Stoffe loszulassen (Entschlacken).

Als Abführmittel kommen in Frage:

- Glaubersalz (Natriumsulfat),
- Bittersalz (Magnesiumsulfat),
- Einläufe.

Das „Glaubern"

Als Normalgewichtiger lösen Sie 20–30 g (2–3 EL) Glaubersalz in ¾ Liter warmen Wassers auf und trinken innerhalb von 15 Minuten alles leer (Vorsicht – es schmeckt sehr bitter!). Bleiben Sie unbedingt in der Nähe einer Toilette, denn es wird innerhalb kurzer Zeit zu mehreren durchfallartigen Stuhlentleerungen kommen.

Zur Geschmacksverbesserung nach dem Trinken der Glaubersalzmischung dürfen Sie gerne etwas frischen Saft einer Bio-Zitrone in Wasser oder etwas Pfefferminztee trinken.

Da das Abführen mit Glaubersalz dem Körper viel Wasser entzieht, sollten Sie nach dem „Glaubern" unbedingt viel trinken. Glaubersalz zum Abführen ist nur in Verbindung mit Fasten geeignet; auf keinen Fall eignet es sich zu einer häufigen Einnahme, auch nicht bei eventuellen Verstopfungen.

Der Vormittag des 1. Fastentags ist voll dem Abführen gewidmet, denn der Darm sollte nach dem „Glaubern" vollkommen leer sein.

Die folgenden Fastentage

Morgens

- Wir beginnen mit gymnastischen Übungen oder Yoga.
- Anschließend trinken wir einen warmen Kräutertee und genießen die Stille oder suchen uns eine liebevolle Gesprächsrunde in der Gruppe.
- Zur Bewegung gehen wir hinaus in die Natur.
- Wie wäre es mit einer Meditation?
- Genießen Sie Ihre Freiheiten und die Freizeit.
- Wie wäre es mit Tanzen, auch meditativem Tanzen? Mit einem heiteren oder besinnlichen Buch – je nach Lust und Laune?
- Sind Sie kreativ? Dann malen oder töpfern Sie!
- Möchten Sie schöne Musik hören?
- Vermeiden Sie bloßes „Zeittotschlagen"!

Mittags

Mittags können Sie gerne eine Gemüsebrühe verzehren, die stets frisch zubereitet wird.

Das Zubereiten der Gemüsebrühe ist wichtig, weil wir durch sie die notwendigen Mineralstoffe und gleichzeitig Basenstoffe zuführen. Die Mineralien Calcium, Kalium, Magnesium und Natrium haben eine hohe Säurebindungskapazität. Durch das Fasten fallen viele Säuren im Körper an. Warum? Der Körper

Fastenplan für ein Woche

	Morgens	Vormittags	Mittags	Nachmittags	Abends
1–3 Entlastungstage	gekochter Hafer-, Dinkel- oder Hirsebrei mit etwas Trockenfrüchten; Verzicht auf Süßigkeiten, Alkohol, Kaffee, Rauchen		gedünstetes Gemüse mit Kartoffeln oder Reis		getoastetes Brot mit veganem Aufstrich*
1. Fastentag	Glaubern	Trinken, Lesen	Gemüsebrühe	Bewegung; Kräutertee	milchsauer vergorener Gemüsesaft*; Gespräche, Meditation
2. Fastentag	Gymnastik; Kräutertee	Trinken, Lesen, Spielen, Entspannen	Gemüsebrühe; Leberwickel	Bewegung; Kräutertee	milchsauer vergorener Gemüsesaft; Gespräche, Meditation
3. Fastentag	Gymnastik; Kräutertee; Einlauf	Trinken, Lesen, Spielen, Entspannen	Gemüsebrühe; Leberwickel	Bewegung; Kräutertee	milchsauer vergorener Gemüsesaft; Gespräche, Meditation
4. Fastentag	Gymnastik; Kräutertee	Trinken, Lesen, Spielen, Entspannen	Gemüsebrühe; Leberwickel	Bewegung; Kräutertee	milchsauer vergorener Gemüsesaft; Gespräche, Meditation
5. Fastentag	Gymnastik; Kräutertee; Einlauf	Trinken, Lesen, Spielen, Entspannen	Gemüsebrühe; Leberwickel	Bewegung; Kräutertee	milchsauer vergorener Gemüsesaft; Gespräche, Meditation
Fastenbrechen	Gymnastik; Kräutertee	1 gedünsteter Apfel**, Kräutertee	Karottensuppe leicht gewürzt	1 gedünsteter Apfel**, Kräutertee	Karottensuppe
1. Aufbautag	Gymnastik; Kräutertee	gedünstetes Obst; Kräutertee	Gemüse und Kartoffeln	gedünstetes Obst	Karottensuppe
2 Aufbautag	Haferschleim	gedünstetes Obst	Gemüse mit Kartoffeln oder Reis	Zwieback mit Kräutertee	gedünstetes Gemüse mit etwas Nudeln
Für die Zeit danach – ca. 1 Woche lang	Brot und tierisches Eiweiß werden in den folgenden Tagen langsam und in geringen Mengen in den Tagesablauf mit eingebaut. Mein Tipp: Essen Sie an einem Tag eine kleinste Portion Fleisch, am nächsten Tag eine kleine Portion Fisch, an einem Tag kein tierisches Eiweiß, dann eine kleine Portion Käse usw. Beobachten Sie sich, wie Sie die Alltagskost vertragen beziehungsweise was Ihnen eventuell nicht so gut bekommt!				

* Milchsauer vergorene Gemüsesäfte oder vegane Aufstriche gibt es im guten Reformhaus und in Bio-Läden. Aufstriche können natürlich auch selbst zubereitet werden.
** Einen Apfel schälen, Kerngehäuse entfernen und in etwas Flüssigkeit bei kleiner Flamme weich dünsten.

Gemüsebrühe

Wir verwenden saisonal frischen Sellerie, Lauch, Kartoffeln, Tomaten, Karotten oder auch anderes Gemüse. Dieses schneiden wir fein und kochen es in Wasser. Am Ende seihen wir das Gemüse ab und würzen die Brühe mit etwas Muskatnuss, Hefeflocken, Petersilie und Majoran. Natürlich können Sie beim Würzen auch selbst kreativ sein. Wichtig ist: Die Brühe wird abgeseiht und nach dem Würzen – löffelweise kauend – verzehrt.

baut das eingelagerte Fettdepot ab. Bei diesem Fettabbau entstehen Fettsäuren, die in der Folge zu einer Säurebelastung führen. Eventuell ist es auch sinnvoll, eine zusätzliche Gabe von Basenpulver zu sich zu nehmen.

Wenn der Körper Fett verbrennt, um Energie zu gewinnen, benötigt er besonders viel Sauerstoff. Dadurch fallen vermehrt freie Radikale an. Fallen nun mehr freie Radikale an, als der Körper abfangen kann, schwächt das wiederum unsere Abwehrkräfte. Radikalfänger sind Vitamin A, C und E und alle sekundären Pflanzenstoffe, wie etwa Anthocyane, die besonders in dunklen Beeren vorkommen.

Achten Sie auf eine ausreichende Flüssigkeitszufuhr, um die Nieren anzuregen, damit die verstärkt anfallenden sauren Stoffwechselprodukte ausgeschieden werden. Verbleiben diese im Körper, kann es unter Umständen zu Kopfschmerzen, Schwindel und Unwohlsein kommen.

Beim Fasten wird auch die Leber stark gefordert. Die Leber als das zentrale Entgiftungsorgan hat unter anderem die Aufgabe, die ausscheidungspflichtigen Substanzen überhaupt erst nierengängig zu machen. Durch das Verbrennen der Fettdepots werden die darin enthaltenen Schadstoffe frei und überfluten den Körper. Der Körper muss davon befreit werden. Wir sollten deshalb unbedingt alle Entgiftungs- und Ausscheidungsorgane aktivieren. Hier ist neben einer Bürstmassage (siehe Kasten auf S. 202) für die Haut auch der gute, altbewährte Leberwickel (siehe Kasten) angebracht.

Leberwickel

Die sinnvollste Zeit für einen Leberwickel ist gegen 14 Uhr.

Reiben Sie den Oberbauch, vor allem den rechten Rippenbogen (Sitz der Leber), mit der Schüßlersalbe 6 oder 10 ein. Jetzt wird ein feuchtheißes Tuch – am besten Gästehandtuch – auf den Leberbereich gelegt. So heiß wie möglich. Anschließend wickeln Sie ein großes Frotteehandtuch um den gesamten Leib und legen eine heiße Wärmflasche auf den Leberbereich.

Der Wickel bleibt 20 Minuten bis 1 Stunde auf dem Bauch. Nehmen Sie dann das feuchte Handtuch ab. Legen Sie jetzt wieder ein trockenes Tuch um und die Wärmflasche auf. Ruhen Sie noch 1 Stunde im Bett nach.

Während des Fastens frieren wir leicht. Halten Sie deshalb immer heißes Wasser oder Kräutertee bereit. Wärmflaschen, Wollsocken, Pullis und warme Decken sind weitere wichtige Utensilien, die immer greifbar sein sollten.

Bürstmassage

Die Bürstmassage führen Sie am besten jeden Morgen nach dem Aufstehen durch – mit einer Körperbürste aus Naturborsten oder einer Klosterbürste. Beginnen Sie mit der Bürstmassage, indem Sie vom Schambein mit der Bürste aufwärts bis zum Ende des Brustbeines bürsten; wiederholen Sie dies 10- bis 20-mal.

Danach führen Sie die Bürste rechts über die Brust, Innenseite Oberarm, Innenseite Unterarm über die Handinnenfläche bis zu den Fingerspitzen. Dann bürsten Sie weiter über die Fingerspitzen, Handrücken, Außenseite Unterarm, Außenseite Oberarm, Außenseite Oberkörper nach unten, zum Beispiel rechts außen, dann über die Außenseite Oberschenkel, Außenseite Unterschenkel, Außenknöchel, seitlicher Fußrücken bis über den Kleinzeh hinweg. Im Anschluss daran bürsten Sie wieder nach oben über Großzeh, Innenknöchel, Innenseite Unterschenkel, Innenseite Oberschenkel, Leiste, seitlich links der Körpermitte zwischen den Brüsten und schließen so den Kreislauf. Die Bürstmassage endet am kleinen Zeh. Dies wiederholen Sie auf jeder Körperseite 5-, 10- oder 20-mal je nach Wohlbefinden.

Das Trinken

Während des Fastens sollten wir täglich ca. 2,5–3 Liter Flüssigkeit in Form von Quellwasser oder verschiedenen Kräutertees (z. B. Fenchel, Anis, Melisse, Malve, Königskerzenblüten, Rosmarin) zu uns nehmen. Wie immer werden alle Getränke schluckweise kauend getrunken und im Mund erwärmt oder gekühlt. Genießen Sie jeden Schluck!

Ein hervorragender Basentee: Mischen Sie zu gleichen Teilen Fenchel und Königskerzenblüten. Der Fenchel sollte vor jeder Zubereitung im Mörser gequetscht oder gestoßen werden. Nehmen Sie die Menge von gut 3 Fingerspitzen auf 1 Liter kochendes Wasser und lassen Sie den Tee ca. 8–10 Minuten ziehen. In eine Thermoskanne geben.

Nachmittags

In der Fastenzeit sind wir immer in Bewegung. Je nach unserer Veranlagung und Belastbarkeit wählen wir zwischen Spazierengehen, Wandern, Joggen, Fahrradfahren, Schwimmen usw.

Verbinden wir Aktivität mit Ruhepausen, finden wir schon nach kurzer Zeit zu neuem Wohlbefinden. Fühlen wir uns matt und müde, bemühen wir uns trotzdem um Bewegung und trinken schluckweise heißen Tee oder Wasser. Sind wir dagegen besonders leistungsfähig, streben wir danach, Ruhe und Entspannung zu suchen. Wir sammeln neue Erfahrungen.

Abends

Am Abend trinken wir kauend und schluckweise ein Glas milchsauervergorenen Gemüsesaft (aus dem Bioladen oder Reformhaus) (nicht aus dem Kühlschrank!). Dies verhilft uns wiederum zu einer guten Versorgung mit Mineralien, Vitaminen und säurepuffernden Substanzen. Da im Gemüsesaft kleinste Mengen an Kohlenhydraten vorhanden sind, treten dadurch auch weniger Kreislaufprobleme auf, falls diese während des Fastens vorkommen sollten.

Am Abend könnten Sie sich noch mit einer Fastengruppe oder mit Freunden zum Gespräch treffen. Sollte sich aus diesen Gesprächen für Sie Nachdenkenswertes ergeben, so begrüßen Sie dies, ohne ins Grübeln zu geraten. Gerade durch das Fasten verändert sich die Perspektive der eigenen Wahrnehmung. Wir lernen, „über den Tellerrand" hinauszublicken. Tauschen Sie sich über diese neue Wahrnehmung aus oder vertrauen Sie diese Ihrem Fastentagebuch an.

Der 3. und 5. Fastentag

Haben Sie während des Fastens sehr viel Kopfschmerzen, dann führen Sie täglich mittels Einlauf ab. Obwohl Sie fasten, können noch beträchtliche Mengen an Stuhl abgesetzt werden. Falls nicht, wird am 3. und 5. Tag mit Einlauf abgeführt.

Einlauf

Es gibt verschiedene Geräte, die man für einen Einlauf benutzen kann. Lassen Sie sich hierzu in Fachgeschäften beraten. Empfehlenswert ist beispielsweise die Verwendung einer Klyso-Pumpe. Hier können Flüssigkeitsmenge, Druck und Geschwindigkeit individuell angepasst werden.

Sorgen Sie jedenfalls während der Anwendung für eine angenehme Umgebung. Achten Sie darauf, ungestört zu sein und nicht zu frieren. Etwa 1 Liter temperiertes Wasser oder einen Kräutertee vorbereiten. Vor dem Einführen der Klyso-Pumpe (Gummibällchen mit Ventil und 2 Schlauchenden) mit Wasser voll pumpen, um die Luft zu entfernen. Kanüle (Spitze) mit Öl oder Vaseline gleitend machen. Ein Schlauchende in den Wasserbehälter, das andere Schlauchende vorsichtig in den Darm einführen, Wasser einpumpen, bis Völlegefühl spürbar ist, dann den Schlauch entfernen. Liegen bleiben und Bauch massieren, nach 10–15 Minuten aufstehen und Darm entleeren. Ansonsten verfahren Sie nach Anweisung des jeweiligen Herstellers des Einlaufgerätes.

Basischer Entlastungstag – auch für ein Wochenende geeignet

Urlaubsreif? Ich empfehle Ihnen ab und zu einen „Kurzurlaub". Wie wäre es mit einem basischen Wellnesstag oder einem ganzen Wochenende für Sie?

Sie fangen schon am Vorabend an, indem Sie früh zu Bett gehen. Am nächsten Morgen schlafen Sie sich richtig aus. Mit 20 Minuten Yoga oder Gymnastik Ihrer Wahl beginnen Sie den Tag.

- Nehmen Sie jetzt ein Saftfrühstück zu sich, das Sie selbst zubereiten: Pressen Sie dazu in einem Entsafter 2 reife Äpfel, 2 kleine Bio-Karotten, 1/3 einer kleinen Bio-Ananas frisch aus und geben Sie eine Hand voll Sonnenblumenkerne, die vorher im Mörser angestoßen werden, dazu. Trinken Sie den Saft langsam kauend und lassen Sie sich viel Zeit! Der Körper kann so die Vitalstoffe des Saftes besser aufnehmen.
- Machen Sie nun einen langen Spaziergang – mindestens 1,5 – 2 Stunden. Möglichst im Wald, es reicht aber auch der Stadtpark oder der Feldweg vor Ihrer Haustür. Trinken Sie reichlich gutes Quellwasser.
- Als Zwischenmahlzeit am späten Vormittag essen Sie die restliche Ananas.
- Zum Mittagessen gibt es Salate der Saison mit frischen Kräutern und Keimlingen – mit einem leichten Dressing, das Sie aus Sonnenblumenöl, Zitronensaft, Salz und Pfeffer selbst zubereiten. Meine dringende Bitte: Kauen Sie langsam und gründlich!
- Machen Sie nun ein Mittagsschläfchen (eventuell mit einem heißen Tuch auf der Leber) oder verbringen Sie den Nachmittag mit einem guten Buch gemütlich auf der Couch. Trinken Sie viel warmen Kräutertee. Zum Knabbern erlaubt: eine Hand voll Mandeln oder ein paar Trockenfrüchte.
- Das Abendessen nehmen Sie spätestens bis 18.30 Uhr zu sich. Wunderbar für Ihre Verdauungsorgane ist eine klare Gemüsesuppe aus ½ Liter Wasser, ½ Gemüsebrühewürfel oder 1 TL körniger Gemüsebrühe, 2 Kartoffeln und einer Hand voll Blattpetersilie. Wenn Sie die Kartoffeln in kleine Stücke schneiden, ist die Suppe im Handumdrehen fertig. Langsam essen und gründlich kauen.
- Der Tag gipfelt dann in einem langen Basenbad (siehe Anlage H. Basen-Tipps), das je nach Verträglichkeit 1 Stunde dauern kann. Es entzieht der Haut die abgelagerten überschüssigen Säuren; sie fühlt sich nach dem Baden an wie Samt. Bäder wirken entspannend und geben uns zärtliche Streicheleinheiten, Muskel und Bänder werden angeregt. Genießen Sie das Bad aus ganzem Herzen und mit allen Sinnen! Und nun wünschen wir einen erholsamen Schlaf, Sie sind entspannt und ausgeglichen.

Pure Entspannung: Ganzkörpermassage

Eine Ganzkörpermassage mit Silicea ist ein wunderbares Erholungsprogramm und wirkt außerdem entspannend.

Mischen Sie 1 EL Schüßler-Salbe Nr. 11 mit 1 EL Mandelöl. Massieren Sie die Mixtur mit sanftem Rollen und Kneten in die Haut ein. Ihr Mann/Freund bzw. Ihre Freundin ist sicher bereit, Ihren Nacken/Schulterbereich damit einzumassieren. Sorgen Sie für ruhige und entspannte Atmosphäre, eventuell unterstützt durch Hintergrundmusik. Ruhen Sie unbedingt noch eine ½ Stunde für sich alleine nach, eventuell mit einer Dinkelmaus oder Wärmflasche im Nackenbereich.

Salz auf unserer Haut

Ein Körperpeeling aus Meersalz kurbelt die Durchblutung an und verfeinert Ihr Aussehen.

Mischen Sie 5 EL Jojobaöl mit 5 Tassen groben Meersalzes. Massieren Sie damit den ganzen Körper sanft und in kreisenden Bewegungen. Waschen Sie sich mit warmem Wasser ab und tragen Sie reichlich eine Pflegecreme Ihrer Wahl auf. Danach ruhen Sie in einem warmen Zimmer mit einer Decke und Wärmflasche auf der Leber nach.

Cellulite-Tee

Mischen Sie 2 Teile getrocknete Brennnessel mit je 1 Teil Mädesüß und Löwenzahnkraut. 1 EL dieser Mischung mit heißem, kochendem Wasser überbrühen, 10 Minuten ziehen lassen, abseihen. Davon täglich 3 Tassen trinken, jeweils zum Trinken in den abgedampften Tee den Saft einer ½ Bio-Zitrone geben.

Kurmäßig kann der Cellulite-Tee zum Entschlacken des Bindegewebes über 6–8 Wochen eingenommen werden. Ergänzend empfiehlt sich beispielsweise 2–3 Mal wöchentlich ein Salzpeeling an den Problemzonen.

Wie verfahre ich beim Fastenbrechen?

Nun beginnt für Sie ein schwieriger und oft auch unterschätzter Teil am Ende des Fastens. Wir nennen es das Fastenbrechen. Während des Fastens ist mit Ihnen viel geschehen. Sie haben sich sicher sehr wohl gefühlt, sind unter Umständen aber auch durch einen Krisentag gegangen. Nun ist es an der Zeit, sich wieder auf einen normalen, hoffentlich in Zukunft veränderten Alltag einzulassen. In der Gruppe treffen Sie sich zu Ihrem letzten Vormittag oder Abend, um gemeinsam das Riechen, Schmecken und Fühlen unter Einsatz aller Körpersinne an einem reifen Apfel auszuprobieren. Da Sie nun längere Zeit (3, 5 oder 7 Tage) nichts gegessen haben, ist es ratsam, mit einem Apfelkompott anzufangen. Wenige Bissen, genussvoll und langsam gekaut, werden genügen, damit sich ein gutes Sättigungsgefühl einstellen kann.

Wir haben uns während und vor dem Fasten über die zukünftige Kostform Gedanken gemacht. Wie die Wahl nun auch ausfällt – zu beginnen ist auf alle Fälle mit leichter Aufbaukost. Hier rate ich am ersten Tag morgens zu Apfelkompott, Kräutertees und mittags zu frisch gekochter Karottensuppe, leicht gewürzt, bei der Sie nun die Karotten mitessen dürfen. Gegen 15 Uhr empfehle ich nochmals Apfelkompott und am Abend ebenfalls eine Karottensuppe.

Die Natur existiert nicht
an der Oberfläche,
sie geht in die Tiefe.

Cezanne

Sie sollten dann auch Stuhlgang haben. Besonders erfreulich wäre, wenn Sie beim ersten Stuhlgang nach dem Fasten einen „Schleimstuhl" absetzen. Ein solcher zeigt die Erneuerung der Darmschleimhaut an, was als besonderer Erfolg beziehungsweise „Belohnung" des Fastens zu werten wäre.

Am 2. Aufbautag sollten Sie noch vorsichtig sein und allmählich leichte Kost in Form von morgendlichem Haferschleim zu sich nehmen, mittags Gemüse mit Kartoffel oder Reis, nachmittags eventuell 1 Zwieback mit Kräutertee und am Abend wiederum etwas gedünstetes Gemüse mit wenig Nudeln. Brot und tierisches Eiweiß wird in den folgenden Tagen langsam und in geringen Mengen in den Tagesablauf mit eingebaut.

Sollten Sie wider Erwarten mit einer Verstopfung während der Aufbautage zu tun haben: Versuchen Sie es mit eingeweichten Backpflaumen, die morgens gegessen werden. Beachten Sie auch Ihre Trinkgewohnheiten!

Welche Probleme können beim Fasten auftreten?

Wir geraten mehr oder weniger in kleine Krisen hinein, die sich in Kreislaufbeschwerden, Übelkeit, Kopfschmerzen, Schwindel ausdrücken können. Sie entstehen durch die Entgiftungsphänomene.

Sie können sich wie folgt selbst helfen:

- Bei Kreislaufbeschwerden rate ich zu Spaziergängen, zur Bürstmassage, zur Erhöhung der Trinkmenge und eventuell zur Einnahme eines Kreislaufmittels.
- Bei Übelkeit sollten Sie trinken und sich eventuell vom Fastenleiter oder Arzt/Heilpraktiker/Apotheker beraten lassen.
- Bei Kopfschmerzen/Migräne empfehle ich einen täglichen Einlauf. Erhöhen Sie die Trinkmenge.

- Sollten Sie frieren, rate ich zu Bewegung, Wärmflasche, heißem Wasser mit Ingwer oder Fenchel, heißem Kräutertee, warmen Socken, Unterhemd, warmen Decken und zu einem aufsteigenden Fußbad.

Aufsteigendes Fußbad

Wir lassen 28 Grad warmes Wasser in eine Fußbadewanne ein, in die wir unsere Füße stellen. Langsam fügen wir immer wieder heißes Wasser hinzu, bis wir 38 Grad Wassertemperatur erreicht haben. Zur Durchwärmung eignet sich ein Zusatz von Rosmarin.

- Bei Magenbeschwerden rate ich zu Schleimfasten. Ein Leberwickel schafft Abhilfe bei krampfartigen Beschwerden.
- Bei Mundgeruch rate ich zu einem Pfefferminz-Tee. Reinigen Sie häufig Ihre Zähne und schaben Sie die Zunge (Zungenschaber gibt es in Apotheken). Gurgeln Sie mit einem Glas Wasser, dem Sie 1 Teelöffel grüne Mineralerde zugesetzt haben. Spucken Sie das Wasser unbedingt aus.
- Bei Hungergefühl rate ich zu Folgendem: Kauen Sie auf keinen Fall Kaugummi, da dieser das Hungergefühl noch verstärkt. Trinken Sie rechtzeitig und viel. Meiden Sie essende Menschen und meiden Sie Süßstoff als Süßungsmittel.
- Vermeiden Sie während des Fastens Auto zu fahren.
- Durch den Entzug von Nahrungsmitteln reagiert der Körper besonders sensibel auf erneute Zufuhr. Sie können mit Bauchkrämpfen, Durchfall oder Kopfschmerzen reagieren. Diese Symptome treten besonders dann auf, wenn Sie vor dem Fasten eventuell unter unterschwelligen Nahrungsmittelallergien gelitten haben. Registrieren Sie nun, auf welche Nahrungsmittel Sie reagiert haben. Diese sollten unbedingt vom Speiseplan gestrichen werden. Ein sehr nützlicher Effekt: Auf diese Weise können Sie feststellen, was Ihnen vermutlich schon seit längerer Zeit Beschwerden bereitet hat, ohne dass Sie bisher eine Ursache dafür ausfindig machen konnten.

VIII. Praktische Empfehlungen zur Ernährung

1. Goldene Regeln einer gesunden Ernährung

Die folgenden „Regeln“ sollten nach Möglichkeit für jede Mahlzeit gelten:

- Bereiten Sie das Essen mit Liebe und in fröhlicher, ausgeglichener Stimmung zu.
- Es sollte mit Kräutern und Gewürzen abgeschmeckt und verfeinert werden.
- Die Nahrung sollte immer möglichst frisch und von bestmöglicher Qualität sein.
- Meiden Sie Dosenwaren, Mikrowellen-Essen und Aufgewärmtes.
- Am bekömmlichsten ist warmes Essen.
- Kochen Sie in kleinen Portionen.
- Das Frühstück ist wichtig, sollte aber leicht verdaulich sein.
- Ein warmes Mittagessen stellt die Hauptmahlzeit dar.
- Essen Sie Süßspeisen zuerst, denn Süßes ist am schwersten verdaulich.
- Das Abendessen sollte am besten vor 19 Uhr zu sich genommen werden und leicht verdaulich sein.
- Vermeiden Sie zum Abendessen: Fleisch, Wurst, Joghurt, Buttermilch, Käse, Hüttenkäse, Quark, Salat, Obst, vor allem roh, Wurzelgemüse (außer Karotten und Rote Beete), fette und in Öl gebratene Speisen.
- Nehmen Sie kein Essen unmittelbar vor dem Schlafengehen ein.
- Falls am Abend schwer gegessen würde, verzichten Sie am nächsten Morgen auf das Frühstück.
- Essen Sie mit Ruhe und in einer stillen, schönen und sauberen Umgebung.
- Richten Sie die Aufmerksamkeit auf das Essen.
- Kauen Sie gut und beschäftigen Sie sich während des Essens nicht mit anderen Dingen (Zeitung, Fernseher usw.).
- Tischgespräche sollten erfreulich sein.
- Essen Sie weder zu schnell noch zu langsam.
- Der Magen sollte nach dem Essen etwa zu drei Vierteln gefüllt sein: zwei Viertel mit fester Nahrung, ein Viertel mit Flüssigkeit.
- Vermeiden Sie Essen, bevor die letzte Mahlzeit völlig verdaut ist.
- Je nach individueller Verdauungskraft sollten zwischen den Essen 3–6 Stunden Zeit liegen.

- Bevorzugen Sie zum Essen warme Getränke.
- Zum Mittagessen trinkt man am besten Lassi (Zubereitung siehe Kasten „Lassi Natur“ auf S. 221).
- Vermeiden Sie grundsätzlich eisgekühlte Speisen und Getränke, da sie die Verdauungskraft einschränken.
- Mischen Sie nie: Milch mit Früchten, Obstsäften, Joghurt, Salz, Knoblauch, Rettich, Alkohol oder Fisch. Milch ist ein Nahrungsmittel (kein Getränk), deshalb sollte es nicht zu den Hauptmahlzeiten getrunken werden.
- Erhitzen Sie Honig nie über 40 °C. Erhitzt man Honig, wird aus dem Nektar Gift.
- Ruhen Sie sich nach dem Essen für 5–10 Minuten in einem bequemen Sessel aus.
- Nach dem Essen sollte man nicht schlafen.

2. Allgemeine Ernährungsempfehlungen

Allgemeines

Essen Sie bevorzugt Lebensmittel aus kontrolliert biologischem Anbau. Bereiten Sie Ihre Mahlzeiten immer möglichst frisch und schonend zu, um die wertvollen Nährstoffe zu erhalten. Vermeiden Sie lange Warmhaltezeiten.

Nehmen Sie über den Tag verteilt lieber mehrere kleine Mahlzeiten zu sich als drei große. Essen Sie nicht über Ihr Hungergefühl hinaus. Gönnen Sie sich Ihr Essen in Ruhe und ohne Hektik. Auch die Augen essen mit. Decken Sie den Tisch für sich ebenso schön, wie Sie dies tun, wenn Sie Freunde bewirten. Genießen Sie Ihr Essen!

Empfehlungen für den Alltag

Getränke

Trinken Sie täglich 2–3 Liter Wasser – am besten in Form von dünnen Kräutertees und abgekochtem „Goldwasser" (siehe Kasten). Früchtetee ist wegen des Gehalts an Säure weniger gut geeignet. Bevorzugen Sie chlorid- und natriumarme Mineralwässer ohne Kohlensäure, ungesüßte oder frisch gepresste Fruchtsäfte, Gemüsesäfte und -moste. Trinken Sie milchsauer vergorene Säfte, Rote-Beete-Saft, Sanddornsaft, Kartoffelsaft, Weißkrautsaft usw. kauend – bis 15 Uhr. Meiden Sie Bohnenkaffee und schwarzen Tee – sie behindern viele Resorptionsvorgänge im Körper und stören den Knochenstoffwechsel. Alkohol und Spirituosen belasten die Leber! Verzichten Sie auch auf gesüßte Fertigsäfte, Fruchtnektare, Fruchtlimonaden und Cola.

Goldwasser

Zur Zubereitung von „Goldwasser" nehmen Sie gutes Quellwasser und ein Stück 950er Gold, das der Goldschmied flachgeklopft hat. In der Mitte des Goldstücks sollte ein Loch sein, damit ein Faden durchgezogen werden kann. Nun kochen Sie 20 Minuten lang das Wasser, in dem das Gold, mit einem Faden am Topfhenkel fixiert, lose im Wasser schwimmt. Ionen des Spurenelements Gold gehen so ins Wasser über. Die Goldionen stellen ein sehr wertvolles Spurenelement dar, das heute in den Lebensmitteln zu wenig vorhanden ist. Gold stärkt das Herz.

Fleisch, Wurst, Fisch

Tierisches Eiweiß gehört nur selten auf den Tisch. Vermeiden Sie tierisches Eiweiß nach 15 Uhr, um den Stoffwechsel nachhaltig zu entlasten.

Fleisch und Wurst sollten frisch sein und aus artgerechter Tierhaltung stammen. Essen können Sie hormonfreies Kalbfleisch, Hähnchen, Suppenhuhn, Truthahn, Rind, Pute, Lamm, Ziege, Wild (Reh) sowie deren Wurstwaren, 1–2 Mal wöchentlich. Im Ladenregal links liegen lassen sollten Sie Schweinefleisch und -wurst (vgl. „Diätanleitung zur Entlastung des Stoffwechsels" ab S. 224), fette Fleischsorten, gepökelte und geräucherte Wurst sowie Schinken.

Fisch (v. a. magere See- und Flussfische) ist zwar empfehlenswert, jedoch nur als Frischfisch. Bitte bedenken Sie, dass Fisch oft durch die Gewässer belastet ist.

Obst, Gemüse, Rohkost

Essen Sie Obst aus der heimischen Region, jedoch nicht nach 15 Uhr (und immer nur 1 Sorte, z. B. 1–2 Äpfel nacheinander), denn rohes Obst gärt und säuert sehr oft im Verdauungstrakt. Gleiches gilt auch für Rohkost und frische Salate. Meiden Sie Orangen, Mandarinen, Clementinen, denn diese säuern stark und kühlen die Leber aus. Heißblütige Südländer können dies durchaus vertragen, um ihr Temperament zu „kühlen".

Bevorzugen Sie Dämpfobst. Wenn Sie Dörrobst wie Aprikosen und Apfelringe verspeisen, sollten Sie viel trinken. Zitronen sind „erlaubt" – abraten möchte ich jedoch von Bananen (bilden Schleim), Südfrüchten und Melonen (kühlen aus).

Auf dem Speiseplan stehen stattdessen viel frisches Gemüse (aus heimischer Region!) in gedünsteter Form, Kartoffeln und vollwertiges, geschrotetes Getreide in warmer Zubereitung (siehe Abschnitt „Getreide und Getreideprodukte).

Falls Sie dies vertragen, ist milchsauer Vergorenes, wie etwa Sauerkraut, eine Abwechslung auf der Speisekarte. Hier bekommen Sie über die Ernährung rechtsdrehende Milchsäure und eine hohe Zufuhr an Vitamin C.

Eine Abwechslung bieten auch gekeimte Hülsenfrüchte, über die Sie sich viel pflanzliches Eiweiß zuführen. Sojaprodukte – nicht genmanipuliert! – sind ebenfalls ein guter Eiweißlieferant – insbesondere Sojabohnen, Tofu, Sojagetränke und Sojamehl.

Kartoffeln genießen Sie als Pell- oder Salzkartoffeln, als Kartoffelbrei oder Knödel (aus gekochten Kartoffeln). Auch als Dämpfkartoffeln in Ghee (Zubereitung des Ayurveda-Ghees siehe S. 264) zubereitet. Verzichten Sie auf Pommes frites oder andere frittierte Arten (z. B. Chips) und Kartoffelpuffer.

Auf jeden Fall vermeiden sollten Sie Gemüsekonserven (Vitalstoffe weitgehend zerstört!) und Tiefkühl-Fertigmenüs. Abends essen Sie am besten weder

Kartoffeln, Reis, Tomaten, Paprika noch Gurken. Achtung: Bei Schilddrüsenproblemen sollten Sie keine Kohlgemüse essen.

Getreide, Getreideprodukte, Brot

Für die tägliche Ernährung geeignet ist geschrotetes Vollkorngetreide, besonders Dinkel und Weizen. Sie besitzen die ausgewogensten Nährstoffverhältnisse aller Getreidesorten. Ebenso empfehlenswert sind Hirse, Basmatireis (Reis nur zu Mittag!), Amarant (hier der gepoppte, da besonders leicht verdaulich und zudem glutenfrei mit hohem Vitalstoffanteil!), Vollkornteigwaren und ungezuckerte Fertigmüslis. Vermeiden Sie hingegen Weißmehle, Weißmehlnudeln und gezuckerte Fertigmüslis.

Zum täglichen Frühstück empfehle ich Gersten-, Hafer-, Reis- oder Leinsamenschleim (Zubereitung siehe Ausführungen zum „Schleimfasten“ auf S. 196). Dazu können Sie Trockenfrüchte, Ahornsirup, Zimt usw. essen – bitte jedoch keine frischen Früchte oder Joghurt. Essen Sie immer nur eine Getreidesorte auf einmal.

... Und welches Brot, welcher Kuchen? – Bevorzugen Sie solche aus geschrotetem Getreide und ohne ganze Körner. Essen können Sie Knäckebrot, Vollkornbrot, Vollkorn-Toast, Vollkorngebäck, Vollkornkuchen und -kekse; Dinkelbrot, abgelagert und eventuell getoastet. Von der Speisekarte nehmen sollten Sie auf jeden Fall Weißbrot, Weißmehlgebäcke, -kuchen und -kekse. Meiden Sie Mehrkornbrot.

Milch und Milchprodukte, Eier

Auf der Speisekarte sollten Frischmilch, Joghurt natur, Sauermilch, Kefir, Molke, Buttermilch, wenig Sahne und magere Käsesorten stehen. Bevorzugen Sie Mozzarella, Frischkäse, Magerquark, Camembert; kaufen Sie jedoch keinen Schnitt- oder Hartkäse.

Meiden Sie homogenisierte Milch/Milchprodukte sowie Kondensmilch. Alternativen sind Reismilch, Sojamilch und Kokosmilch.

Eier sollten so wenig wie möglich auf den Tisch, in den Kuchen, in die Suppen usw. kommen. Im Ayurveda gelten Eier als schwer verdaulich und belasten über ihre Fäulnisprozesse (aus dem Ei selbst) den ganzen Körper.

Nach 15 Uhr sollten Sie kein tierisches Eiweiß mehr zu sich nehmen!

Butter oder Margarine?

Wir bevorzugen Bio-Sauerrahmbutter, mild gesäuert. *„Alles in Butter“*, sagt der Volksmund, wenn etwas rund läuft. Butter wird aus dem Rahm der Milch gewonnen und ist ein wahrhaft königliches Lebensmittel. Seit Jahrtausenden

Goldene Tipps zur Milch

- *Frisch gemolkene, euterwarme Milch ist für den Menschen am besten geeignet. Bereits nach 3 Stunden kann die ungekochte Milch nicht mehr-so gut verdaut werden und verursacht Blähungen.*
- *Verwenden Sie ansonsten nur pasteurisierte Milch.*
- *Beim Aufkochen von Milch rühren Sie diese mehrmals mit dem Schneebesen um. Das bringt der Milch die Elemente Feuer (aufkochen) und Luft (Schlagen mit dem Schneebesen).*
- *Wärmende Gewürze wie Zimt, Kardamom, Ingwer, Safran oder Kurkuma machen die Milch leichter verdaulich.*
- *Wir servieren die Milch so heiß, dass wir diese nur schlückchenweise zu uns nehmen können.*
- *Wir genießen Milch nur in Maßen.*
- *Milch wird heute oft kalt, in homogenisierter Form und im Übermaß getrunken. Diese Form der Milchzufuhr führt zu Blähungen, Durchfall, Herz- und Kreislaufbeschwerden und eventuell zu Laktose-Unverträglichkeit.*
- *Versuchen Sie, Ihre Milchprodukte möglichst selbst herzustellen.*

Goldene Regeln für eine gesunde Tagesroutine

Für eine allumfassend verstandene Gesundheit ist neben der Ernährung auch ein gesunder Lebenswandel wichtig:

- *Versuchen Sie morgens ohne Wecker aufzustehen. Geht man früh zu Bett, wacht man spontan vor 6 Uhr auf.*
- *Trinken Sie nach dem Aufstehen ein Glas warmes Wasser.*
- *Entleeren Sie den Darm.*
- *Putzen Sie die Zähne.*
- *Massieren Sie den ganzen Körper für 5–20 Min.*
- *Duschen Sie warm (15–20 Min. nach der Massage).*
- *Machen Sie Yoga oder Atemübungen.*
- *Regelmäßige Aktivitäten sind wichtig.*
- *Am Abend sollte man nicht ausgelaugt sein.*
- *Die Mahlzeiten sollten zu regelmäßigen Zeiten eingenommen werden (danach 5–10 Min. ruhen).*
- *Das Abendessen sollte leicht sein; danach empfiehlt sich ein Spaziergang an frischer Luft.*
- *Genießen Sie den Abend und entspannen Sie dabei auf angenehme Art.*
- *Trinken Sie vor dem Schlafengehen eine Tasse Kräutertee.*
- *Gehen Sie nicht zu spät ins Bett (ca. 22 Uhr).*

ist sie eine der wichtigsten natürlichen Grundlagen der menschlichen Ernährung – mit wichtigen Inhaltsstoffen wie etwa den fettlöslichen Vitaminen A, E und D, Mineralstoffen und Spurenelementen. Ein wertvoller Energie- und Geschmacksträger, der unserem Essen die gute Note verleiht. Butter darf niemals überhitzt werden, sonst wird sie schädlich und belastet den Körper. Sie lässt sich zu vielem verwenden: Verfeinern von Gemüse, Kräuterbutter, aufs Brot, zum Backen.

Margarine (auch als *„Kunstbutter"* bezeichnet) ist ein Streichfett und dient als Butter-Ersatz. Im Wesentlichen besteht sie aus gehärteten und ungehärteten Pflanzenfetten sowie aus Wasser. Damit sie uns mit dem Auge anspricht, wird die Margarine oft mit Karotin eingefärbt. Wegen des Anteils der gehärteten Fette ist die Margarine umstritten. Sollten Sie unbedingt Margarine verwenden wollen, greifen Sie bitte nach einer Margarine aus biologischer Herstellung.

Samen und Nüsse, Algen

Nüsse sollten wegen des hohen Fettgehalts und der Kalorien nur in geringen Mengen gegessen werden.

Ich empfehle hingegen Erdmandelflocken (2 EL decken 30 % des Tagesbedarfs an Ballaststoffen!), Sonnenblumenkerne usw. und aufgebrochenen Leinsamen. Algen enthalten alle B-Vitamine, Spurenelemente und essentielle Aminosäuren.

Öle und Fette

Zu bevorzugen sind Weizenkeimöl (1 TL täglich), Sonnenblumenöl aus unserer Heimat, Olivenöl, alle kaltgepressten Kernöle, Butter, Palmöl, Erdnussöl zum Braten und Ghee (Zubereitung des Ayurveda-Ghees siehe S. 264). Vermeiden Sie Schmalz sowie Kokosfett, gehärtete Back- und Bratfette.

Süßungsmittel

Süßen Sie weder mit weißem Zucker, Fruchtzucker noch mit Süßstoffen. Gute Alternativen sind Ahornsirup, Birnen- und Apfeldicksaft, brauner Vollrohrzucker (4–5 TL pro Tag). Die beste Zeit für Zucker ist gegen 9 und 17 Uhr.

Gewürze

Zum Würzen eignen sich alle frischen Kräuter, Trockengewürze, Bärlauch, Zitronensaft, Obstessig, Zwiebeln und Knoblauch, soweit sie vertragen werden – auch Meerrettich, Sojasoße und Basilikum (enthält das Spurenelement Gold in hohen Anteilen!). Meiden Sie Fertiggewürze (hohe Phosphatanteile!).

Salz

Am besten eignet sich Meersalz ohne Rieselhilfe und Zusatz von Jod; es enthält bereits natürlicherweise Jod in geringen Mengen. Noch besser wäre die Verwendung unraffinierten Steinsalzes; es hat alle geforderten Voraussetzungen in optimaler Zusammensetzung. Bitte beachten Sie: Die Zugabe von Salz sollte erst am Ende der Garzeit erfolgen.

Jodiertes Kochsalz (chemisches Jod!) sollte gemieden werden.

(Weiteres siehe auch Kapitel „Gewürze und Küchenkräuter" ab S. 80.)

Naturbelassen oder gekocht?

Wenn der menschliche Körper eine Temperatur von 42 Grad Celsius (Fieber) erreicht, erlischt sein Leben. Nicht anders ist es mit den Lebensmitteln, die uns die Natur zur Verfügung stellt. In naturbelassenem Zustand finden in Früchten und Gemüse aktive Stoffwechselprozesse statt. Wie bei keimfähigem Samen ist ein Potential an Lebendigkeit vorhanden. Nur durch unsachgemäßes Kochen, Backen, Braten oder andere Formen der Erhitzung kommt das Leben in der Nahrung teilweise zum Erliegen. Bis 100% der Enzyme und Vitamine können bei unsachgemäßem Kochen verloren gehen.

Auf der anderen Seite wissen wir, dass sich wiederum durch sachgemäßes Zubereiten und Weiterverarbeiten neue, für uns heilsame Wirkstoffe ergeben. Dadurch ermöglichen wir uns das Gesundsein und -bleiben.

Deshalb lautet der oberste Grundsatz: Der Hauptanteil der täglichen Ernährung sollte unbedingt in gekochter Weise verzehrt werden. Das bedeutet konkret: Wir bevorzugen Ernährung mit Wärmezufuhr, weil diese für uns leichter verdaulich ist. Das heißt je nach Art der Zubereitung, die die Lebensmittel fordern, ist das schonende Dünsten, Kochen, Braten als geeignete Garmethode zu wählen.

(Weiteres siehe auch Kapitel „Sekundäre Pflanzenstoffe" ab S. 64; außerdem Anlage I. Kochen mit dem Dampfkochtopf.)

Nahrungsergänzung?

Zur Nahrungsergänzung: Nachtkerzenöl, Borretschöl und Fischöl bieten einen hohen Schutz für die Gefäße. Östrogenähnlich (besonders wichtig für Frauen in den Wechseljahren) wirken neben Soja auch die schwarze Johannisbeere und Gelee Royale. Vitamin E hat eine hormonregulierende Wirkung; es gehört mit den Vitaminen A und C sowie Selen und Zink zu den Antioxidantien, den bekannten Krebsschutzfaktoren.

Eine Kur mit diesem Komplex in regelmäßigen Abständen ist besonders in der Wechseljahreszeit sinnvoll. Mineralien-Mischungen mit Spurenelementen in hoher Dosierung werden hier besonders gebraucht. Dabei ist auf spezielle Mischungen gegen Übersäuerung zu achten, denn Übersäuerung belastet nicht nur die Knochen, sondern verstärkt wesentlich die Beschwerden, da sie zu einer Regulationsstarre im Organismus führt.

Tipps zur Ernährung unserer Kinder

Allgemein sollten wärmende Lebensmittel (z. B. Hirse, Hafer) bevorzugt werden. Achten Sie unbedingt auf ein warmes Mittagessen für Ihr/e Kind/er.

Beginnen Sie den Tag des Kindes mit einem selbst gekochten Haferbrei, dem Sie wärmende Gewürze wie Zimt, Nelken oder Kardamon in Spuren beigeben. Kombinieren Sie den Brei niemals mit Obst. Trockenfrüchte wie Rosinen können Sie unbedenklich dazu reichen. Belasten Sie den Organismus des Kindes so wenig wie möglich, indem Sie wenig rohes Obst, Rohkost und tierisches Eiweiß, zumindest nicht nach 15 Uhr, anbieten. Das Kleinkind sollte im ersten Lebensjahr so wenig wie möglich tierisches Eiweiß bekommen.

Zu früher Beginn mit der Erwachsenenkost ist dem kleinen Organismus ebenfalls nicht zuträglich. Unser Augenmerk liegt besonders auf den scharfen Gewürzen (z. B. Pfeffer, Paprika, Curry usw.), die zu sehr reizen.

Brot sollte abgelagert sein und nicht im Übermaß gegessen werden. Verzichten Sie bewusst auf Mehrkornbrot und ganze Körner im Brot. Diese Brote säuern sehr stark, und die Körner können nicht verdaut werden.

Bevorzugen Sie Obst aus der heimischen Region. Orangen, Mandarinen und Grapefruit kühlen besonders die Leber aus. Das gilt auch für die Obstsäfte aus diesen Früchten. Reichen Sie dem Kind so wenig Apfelsaft wie möglich. Bevorzugen Sie verdünnte dunkle Säfte oder Kräutertees.

Verwenden Sie bevorzugt frische Lebensmittel. Vermeiden Sie Tiefkühlmenüs und Fertigprodukte, sie enthalten Phosphate und Konservierungsstoffe. Diese stehen im Verdacht, Hyperaktivität, Allergie, Hautjuckreiz usw. auszulösen. Kaufen Sie Milch- und Milchprodukte nur aus biologischer und niemals aus homogenisierter Herstellung. Verwenden Sie Butter statt Margarine. Verzichten Sie zum Süßen und Backen so weit wie möglich auf Zucker. Bevorzugen Sie braunen Rohrzucker, Ahornsirup, Birnendicksaft.

Vollkornmehle sollten auf jeden Fall fein geschrotet sein. Verwenden Sie viele frische Kräuter zum Würzen. Besprechen Sie mit Ihrem Kind, was es gerne essen möchte. Lassen Sie es mithelfen und nehmen Sie es zum Einkaufen mit. Richten Sie das Essen liebevoll an und essen Sie gemeinsam mit Ihrem Kind in entspannter Atmosphäre.

(Ausführlicheres dazu siehe auch Kapitel „Der Beginn des Lebens“ ab S. 96.)

Tipps zur Ernährung während einer Erkältung

Alle Schleimbildner wie tierisches Eiweiß, alle Mehlprodukte, auch Kartoffeln sollten während der Erkältung gemieden werden. Stattdessen sollte viel getrunken werden, insbesondere warme Getränke.

Bei fiebriger Erkältung dürfen Sie durchaus ein Glas heiße Milch (biologischer Herkunft) mit etwas Nelken, Kardamon oder Zimt (als Antidot zur Schleimbildung) zu sich nehmen. Auch eine Hühnerbrühe ist hier erlaubt. Diese beiden Tipps helfen das Erdelement zu stärken und wirken dadurch fiebersenkend.

3. Tagesablauf einer gesunden Ernährung

Frühstück

Damit wir morgens aktiv in den Tag gehen können, benötigt der Körper aktivierende Stoffe wie Calcium, Eisen, Natrium, Eiweiß, Vitamine und Kohlenhydrate. Als sinnvollen Einstieg erachte ich die Haferschleimsuppe (Zubereitung siehe Ausführungen zum „Schleimfasten" auf S. 196). Entscheiden Sie selbst, ob Sie diese wahlweise mit Bio-Milch oder Wasser kochen. Selbstverständlich können Sie diese Suppe mit jedem beliebigen Getreide (in Flockenform) zubereiten. Fertig geköchelt ist sie nach 25 Minuten, wenn sich unten am Topfboden eine grauweiße, dünne Schicht absetzt. Nun würzen Sie je nach Geschmack die Suppe salzig oder süß.

Kombinieren Sie auf keinen Fall Obst zum Getreide, denn grundsätzlich besteht die Gefahr, dass es im Darm zu Essigsäurebildung und Fuselalkoholproduktion kommt. Diese belasten dann über den Blutweg die Leber und den gesamten Stoffwechsel.

Vorteil der Haferschleimsuppe: Hafer bindet Gärstoffe im Darm, reinigt Leber und Galle und senkt die Blutfettwerte. Das Blut wird gereinigt, und die Blutwerte verbessern sich. Wir bekommen über den Hafer alle Nährstoffe, die wir für einen gesunden Start in den Tag benötigen.

Nach der gut gekauten Haferschleimsuppe können Sie – so Sie dies wünschen – noch 1–2 Scheiben Brot, nach Ihrer Wahl und Verträglichkeit, am besten nochmals getoastet, essen. Bestreichen Sie das Brot nach Belieben mit Butter, Marmelade, Honig oder etwas Käse. Auch ein weich gekochtes Ei (biologisch oder möglichst frisch vom Bauernhof!) zum Sonntagsfrühstück dürfen Sie sich erlauben. Wenn Sie es vertragen, können Sie saisonal auch einmal eine Tomate, Kresse, Sesam usw. verzehren.

Ich empfehle Ihnen, zum Frühstück 1 Gläschen milchsauer vergorenen Saft (z. B. Rote Beete) kauend zu trinken – zudem natürlich Kräutertee oder Getreidekaffee. Die geliebte Tasse Bohnenkaffee können Sie sich gerne ab 9 Uhr gönnen.

Zwischenmahlzeit

Essen Sie 1–2 Stücke reifes Obst nach Ihrer Wahl (saisonal). Bitte bleiben Sie wenn möglich bei einer Sorte pro Tag, ansonsten können Sie nach 2 Stunden die Obstsorte wechseln. Bevorzugen Sie rohes Gemüse der Saison, dann greifen Sie zum Beispiel zu Karotte oder Kohlrabi.

Alternativ wählen Sie ein Roggenbrötchen, ein Rosinenbrötchen o. Ä. Auch eine Frucht- oder Vollkornschnitte könnte Ihnen schmecken. In Frage kommen auch eine Basensuppe (siehe Anhang H. Basen-Tipps), Trockenfrüchte, Sauermilcherzeugnisse wie Joghurt oder ein kleines Schälchen Quark.

Trinken Sie nach Möglichkeit unmittelbar vor, während oder nach einer Mahlzeit nichts.

Mittagessen

Versuchen Sie stets, zwischen 12.30 Uhr und 14 Uhr ein warmes Mittagessen einzunehmen (siehe dazu auch Kapitel „Seine Mitte pflegen – mit gesunder Ernährung" ab S. 146).

Wenn Sie die Möglichkeit haben, sollten Sie einen kleinen Salat der Saison (z. B. Blattsalat mit vielen frischen Kräutern) vor dem Hauptgang essen. Jetzt ist die Verdauungskraft am größten.

Falls Sie in der Kantine essen oder essen gehen: Achten Sie darauf, keinesfalls einen Salat von der Kühltheke zu essen; dieser kühlt den Magen aus und bringt das Verdauungsfeuer zum Erlöschen. Verzehren Sie nun gedünstetes Gemüse der Saison, dazu sättigende Beilagen aus Kartoffeln, Nudeln, Reis oder nach Belieben auch ein Stück Mischbrot. Besonders Mischbrot neutralisiert den Stoffwechsel und kann aus diesem Grunde sehr gut zusätzlich zu den Mahlzeiten gegessen werden.

Wahlweise können Sie auch Nudelgerichte verzehren oder Kartoffeln in allen Variationen (außer Pommes frites) – allerdings immer in Kombination mit Gemüse. Gemüse ist ein starker Basenbildner, und gerade Kinder, ältere Menschen und Menschen mit schwachem Verdauungsfeuer vertragen jegliches Essen in gedünstetem Zustand besser. Sie fühlen sich wohler, weil das Essen bekömmlich ist.

Wählen Sie zu Ihrem Essen Fleisch oder Fisch, dann nur als Beilagen.

Gehen Sie mit Käse und Sahne sparsam um (siehe auch „Diätanleitung zur Entlastung des Stoffwechsels" ab S. 224).

Verzichten Sie unmittelbar nach dem Essen auf einen süßen Nachtisch. Genießen Sie diesen später zur Kaffeezeit.

Kinder – und eventuell auch Sie selbst – lieben Süßspeisen wie Pfannkuchen, Grießschnitten, Arme Ritter, Dampfnudeln, Strudel, Aufläufe und Reisbrei. Essen Sie die warme Süßspeise zuerst (denn sie benötigt viel Verdauungskraft!) und lassen Sie dann zum Beispiel noch eine Gemüsesuppe folgen. Essen wir Süßspeisen nämlich zum Schluss, bekommen wir bald wieder Hunger. Bitterstoffe, die in Gemüse und Kräutern enthalten sind, wirken zusammenzie-

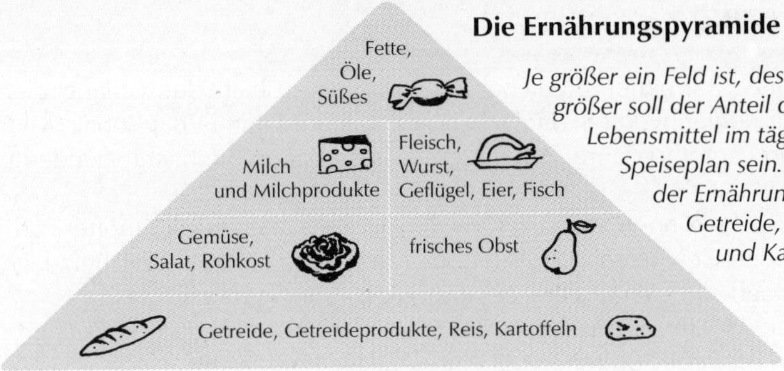

Die Ernährungspyramide

Je größer ein Feld ist, desto größer soll der Anteil dieser Lebensmittel im täglichen Speiseplan sein. Basis der Ernährung sind Getreide, Reis und Kartoffeln.

hend. Sättigungsgefühl stellt sich ein und es wird das Essen besser und leichter verdaut.

Trinken Sie während des Essens nichts, im Höchstfall ein Joghurtgetränk (siehe Kasten „Lassi Natur").

Lassi Natur

Für 2 Personen, Zubereitungszeit: 4 Minuten

Zutaten:

1 Tasse Bio-Vollmilchjoghurt (frisch und mild), 3 Tassen Wasser,
3 Prisen Cumin/Kreuzkümmel gemahlen, 2 Prisen Koriander gemahlen,
1 Prise frisch geriebener Ingwer, 3–4 Prisen Steinsalz

Joghurt zusammen mit dem Wasser und den Gewürzen (ganzen Kumin und Koriander vor dem Mahlen kurz ohne Fett in der Pfanne anrösten, dann im Mörser mit dem Salz fein mahlen) mit einem Schneebesen gut durchschlagen, bis keine Klümpchen mehr vorhanden sind – und würzen. Lassi ist schon fertig.

Lassi sollte zum Ende der Mittagsmahlzeit – auf Zimmertemperatur – getrunken werden, nicht mehr am Abend nach Sonnenuntergang. Auch die Variante ohne Gewürze – also pur – ist möglich.

Lassi kann jederzeit mit einem reifen Obst der Saison hergestellt werden. Dazu wird das Obst püriert und als ein Teil des Wassers ersetzt und mit etwas Zimt, Kardamom oder ein paar Tropfen Rosenwasser, eventuell Honig, Roh-Rohrzucker oder Ahornsirup gesüßt. Dieses Lassi können Sie auch als besonderes Getränk zu festlichen Anlässen reichen.

Lassi beruhigt den Magen, die Darmflora wird gereinigt und gestärkt; nach dem Gebrauch von Antibiotika wird damit die Darmflora wieder aufgebaut.

Kaffeezeit

Zur Kaffeezeit erneuert die Leber ihren Zuckerhaushalt. Nun verlangt der Körper nach Kohlenhydraten, Einfachzucker, Kalium, Vitamin B_2, Kobalt, Mangan, Zink und Pantothensäure. Auf diesem Wissen bauen die nachfolgenden Empfehlungen auf.

Bis 15 Uhr können Sie noch Obst verspeisen – auch in gedämpfter Form mit wärmenden Gewürzen (z. B. Zimt). Gut sind ebenfalls Sauermilcherzeugnisse, etwas Quark, Trockenfrüchte, Sojaprodukte als Joghurt usw.

Gegen 16 Uhr essen Sie ein Stück Kuchen aus biologischen Zutaten oder auch ein Brot oder Brötchen mit einer Auflage Ihrer Wahl.

Gegen 17 Uhr genießen Sie eine Tasse Kräutertee – und eventuell einen Keks oder ein Stück Kuchen dazu, aber nur wenn Sie um 16 Uhr nicht gegessen haben.

Nun essen Sie bis zum Abendessen nichts mehr. Die Niere entgiftet jetzt den Körper. Dafür trinken Sie viel, am besten nierenstärkende Tees wie Zinnkraut oder Birkenblätter.

Abendessen

Zwischen 18 und 19 Uhr sollten wir das Abendessen eingenommen haben. Mit dem Abendessen nimmt der Körper nochmals Regenerationsstoffe für die Nacht auf. Wir benötigen nun Magnesium, Kieselsäure, Kupfer, Vitamin A, Vitamin B_6 und Niacin. Nach Möglichkeit verzichten wir auf tierisches Eiweiß, da dieses am Abend schwer verdaulich ist (siehe Ausführungen zur Leber ab S. 133) und bevorzugen stattdessen pflanzliches Eiweiß wie Sojaprodukte und Sojasahne. Eine Ausnahme bilden Milch und Milchprodukte, wenn Sie damit Speisen zubereiten – was nur möglich ist, wenn Sie diese auch vertragen.

Falls Sie noch zu den Käseliebhabern gehören, sollten Sie auf leicht verdauliche Käsessorten wie Frischkäse oder Mozzarella umsteigen.

Abends essen Sie eine Gemüsesuppe, die ruhig kräftig gewürzt und gebunden sein darf – sie erfüllt die Bedürfnisse dieser Tageszeit. Dazu reichen Sie ein Brot oder einen Toast, bestrichen mit Sauerrahmbutter. Tierische Fette wie Butter oder Ghee (Zubereitung des Ayurveda-Ghees siehe S. 264) sind erlaubt. Natürlich können Sie Ihr Brot auch mit vegetarischen Aufstrichen oder Sojawurst usw. belegen.

Die letzte Mahlzeit des Tages sollte nicht anregend sein, also wählen wir nicht zu viele bunte Gemüse, exotische Gewürze, Obst oder Mehr-Gänge-Menüs aus.

Nun sitzen wir gemütlich beisammen und tauschen uns über die Ereignisse des Tages aus.

Ein Abendspaziergang zum Ausklingen des Tages wäre angebracht, um mit Sauerstoff aufgetankt gegen 22.30 Uhr zu Bett zu gehen.

4. Diätanleitung zur Entlastung des Stoffwechsels

Zur Entlastung des Stoffwechsels und zur Entsäuerung des Organismus empfehle ich Ihnen – für einen Zeitraum von 6 Wochen – folgende Diät für Ihre tägliche Ernährung:

- Getreidesorten: Gut sind Hirse, Gerste, Hafer und Dinkel; Weizenprodukte/Brot sollten sehr zurückhaltend verzehrt werden.
- Essen Sie nur wenig Fleisch – maximal einmal pro Woche. Dann am besten vom frischen Huhn – oder frischen Fisch.
- Essen Sie keinerlei Schweinefleisch oder Wurstwaren. Fleisch besteht aus Aminosäuren und gesättigten Fetten, diese sind äußerst säurelastig und verdicken die Körperflüssigkeiten. Schweinefleisch ist besonders schwefelhaltig und bindet Toxine im Gewebe, die wir über das Essen aufnehmen und dann ebenfalls in unser Körpergewebe einbinden.
- Verzichten Sie auf Kuhmilch und Kuhmilch-Produkte wie Käse, Joghurt und Quark. Kuhmilch-Eiweiß verdickt die Lymphflüssigkeit, macht „kalt", wirkt schleimbildend und immunbelastend.
- Verwenden Sie keinen Zucker und essen Sie keine zuckerhaltigen Speisen. Zucker bildet Säure, belastet den Stoffwechsel. Zum Süßen eignen sich (wenig) Honig, Birnen-, Ahornsirup sowie Roh-Rohrzucker.
- Essen Sie keine Hühnerei-Speisen. Hühnerei-Eiweiß ist das zweithäufigste Nahrungsmittelallergen, während der Diät sollte es daher gemieden werden.
- Kaufen Sie keine Orangen, Kiwis oder Mandarinen. Viele Menschen reagieren auf Zitrusfrüchte allergisch. Sie enthalten viel Spritzmittel und säuern. Zitronen und Grapefruit aus biologischem Anbau sind in geringen Mengen erlaubt, da diese basisch verstoffwechseln.
- Am Abend verzehren Sie bitte keine Früchte. Früchte gären nachts im Verdauungssystem, bilden Alkohol und belasten die Leber.
- Trinken Sie keine Fruchtsäfte – auch nicht die beliebten Apfelsaft- und Orangensaftschorlen! Etwas Grapefruitsaft oder ½ Grapefruit zum Frühstück sind erlaubt!
- Meine Empfehlung: Trinken Sie mineralienarmes Wasser in großen Mengen! Zur Entgiftung sind bis zu 3 Liter pro Tag erlaubt. Die große Wassermenge fördert den Stoffaustausch. Trinken Sie zwischen den Mahlzeiten, nicht zu den Mahlzeiten!
- Alkohol ist absolut tabu, er belastet die Leber. Die Entgiftungsfunktionen werden damit behindert beziehungsweise vermindert.

IX. Ausgewählte Rezepte

In diesem Kapitel finden Sie ausgewählte Rezepte für verschiedene Anlässe:

1. Rezepte für den Alltag **226**

Suppen 226

Salate 231

Gemüsegerichte 235

Fleischgerichte 241

Fischgerichte 243

Beilagen 244

Süßspeisen 245

Gebäck 247

Aufstrich 248

2. Besondere Empfehlungen **249**

Bewährte Rezepte meiner Mutter
Luise Gräfin Wolffskeel von Reichenberg 249

Apfel-Rezepte 257

Backen ohne Eier 260

Ayurveda-Ghee (geklärtes Butterschmalz) 264

Rezepte in der Fastenzeit 265

1. Rezepte für den Alltag

Falls nicht anders angegeben, sind die Rezepte für vier Personen berechnet.

Suppen

Bärlauchcremesuppe mit Sprossen

Zubereitungszeit: ca. 25 Minuten

Zutaten:

50 g Bärlauchblätter, 300 g zarte Spinatblätter, 2 Schalotten, 1 EL Butter, 1 EL Mehl, ½ l Fleisch- oder Gemüsebrühe, Salz, Pfeffer aus der Mühle, 2 Eigelbe, 200 g Sahne, 30 g feine Sprossen (z. B. Alfalfa)

Bärlauch und Spinat abspülen, abtropfen lassen. Etwas Bärlauch beiseitelegen. Übrige Spinat- und Bärlauchblätter hacken.

Schalotten schälen, fein würfeln. Butter in einem Topf erhitzen, Schalotten darin glasig dünsten. Mehl darüberstäuben. Spinat und Bärlauch zugeben, andünsten. Brühe zufügen und aufkochen. Alles fein pürieren, würzen.

Eigelbe und 4 EL Sahne verquirlen, etwas Suppe unterrühren. Dann in die Suppe einrühren, nicht mehr kochen lassen! Übrige Sahne halb steif schlagen, unter die Suppe ziehen, nochmals abschmecken. Sprossen abspülen, gut abtropfen lassen. Suppe mit Sprossen und den restlichen Bärlauchblättern anrichten.

Sauerampfersuppe

Zubereitungszeit: ca. 40 Minuten

Zutaten:

2 Bund Sauerampfer, 3 Kartoffeln, 1 EL Traubenkernöl, 1 Zwiebel, 100 ml süße Sahne, Salz, Muskat, Pfeffer, ¾ l Wasser

Zwiebel klein schneiden, die Kartoffeln schälen und würfeln und im erhitzten Traubenkernöl alles leicht schmoren lassen. Mit ¾ l Wasser aufgießen, weich kochen, pürieren.

Sauerampfer waschen und ebenfalls fein schneiden. Zur Suppe geben und mit Sahne und den Gewürzen abschmecken.

Erbsensuppe mit Pfefferminze

Grüne Sommersuppe – frisch und aromatisch!

Zubereitungszeit: ca. 25 Minuten

Zutaten:

500 Erbsen frisch (oder eventuell tiefgekühlt), 2 Schalotten, 1 l Geflügel- oder Gemüsebrühe, 4–5 Stängel frische Minze, 1 EL Butter, 1/8 l Sahne, Salz, Pfeffer aus der Mühle

Dünsten Sie die gehackten Schalotten in 1 EL Butter glasig. Die Erbsen dazugeben und einige Minuten mitgaren. Mit der Brühe aufgießen. Die gehackten Blätter der Minze 10 Minuten sanft mitkochen und dann die Suppe pürieren. Mit Salz und Pfeffer abschmecken.

Wenn Sie die Suppe jetzt noch mit 1/8 l Sahne verfeinern und mit kleinen Minzblättchen bestreuen, ist die Sommersuppe perfekt!

Kartoffelsuppe

Für 4–6 Personen
Zubereitungszeit: ca. 45 Minuten

Zutaten:

750 g Kartoffeln (mehlige Sorte), 2 Zwiebeln, 1 Möhre, 1 Stück Sellerie, 1 Stange Lauch, 30g Butterschmalz oder Ghee, Salz, Pfeffer aus der Mühle, 1 ¼ l Gemüsefond oder -brühe, 2 EL Crème fraîche oder 75 ml Sahne

Kartoffeln, Zwiebeln, Möhre und Sellerie schälen, abspülen und würfeln. Lauch putzen, abspülen und klein schneiden. Butterschmalz/Ghee in einem großen Topf erhitzen. Die vorbereiteten Zutaten darin andünsten, mit Salz und Pfeffer würzen.

Fond beziehungsweise Brühe angießen und aufkochen. Zugedeckt bei mittlerer Hitze ca. 30 Minuten köcheln lassen.

Zutaten mit einem Pürierstab im Kochtopf fein pürieren. Crème fraîche oder Sahne einrühren. Suppe nochmals mit Salz und Pfeffer abschmecken.

Kohlrabisuppe mit Hirse

Zubereitungszeit: ca. 25 Minuten

Zutaten:

1 Kohlrabi, 250 g Kartoffeln, 50–100 g Erbsen, 50 g Hirse,
ca. 1 l Gemüsebrühe, Salz, Schnittlauch

Kohlrabi und Kartoffeln schälen, würfeln und mit den Erbsen und der heiß gewaschenen Hirse in ½ l Brühe in ca. 20 Minuten bissfest garen. Restliche Brühe zugeben, mit Salz abschmecken, Schnittlauch darüberstreuen. Die zarten Erbsen können auch erst gegen Ende der Kochzeit oder roh unter die Suppe gemischt werden.

Alternativ: Erbsen können durch Möhren ersetzt werden.

Ballaststoffe in natürlicher Ernährung

Getreidekörner sind sehr gute Ballaststoffquellen, wenn die Randschichten nicht entfernt werden. Hirse ist eine ideale Beigabe zu zarten Gemüsesorten wie zum Beispiel Kohlrabi.

Seine Mineralstoffe Eisen, Fluor, Magnesium und Kieselsäure tun Haut, Haaren, Zähnen und Muskeln gut.

Möhrensuppe mit Safran

Für 4–6 Personen
Zubereitungszeit: ca. 40 Minuten

Zutaten:

2 Schalotten, 750 g Bio-Möhren, 3 EL Butterschmalz oder Ghee,
2 Msp. Safranfäden, 1 ½ TL Rohzucker, 1 ¼ l Hühnerbrühe, Salz, Pfeffer,
3 EL kalte Butter

Schalotten schälen und würfeln, Möhren schälen, in Scheiben schneiden. 2 EL Schmalz erhitzen, Schalotten, Möhren und Safran darin andünsten. Mit Zucker bestreuen, karamellisieren lassen. Brühe zugeben und ca. um ein Viertel einkochen lassen. Mit Salz und Pfeffer abschmecken, ein paar Möhrenscheiben herausnehmen, zur Seite stellen. Suppe pürieren und kalte Butter untermischen. *Gute Abend-Suppe!*

Pürierte Selleriesuppe

Zubereitungszeit: ca. 40 Minuten

Zutaten:

400 g geschälte Kartoffeln, 200–400 g geputzter Knollensellerie,
1 Zwiebel, 1–2 EL Ghee (Zubereitung des Ayurveda-Ghees siehe S. 264),
½ – ¾ l Wasser oder Gemüsebrühe, ¼ l Milch,
100 g Sauerrahm, Kerbel, Salz

Kartoffeln, Sellerie, Zwiebel zerkleinern und in Ghee leicht anschwitzen. Mit Wasser oder Gemüsebrühe aufgießen, ca. 25 Minuten garen. Zum Schluss mit Sauerrahm und Gewürzen abschmecken und verfeinern.

Alternativ: Sie können diese Suppe auch (statt Sellerie) mit Kürbis und Karotten zubereiten.

Tomatensuppe

Für 6–8 Personen
Zubereitungszeit: ca. 60 Minuten

Zutaten:

1,5 kg Tomaten, 1 Chilischote, 500 g Suppengrün, 300 g Zwiebeln,
150 g Bacon oder durchwachsener Speck, 3 EL Öl, 3 EL Tomatenmark,
1 EL Zucker, 150 ml Rotwein, Salz, Pfeffer, 400 ml Geflügelfond,
1 TL Wacholderbeeren, 1 Lorbeerblatt, 100 g Crème fraîche,
1 Bund Petersilie (gehackt)

Tomaten vierteln, Chilischote halbieren, entkernen. Suppengrün (Porree beiseitelegen), Zwiebeln und 100 g Bacon würfeln. In 2 EL Öl anbraten.

Tomatenmark, Zucker und Porree 2 Minuten mit anrösten. Mit Rotwein ablöschen, Tomatenviertel dazugeben, mit Salz und Pfeffer würzen. Den Fond zugießen, Chili, Wacholderbeeren und Lorbeerblatt hinzugeben. 45 Minuten zugedeckt kochen. Suppe durch ein Sieb gießen, aufkochen, abschmecken.

Noch während die Suppe kocht, 50 g Bacon in Streifen schneiden, in 1 EL Öl knusprig braten.

Zum Servieren Crème fraîche, Bacon und Petersilie auf die Suppe geben.

Echte Hühnersuppe vom Suppenhuhn

Nehmen Sie ein frisch geschlachtetes Bio-Suppenhuhn (von Fett befreien) oder einen Teil eines Suppenhuhns (Brust und Schlegel verwenden) oder ca. 200 g Roastbeef. Dazu eine Hand voll frischer Petersilie und eine Hand voll frisch geputzter Karotten.

Das ganze Huhn 12 Stunden lang untertags leise kochen lassen. Den Topf die Nacht über im Kühlschrank lagern und am nächsten Tag noch einmal 12 Stunden lang leise kochen lassen.

Kurzversion: Kochen Sie Teile vom Huhn oder Roastbeef auf 1 ½ l Wasser 3–4 Stunden lang. Auf niedriger Temperatur – köchelnd. Bitte kein Wasser hinzufügen, damit die Konzentration der Brühe erhalten bleibt.

Der Sud wird nach dem Auskühlen kaltgestellt. Von diesem Sud täglich 1 Tasse erhitzen und trinken. Diese Brühe wird nicht mehr extra abgeschmeckt. Sie schmeckt hervorragend, auch ohne weitere Gewürze.

Je nach Geschmack in einem extra Kochtopf Nudeln, Reis, Grießklößchen oder Grünkernklößchen abkochen und in die erhitzte Brühe geben.

Unsere Empfehlung nach langen Krankheiten zur Rekonvaleszenz und bei Erschöpfungszuständen: Stärkt Nieren, Milz und Nerven!

Salate

Endiviensalat mit gekeimten Linsen

Für 4–6 Personen
Zubereitungszeit: 15 Minuten + 3 Tage zum Keimen

Zutaten:

1 Endiviensalat, 1 kleine Tasse braune oder grüne Linsen,
2 pflaumenweich gekochte Eier (ca. 5 Minuten)

Für die Salatsoße:
1 Zwiebel, 4 EL Ghee oder Öl Ihrer Wahl, 2 EL Tamari (Sojasoße),
1 EL Apfeldicksaft, Salz, Pfeffer, ½ Bund glatte Petersilie

Linsen drei Tage keimen lassen.

Endiviensalat in zwei Zentimeter breite Streifen schneiden. Eier schälen und vierteln. Zwiebel für Soße in Würfelchen schneiden und im Öl/Ghee glasig anschwitzen.

Die noch heißen Zwiebelwürfel mit den restlichen Salatsoße-Zutaten mischen und über den Salat gießen. Lauwarm servieren. *Guten Appetit!*

Kichererbsensalat mit Orangendressing

Für 4–6 Personen
Zubereitungszeit: ca. 20 Minuten + Zeit zum Einweichen (über Nacht)

Zutaten:

2 Tassen Kichererbsen, 1 Bund Schnittlauch, 4 Karotten,
Saft von 2 Orangen, 4–6 EL Öl Ihrer Wahl, 1 Messerspitze Agavendicksaft,
Kristallsalz, 1 EL Piment (grob gemahlen), etwas Paprikapulver (edelsüß),
1 Messerspitze Zimt

Kichererbsen über Nacht in Wasser einweichen und danach in frischem Wasser weich kochen (ca. 20 Minuten), abgießen. Schnittlauch fein schneiden. Karotten in dünne Stifte schneiden.

Orangensaft und -schale, Öl, Agavendicksaft und die Gewürze verrühren. Kichererbsen, Schnittlauch und Karotten mischen. Dressing darübergeben.

Mediterraner Brotsalat mit Minze

Für 4–6 Personen
Zubereitungszeit: ca. 30 Minuten

Zutaten:

2 Fladenbrote oder Baguettes, 5 EL Olivenöl, 3 Bund glatte Petersilie, ½ Kopf Romanasalat, 400 g Tomaten, 1 Zwiebel, 2 Knoblauchzehen, je 1 TL Salz, Korianderkörner, Kreuzkümmel und schwarze Pfefferkörner, je 1 Prise frisch geriebene Muskatnuss, Nelkenpulver, Cayennepfeffer und Kardamom, 2 Zitronen

Brot in kleinere Stücke schneiden oder reißen. Mit 1 EL Öl in der Pfanne knusprig bräunen (kleine Flamme), erkalten lassen.

Petersilie und Romanasalat in feine Streifen schneiden, Tomaten kreuzweise einschneiden, mit kochendem Wasser überbrühen und häuten, würfeln, Stielansätze dabei entfernen. Zwiebel und Knoblauch schälen, klein schneiden. Alles gut vermischen. Im Mörser Salz, Korianderkörner, Kreuzkümmel und schwarze Pfefferkörner zerstoßen. Muskatnuss, Nelkenpulver, Cayennepfeffer und Kardamom dazugeben, mischen.

Zitronen auspressen, den Saft mit den Gewürzen und 4 EL Olivenöl verrühren. Über den Salat gießen, eventuell noch mit etwas Salz nachwürzen.

10–15 Minuten ziehen lassen, damit sich der Geschmack voll entwickeln kann.

Passt hervorragend zur Grillparty oder zu einem Abend mit Freunden.

Möhren-Apfel-Salat

Zubereitungszeit: ca. 15 Minuten

Zutaten:

400 g geputzte Möhren, 200 g entkernte geschälte Äpfel (säuerlich, z. B. Boskoop), 2–4 EL Zitronensaft, 2 EL gutes Öl, 1 Prise Salz, nach Belieben Walnüsse oder Haselnüsse

Möhren und Äpfel fein reiben, mit der Marinade (so wie Sie diese für Ihren Blattsalat herstellen) vermischen und nach Belieben Nüsse darüberstreuen.

Wildkräutersalat

Suchen Sie sich in Ihrer Umgebung, auf ungespritzten Feldern und Wiesen, die folgenden Wildkräuter. Je nach Geschmack sollten Sie pro Person mindestens 1 Hand voll Kräuter sammeln.

- Blätter vom Löwenzahn – schmecken leicht bitter;
- blühende, kleine Triebe von der Vogelmiere (Geschmack erinnert an junge Maiskölbchen);
- blühendes Franzosenkraut;
- nussig-frische Gänseblümchenblätter; die süßen Blüten zum Dekorieren verwenden;
- Gänsefußblätter (mild im Geschmack);
- Brennnesselblätter (brennen nicht mehr, wenn sie kurz mit kochendem Wasser überbrüht werden);
- Schlangenknöterichblätter (schmecken vielen besser als Blattspinat);
- Blätter von wilden Malven (schmecken weich und mild); die Blüten zur Dekoration für den Salat mitnehmen;
- wilder Spinat (auch „Guter Heinrich" genannt) – ist so gesund, dass er gegen den „Welthunger" angepflanzt werden sollte;
- süßlich schmeckende junge Bärenklaublätter und -blütenknospen (der Bärenklau heißt auch „Wilder Brokkoli");
- junge Blattrosetten oder Blätter vom schmalblättrigen Weidenröschen (Geschmack ähnlich dem von Feldsalat).

Die Wildkräuter schmecken ungewohnt etwas herber und werden deshalb mit einem milden Dressing angemacht. Dieses bereiten Sie aus Gemüsebrühe, Senf, Essig, Öl (zweifache Menge vom Essig), etwas Sahne oder Naturjoghurt. Nach Geschmack mit Ahornsirup oder Ähnlichem süßen. Das Dressing gut verrühren und über die grob zerteilten Blätter geben.

Dieser Salat sollte ca. 10 Minuten ziehen. Wildkräuter fallen nicht so schnell zusammen wie zum Beispiel Kopfsalat.

Zum Schluss den Salat mit unseren gesammelten Blüten (zum Mitessen) schön verzieren.

Fertig ist ein sehr mineralstoffreicher Salat! Bitte nun ganz bewusst kauen und den Geschmack entwickeln lassen ...

Möhren-Sauerkraut-Rohkost

Zubereitungszeit: ca. 15 Minuten

Zutaten:

200 g Sauerkraut, 200 g Möhren, 100–200 g Äpfel,
1 Zwiebel, 2 EL gutes Öl

Sauerkraut kurz schneiden, Möhren und Äpfel raspeln, Zwiebel zerkleinern. Alles mit Öl vermischen.

Roher Lauchsalat

Zubereitungszeit: ca. 20 Minuten

Zutaten:

150–250 g Lauch – nur die helleren milden Teile, 250 g Äpfel,
100–200 g Sellerie, 4 EL Joghurt oder Sauerrahm, Salz,
nach Belieben geriebener Meerrettich, gehackte Haselnüsse

Lauch sehr fein schneiden, Sellerie und Äpfel raspeln, alles sofort mit Joghurt oder Sauerrahm mischen, eventuell Meerrettich und Haselnüsse zugeben und mit Salz abschmecken.

Chicoréesalat

Zubereitungszeit: ca. 15 Minuten

Zutaten:

1–2 Chicorée, ein paar Grünkohlblätter, 1 Zwiebel,
Marinade aus Joghurt oder Sauerrahm und Salz,
eventuell Meerrettich und Nüssen

Chicorée ½ – 1 cm breit schneiden. Die groben Rippen aus den Grünkohlblättern entfernen und die Blätter in sehr feine Streifchen schneiden. Chicorée mit dem Grünkohl und der gewürfelten Zwiebel vermengen, Marinade dazugeben. Alles gut mischen! Mit eingemachten Paprikaschoten, Möhren oder Kürbisstückchen garnieren.

Gemüsegerichte

Blumenkohl-Grünkernbraten

Für 6 Personen
Zubereitungszeit: ca. 2 Stunden + Zeit zum Einweichen (über Nacht)

Zutaten:

350 g Grünkern, ca. 600 ml Wasser, 1–2 EL (je nach Geschmack auch etwa mehr) Gemüsebrühe instant, 1 Blumenkohl ca. 350 g, 100 g geriebener Käse, 2 Eier, Salz, Pfeffer, Sojasoße, Petersilie, Schnittlauch, Thymian

Grünkern mit Wasser über Nacht einweichen. Am nächsten Tag die Körner mit dem Einweichwasser, dem Sie die Gemüsebrühe instant zugeben, bei mittlerer Hitze ca. 45 – 50 Minuten weich kochen, etwas abkühlen lassen.

Blumenkohl in Röschen teilen, in Wasser 2 Minuten kochen, etwas abkühlen lassen, mit den Eiern, Gewürzen und der Hälfte des geriebenen Käses zum Getreide geben und gut vermischen.

Eine Auflaufform fetten und die Masse einfüllen, mit dem restlichen Käse bestreuen. Backzeit: ca. 60 Minuten bei 175 °C.

Dicke Bohnen mit Tomatensugo

Für 4–6 Personen als Vorspeise
Zubereitungszeit: 80 Minuten + 5 Stunden zum Einweichen und Weichkochen

Zutaten:

1 kleine Tasse getrocknete dicke weiße Bohnen, ½ Zwiebel (gespickt mit einem Lorbeerblatt und 3 Nelken), 1 Knoblauchzehe, 2 Zwiebeln, 1 kleine Karotte, 1 kleine scharfe Chilischote (entkernt, am Stück), etwas dünn abgeschälte Zitronenschale, 6 EL Öl Ihrer Wahl, 5 Tomaten, gehäutet und in grobe Würfel geschnitten, oder Tomaten aus dem Glas, 1 EL kleine Selleriewürfelchen, Kräutersalz, Oregano, eventuell etwas Tomatenmark zum Binden

Bohnen in kaltem Wasser mindestens 4 Stunden einweichen, Wasser abgießen. Bohnen in frischem Wasser zusammen mit der gespickten Zwiebel im geschlossenen Topf mindestens eine Stunde schwach köcheln lassen. Dann abgießen, Zwiebel entfernen.

Knoblauch in Scheiben, Zwiebeln in größere Würfel schneiden, Karotte in dünne Scheiben hobeln und mit der Zitronenschale im Öl anschwitzen; Tomaten, Sellerie und Karotten zerkleinert dazugeben. Einige Minuten köcheln lassen.

Bohnen (ohne Kochwasser) in den Sugo geben. Mindestens 1 Stunde bei kleiner Flamme ziehen lassen. Chilischote entfernen. Mit Salz und Oregano abschmecken. Ist der Sugo zu flüssig, einen Löffel Tomatenmark zugeben.

Gemüsepfanne mit Sojabohnensprossen

Zubereitungszeit: ca. 30 Minuten

Zutaten:

2 Schalotten, 1 Knoblauchzehe, 3 Karotten, 12 Shiitake-Pilze,
1 kleiner Chinakohl, 1 kleine getrocknete Chilischote (entkernt),
4 EL Öl Ihrer Wahl, 1 Msp. Kleehonig, 150 g Sojabohnensprossen,
1 Tasse trockener Weißwein, 2 EL Tamari (Sojasoße), 1 TL Pfeilwurzelmehl (in wenig kaltem Wasser klümpchenfrei angerührt), Salz,
1–2 EL Kokosmilch

Schalotten achteln, Knoblauch und Karotten in dünne Scheiben, Chinakohl quer in 2 cm breite Streifen schneiden. Pilze entstielen und halbieren.

Öl und Honig im Wok oder in einer großen Pfanne erhitzen (dabei darauf achten, dass der Honig sich nicht über 40 Grad erhitzt!), Schalotten, Knoblauch und Chilischote darin anschwitzen. Dann Karotten und Pilze hinzugeben, einige Minuten schmoren lassen.

Kohl und Sojasprossen dazugeben, kurz mitbraten, mit Wein und Sojasoße ablöschen. Topfdeckel auflegen, Gemüse 5 Minuten schwach köcheln.

Entstandene Flüssigkeit mit Pfeilwurzelmehl binden. Mit Salz und Kokosmilch abschmecken.

Tipp: Schmeckt auch mit gekeimten Kichererbsen oder Linsen!

Beachten Sie die drei Gs gegen Blähungen:

1. *Gutes Garen.*
2. *Langsame Gewöhnung.*
3. *Gewürze wie Kümmel, Koriander, Majoran, Thymian, Rosmarin, Fenchel und Bohnenkraut.*

Gemüsekaviar mit Beluga-Linsen

Für 4–6 Personen
Zubereitungszeit: ca. 25 Minuten

Zutaten:

2 Karotten, ½ Sellerie, 1 kleine Aubergine, 1 kleine Zucchini, 1 rote Paprikaschote, 1 Knoblauchzehe, fein gehackt, 1 kleine Tasse Beluga-Linsen, 2 EL Kapern (gehackt), Salz, Pfeffer, etwas abgeriebene Orangenschale, 2 EL Öl Ihrer Wahl, 4–6 EL Sauerrahm, 1 Bund Schnittlauch (fein geschnitten)

Gemüse klein schneiden und im heißen Öl zusammen mit dem Knoblauch anschwitzen. Linsen dazugeben und etwa 5 Minuten mitschmoren lassen.

Kapern hinzugeben, mit Salz, Pfeffer und Orangenschale abschmecken.

Aus dem Linsen-Gemüsekaviar mit Hilfe zweier Esslöffel vorsichtig Nocken formen. Nocken auf Teller setzen, daneben einen Klecks Sauerrahm geben. Mit Schmittlauch bestreuen.

Kaviar-Linsen für Gourmets?

Linsen und Kaviar – wie geht das zusammen? Ganz einfach: mit Beluga-Linsen. Die kleinen, schwarzen Hülsenfrüchte verdanken den Namen ihrer Ähnlichkeit zu Beluga-Kaviar. Natürlich serviert man die Linsen nicht wie Kaviar auf Eis, verdient hätten sie es aber!

Lauch-Kartoffel-Auflauf

Zubereitungszeit: ca. 45 Minuten

Zutaten:

750 g Lauch, 750 g Kartoffeln, 200 g Edelpilzkäse, 200 g Sauerrahm, Gewürze: Muskat, Pfeffer, Curry

Kartoffeln in kleine Würfel oder Scheiben schneiden, bissfest vordämpfen. Zum Schluss in Ringe geschnittenen Lauch kurz mitgaren. Den Edelpilzkäse mit der Gabel zerdrücken, mit Gewürzen und Sauerrahm unter das Gemüse mischen. In einer gefetteten Auflaufform bei mittlerer Hitze bei ca. 200–220 °C etwa ½ Stunde überbacken.

Kohlrabi-Bratlinge

Für 2–4 Personen
Zubereitungszeit: ca. 25 Minuten

Zutaten:

Ca. 500 g Kohlrabi, 50–100 g Zwiebeln, 100 g Magerquark, 1 Ei, 100 g Weizen- oder Dinkelvollkorngrieß (ersatzweise grob geschrotetes Vollkornmehl), Salz, Pfeffer, Kräuter wie Liebstöckel, Basilikum, Oregano, nach Belieben 50 g geriebener Hartkäse, Ghee zum Ausbacken

Kohlrabi fein raspeln, auspressen. Wer mag, kann den Saft pur trinken. Die zarten Kohlrabiblätter, Zwiebeln und Kräuter fein schneiden. Alle Zutaten miteinander vermischen. Bratlinge formen, in heißem Ghee ausbacken. Dazu passt gut eingemachtes Tomaten- oder Fenchelgemüse oder ein frischer Salat (mittags!).

Alternativ: Nehmen Sie statt Kohlrabi Zucchini.

Lauchpfanne mit geröstetem Brot

Für 2–4 Personen
Zubereitungszeit: ca. 25 Minuten

Zutaten:

200 g Lauch, 2–4 Knoblauchzehen, 2 EL Ghee, 100–200 g abgelagertes Brot, 2 Eier, 200 ml Milch, Gewürze: Majoran, gemahlener oder zerstoßener Kümmel, Koriander, Pfeffer, Salz

Lauch halbieren, waschen, in dünne Ringe schneiden, Knoblauch schälen, klein schneiden. Alles in Fett anschwitzen. Brot in kleine Stifte schneiden, in etwas Fett anrösten. Gemüse und Brot vermischen, in eine gefettete, möglichst beschichtete Pfanne geben. Eier, Milch und Gewürze zusammenrühren und über die Lauch-Brot-Masse gießen.
Bei mittlerer Temperatur stocken lassen.
Dazu passt ein frischer Salat.

Alternativ: Statt Lauch können Bärlauchblätter, Giersch, Brennnesseln oder Spinat eingesetzt werden.

Möhren-Sellerie-Gemüse

Leicht verdaulich!

Zubereitungszeit: ca. 25 Minuten

Zutaten:

1 mittlere Sellerieknolle (300–400 g), 300–400 g Möhren, 100–200 g Kartoffeln, 1 Zwiebel, etwa ¼ l Wasser oder Gemüsebrühe, Salz, Kräuter wie Kerbel, Sauerampfer, nach Belieben 2–4 EL Sahne

Sellerie, Möhren und Kartoffeln in kleine Würfel und Stifte schneiden. Zwiebel fein hacken. Mit wenig Wasser oder Gemüsebrühe bissfest garen. Zum Schluss mit Salz, Sahne und Kräutern abschmecken.

Alternativ: Zum Schluss einen fein geschnittenen Apfel zugeben.

Spinat mit Bröseln

Für 1–2 Personen
Zubereitungszeit: ca. 20 Minuten

Zutaten:

250 g frischer Spinat vom Markt oder Bio-Laden, 1 Zwiebel, 2 Knoblauchzehen, 2 EL Ghee, 50 g Semmelbrösel, Pfeffer, Muskat, Salz, nach Belieben 50 g geriebener Käse

Von den gewaschenen Spinatblättern die groben Stiele entfernen, gut abtropfen lassen.

Zwiebeln und Knoblauch klein schneiden, in Fett leicht glasig dünsten. Semmelbrösel einstreuen und hellgelb rösten. In einer neuen Pfanne Spinatblätter kurz andünsten, würzen und die Semmelbröselmischung dazugeben. Eventuell geriebenen Käse darüberstreuen.

Vegetarische Kohlrouladen

Für 2–4 Personen
Zubereitungszeit: ca. 30 Minuten Vorbereitung + 30 Minuten Backzeit

Zutaten:

4 große Weißkohlblätter, 2 TL Distelöl, 3 Frühlingszwiebeln (fein gehackt), 1 Knoblauchzehe (zerdrückt), 2 EL Tomatensoße/Pulver, 50 g Korinthen, 2 EL Mandelblättchen, ½ TL Zimt, 300 g Langkornreis gekocht, 200 ml Gemüsebrühe

Für die Joghurtsoße:
200 Naturjoghurt, 1 TL Salatgewürz

Eine tiefe Auflaufform mit Distelöl bepinseln. Den Backofen auf 170 °C vorheizen.

Die Kohlblätter ca. 5 Minuten blanchieren. Abtropfen lassen und die harten Stiele entfernen. Die Blätter beiseite legen.

Öl in einem großen Topf erhitzen und die fein gehackten Frühlingszwiebeln und die zerdrückte Knoblauchzehe bei mittlerer Temperatur kurz andünsten, dann alle Zutaten, bis auf die Gemüsebrühe, hineingeben. Gut verrühren, vom Herd nehmen und etwas abkühlen lassen.

Jetzt auf den Rand jedes Kohlblattes 3 EL der Füllung häufeln und das Blatt zu einer festen Roulade aufrollen, die Ecken einschlagen. Mit einem Bindfaden umwickeln, damit sie nicht auseinanderfallen kann.

Mit der Nahtseite nach unten in die Auflaufform setzen und die Gemüsebrühe darübergießen. Mit Alufolie oder dem Deckel der Form abdecken und 30 Minuten im Backofen schmoren lassen.

Den Joghurt mit dem Salatgewürz vermischen, eventuell mit Zitronensaft abschmecken.

Die Kohlroulade mit der Joghurtsoße servieren. Dazu passt als Beilage Reis.

Aus dem restlichen Weißkohl beziehungsweise einem Teil davon können Sie noch einen leckeren Weißkohlsalat zubereiten:

- Variante 1: Weißkohl sehr fein schneiden und mit Kümmel, Salz, Pfeffer, Essig und Olivenöl anmachen.
- Variante 2: Mit geriebenen Möhren und fein geschnittenem Weißkohl – Kümmel, Salz, Pfeffer, Zitronensaft, Olivenöl, Rohzucker oder Ahornsirup nach Geschmack, süßer oder saurer Sahne (½ Becher).

Alles gut vermengen und ca. ½ Stunde ziehen lassen.

Fleischgerichte

Lauchreis mit Rinderhack

Zubereitungszeit: ca. 35 Minuten

Zutaten:

250 g Vollkornreis, 400–500 ml Wasser oder Gemüsebrühe, 50–100 g Zwiebeln, 250–500 g Lauch, 100–200 g Möhren, 2 EL Ghee,
250 g Bio-Rinderhackfleisch,
Gewürze: Salz, Paprika, Curry, ein Hauch Cayennepfeffer, Kräuter,
nach Bedarf etwas Brühe

Vollkornreis weich garen. Zwiebeln klein schneiden, Lauch in Ringe schneiden, Möhren raspeln. Ghee erhitzen und Gemüse anschwitzen. Hackfleisch dazugeben und gut durchgaren.

Zum Schluss Reis und Gewürze untermischen und mit frischen Kräutern bestreuen.

Alternativ: Statt Hackfleisch Pilze nehmen.

Hackfleischbällchen mit gekeimtem Weizen

Für 3–4 Personen
Zubereitungszeit: ca. 35 Minuten + Keimzeit für den Weizen ca. 3–5 Tage

Zutaten:

50 g Weizenkörner, 1–2 Zwiebeln, 1–2 EL Ghee, 100 g Gemüse wie Lauch, Grünkohl, Bärlauch, 250 g Bio-Rinderhackfleisch,
Gewürze: gemahlener Kümmel, Koriander, Muskat, Majoran, Salz,
Ghee zum Ausbacken

Weizenkeimlinge: 50 g Weizenkörner über Nacht in Wasser einweichen. Körner am nächsten Tag in ein Sieb schütten und gut abspülen. Ohne Wasser in ein Glas geben, mit einem Mulltuch oder Lochdeckel verschließen. Zwei- oder dreimal am Tag das Getreide abspülen, gut abtropfen lassen.

Nach 3–5 Tagen dieser Behandlung zeigen sich kleine Keimtriebe. Diese weichen Körner können nun ohne Kochen verzehrt werden.

Hackfleischbällchen: Die Zwiebeln hacken und in Ghee andünsten. Fein geschnittenes Gemüse mitgaren. Vom Ofen nehmen und etwas auskühlen lassen. Hackfleisch, Hälfte der Weizenkeimlinge und Gewürze zum Gemüse geben, vermischen und Frikadellen ausformen. In heißem Ghee ausbraten. Die übrig gebliebene Hälfte der Keimlinge mit einem dazu passenden Salat der Saison (wie Kopfsalat, Endivien usw.) servieren.

Indisches Putencurry

Zubereitungszeit: ca. 60 Minuten

Zutaten:

800 g Putenbrustfilet (Bio-Laden oder Biobauer), 150 g Joghurt (3,5 %), 80 ml Wasser, 3–4 Zehen Knoblauch, 1–2 Zwiebeln je nach Größe, 1 rote Paprikaschote, 1 gelbe Paprikaschote, 1 Stück frischer Ingwer (ca. 2 cm), 5 EL Erdnussöl, 3 EL Tomatenmark, 2 TL Kurkumapulver, 1 TL Garam Masala (Bio-Laden), ½ TL Chilipulver, 1 TL Salz

Fleisch mit Wasser abspülen, abtrocknen und in ca. 3 cm große Stücke schneiden.

Den Knoblauch schälen und feinhacken. Zwiebeln schälen, würfeln. Paprikas waschen, entkernen und klein schneiden. Ingwer schälen, fein hacken. Knoblauch, Ingwer, Zwiebeln, Tomatenmark mit den Gewürzen in ein Gefäß geben, das Wasser zugießen und pürieren.

Erdnussöl erhitzen und darin die Paste auf kleiner Flamme ca. 5 Minuten schmoren lassen. Joghurt, Putenfleisch und die geschnittenen Paprikas dazugeben. Alles gut vermischen und das Curry zugedeckt auf kleiner Flamme ca. ½ Stunde leise kochen lassen.

Puten-Curry abschmecken und servieren.

Fischgerichte

Gefüllter Victoriabarsch mit Käsesoße

Zubereitungszeit: ca. 40 Minuten

Zutaten:

250 g Blattspinat, 4 Victoriabarschfilets (ca. 800 g), Kräuter-Streuwürze, Zitronensaft, 500 ml Gemüsebrühe, 2 Bund Möhren, 500 ml Bio-Milch (1,5 % Fett), 4 EL helles Soßen-Pulver, 100 g Emmentaler-Käse

Blattspinat kurz andünsten. Victoriabarschfilets waschen, leicht flach klopfen und mit Kräuter-Streuwürze und Zitronensaft würzen. Spinat gleichmäßig auf den 4 Filets verteilen und den Fisch vorsichtig aufrollen. In Alufolie einpacken. Die Gemüsebrühe in eine große Auflaufform füllen und den Fisch darin bei mittlerer Hitze (ca. 200–220 °C) ca. 30 Minuten im vorgeheizten Backofen garen.

Die Möhren waschen, putzen, in Scheiben oder Stifte schneiden und nach der halben Garzeit zum Fisch geben. Die helle Soße mit fettarmer Milch zubereiten, den geriebenen Emmentaler darin auflösen. Den Fisch und die Möhren auf der Käsesoße anrichten.

Dazu reichen Sie Kartoffeln oder Reis.

Lachs à la Wodka

Zubereitungszeit: ca. 45 Minuten

Zutaten:

1 kg Lachsfilet ohne Haut, 50 ml Olivenöl, 1 EL grober schwarzer Pfeffer, Salz, 80 ml Wodka (oder Pernod, wenn Sie Anisgeschmack mögen), 250 ml süße Sahne, 1 EL grüne Pfefferkörner

Aus Öl, Pfeffer, Salz und Wodka eine Marinade herstellen. Lachsfilet abspülen, trocken tupfen und in 4 Portionen teilen. ½ Stunde marinieren.

Lachs vorsichtig aus der Marinade nehmen und in einer Pfanne in Olivenöl auf jeder Seite 3 Minuten braten. Aus der Pfanne nehmen, warmhalten.

Die Sahne und die restliche Marinade mit den Pfefferkörnern in die Pfanne geben und ca. 5 Minuten kräftig einkochen lassen.

Den Lachs in der Soße mit Nudeln servieren.

Beilagen

Kohlrabi-Kartoffel-Gratin

Zubereitungszeit: ca. 60 Minuten

Zutaten:

500 g Kartoffeln, 400–500 g Kohlrabi, 50–100 g Zwiebeln, Petersilie oder Kerbel, klein geschnittene Kohlrabiblättchen, 1 TL Kräutersalz, etwas Curry, Muskat, Pfeffer, 100 g geriebener Käse, nach Belieben 50 g Sonnenblumenkerne

Für die Soße: 100 g Joghurt, 100 g Sauerrahm, 1 Ei, Kräutersalz, 50 g geriebener Käse

Zum Bestreuen: 50 g Vollkornbrösel

Kohlrabi und Kartoffeln schälen und grob raspeln, Zwiebel, Kräuter und die zarten Kohlrabiblätter fein schneiden. Gewürze, geriebenen Käse und eventuell Sonnenblumenkerne zugeben. Alles vermischen und in gefettete Auflaufform geben. Die Zutaten der Soße miteinander mischen und über das Gemüse geben. Zuletzt Brösel darüberstreuen.

Bei mittlerer Hitze (200–220 °C) im Backofen ca. 40 Minuten backen.

Spinat-Omelette

Für 2 Personen
Zubereitungszeit: ca. 30 Minuten

Zutaten:

1 kleine Zwiebel, 1 EL Ghee, 200 g Spinat, 1–2 Eier, 1–2 EL Milch, Salz, Pfeffer, Muskat, Knoblauch

Gehackte Zwiebeln in einer (beschichteten) Pfanne in Ghee leicht anschwitzen. In Streifen geschnittenen Spinat zugeben, ca. 5 Minuten dünsten.

Eier, Milch und Gewürze verrühren, über den Spinat gießen, vorsichtig vermischen und stocken lassen. Omlette auf einen Teller geben. Dazu passt ein frischer Salat!

Die Zugabe von etwas Edelpilzkäse macht das Omelette noch würziger, dabei sparsam mit Salz umgehen!

Alternativ: Mit Bärlauch (hier die Menge reduzieren, je nach Verträglichkeit), Brennnessel oder Giersch probieren.

Süßspeisen

Russische Marillen-/Aprikosen-Knödel

Ein fruchtiges Sommeressen!

Zubereitungszeit: ca. 35 Minuten

Zutaten:

1.250 g Quark, 200 g Mehl, 5 Eier, Prise Salz, 1 Prise Backpulver, 2 EL Zucker, 1 kg Marillen oder Aprikosen oder Zwetschgen oder Mirabellen

Für die Brösel: Butter, Semmelbrösel nach Belieben

Quark in ein Leinentuch geben und so fest wie möglich auswringen. Der Quark muss ganz trocken sein! Mehl und alle Zutaten untermischen und zu einem feinen Teig verkneten. Kleine Stücke vom Teig abnehmen, auswellen oder mit der Hand platt drücken und eine entsteinte Marille/Aprikose/Zwetschge/Mirabelle – eventuell mit 1 Stück Würfelzucker oder einer abgezogenen Mandel gefüllt – in das Teigstück einlegen und zum Knödel formen.

Einen breiten Topf mit Wasser füllen, zum Kochen bringen. Knödel ins kochende Wasser geben und kurz aufkochen. Dann bei kleiner Flamme ziehen lassen, bis die Knödel an der Oberfläche schwimmen.

Butter in einer Pfanne heiß machen und Semmelbrösel (nur so viel Butter, dass diese ganz von den Bröseln aufgesogen wird) dazugeben. Fertige Knödel im heißen Butter-Semmelbrösel-Gemisch wenden. Schmeckt besonders gut mit Kompott aus den gleichen Früchten und/oder Eis, oder mit einer Tasse Kaffee.

Pfefferminz-Nachspeise

Zutaten:

200 g Quark, 3 El Joghurt, 1 EL Honig, 100 ml Sahne,
Mark einer Vanilleschote, ½ Hand voll Pfefferminzblättchen fein gehackt

Zum Ganieren: Bitterschokolade-Täfelchen

Quark mit Joghurt und Honig verrühren. Sahne steif schlagen, Mark einer Vanilleschote zugeben und unter den Quark heben. Pfefferminzblättchen unterrühren. Über Nacht in den Kühlschrank stellen.

Mit Bitterschokolade-Täfelchen servieren. *Eine Sünde wert!*

Pfefferminzsoße

Eine Hand voll kleine Minzblätter abzupfen und mit einem klein geschnittenen Apfel und einem EL Blütenessig in etwas Wasser aufkochen. 5 Minuten ziehen lassen. Den Sud pürieren und mit etwas Honig und Schlagsahne vermischen.

Die Soße schmeckt warm und kalt fantastisch – etwa zu süßem Reis, Flammeri, Eis, Crêpes usw.

Pfefferminzsirup

Zutaten:

3 Tassen Zucker, 1 Tasse Wasser, 6 Stängelchen Minze klein gehackt

Lösen Sie 3 Tassen Zucker mit 1 Tasse Wasser auf. Geben Sie die Blätter von ca. 6 Stängeln Minze klein gehackt dazu. 5 Minuten kochen. 15 Minuten abkühlen lassen und danach abseihen. Der in Flaschen abgefüllte Sirup hält lange und dient zum Würzen von Süßspeisen, Fruchtbowlen und Getränken.

Als Sommercocktail wird der Sirup mit Mineralwasser übergossen und mit Eiswürfeln serviert.

Schokoladenmousse

Zubereitungszeit: ca. 20 Minuten + Zeit zum Kühlen

Zutaten:

100 g Schokoladenkuvertüre, 200 g Sahne,
1 TL Traubenkernmehl (Bio-Laden), 1 Msp. Zimt

Kuvertüre im nicht zu heißen Wasserbad schmelzen, bis sie Körpertemperatur erreicht hat (ein Tropfen auf der Unterlippe fühlt sich nicht warm und nicht kalt an). Sahne schlagen, Traubenkernmehl und Zimt unterheben. Etwas von der Sahne glatt unter die Kuvertüre rühren, dann diese Mischung vorsichtig unter die Sahne heben. Gut verschlossen ca. 1 Stunde im Kühlschrank kühlen.

Zum Servieren mit einem Löffel, der kurz in heißes Wasser getunkt wird, Nocken abstechen.

Gebäck

Haferflockenplätzchen à la Carol Karl

Zubereitungszeit und Backzeit: jeweils ca. 20 Minuten

Zutaten:

170 g weiche Butter, 250 g brauner Rohrzucker, ½ Päckchen Vanillezucker, 1 Ei, 80 ml Milch, 150 g kernige Vollkorn-Haferflocken, 150 g zarte Vollkorn-Haferflocken, 130 g Dinkelmehl, ¼ TL Salz, ¼ TL Zimt, ½ TL Natron, 150 g Rosinen, nach Belieben bis zu 150 gehackte Hasel- oder Walnüsse, Mandeln

Butter schaumig rühren; Zucker, Vanillezucker, Ei und Milch dazugeben. Haferflocken, Mehl und Gewürze darunterrühren. Zum Schluss Rosinen und Nüsse unterheben.

Auf eingefettetes Blech gehäufte Teelöffel Teig geben, eventuell leicht andrücken.

Bei ca. 180 °C hellbraun backen.

Aufstrich

Vegetarischer Aufstrich „Landleberwurst“

Ergibt ca. 600 g Aufstrich
Zubereitungszeit: ca. 25 Minuten + Zeit zum Einweichen

Zutaten:

200 g kleine braune Linsen, ½ Stange Lauch, in Streifen geschnitten, 250 g Sonnenblumenkerne, 1 Zweig Rosmarin, 3–4 EL Mandelmus, Kräutersalz, Pfeffer und etwas Muskat, 1 Schuss Distelöl, Hefeflocken nach Geschmack, 1 Bund Majoran, abgeriebene Schale einer Zitrone, 1 Schuss Apfeldicksaft

Linsen über Nacht einweichen. Danach in frischem Wasser zusammen mit dem Lauch garen (ca. 20 Minuten), dann abkühlen lassen und pürieren.

Sonnenblumenkerne leicht rösten und zusammen mit dem abgezupften Rosmarin fein mahlen. Mandelmus mit etwas Wasser glatt rühren und alle Zutaten mischen. Bei Bedarf beziehungsweise nach Geschmack Hefeflocken unterrühren (der Aufstrich wird so cremiger).

Alle Zutaten können Sie im Reformhaus oder im Bio-Laden kaufen.

2. Besondere Empfehlungen

Bewährte Rezepte meiner Mutter Luise Gräfin Wolffskeel von Reichenberg

In Liebe und hohem Respekt vor meiner Mutter, dem Mittelpunkt meiner Familie, welche die Traditionen pflegt und hochhält und mich seit meiner Kindheit zu gutem Kochen und vernünftiger Ernährung anhält, widme ich ihr diesen Teil meines Buches.

Fränkische Kartoffelsuppe

Zubereitungszeit: ca. 45 Minuten

Zutaten:

8 Kartoffeln mittelgroß, 2 Tomaten,
2 Scheiben frischer Sellerie und eventuell Selleriegrün, 1 Stange Lauch und/oder 1 Zwiebel, 3 Karotten, Gemüsebrühe, Salz, Pfeffer

Mehlschwitze: 1 EL Margarine oder Butter, 1 EL Mehl,
süße oder saure Sahne nach Geschmack,
etwas Petersilie oder Schnittlauch

Alle Zutaten klein schneiden und mit ca. 1 ½ l Brühe aufgießen. Weich kochen. Durch ein Sieb streichen oder mit dem Pürierstab pürieren.

Mehlschwitze herstellen: 1 EL Margarine erhitzen, mit 1 EL Mehl bestäuben, ständig rühren, bis Bläschen entstehen und die Schwitze hellbraun – „blond" – ist. Die Mehlschwitze zur Suppe geben. Nochmals gut durchkochen lassen, abschmecken und mit süßer oder saurer Sahne verfeinern. Vor dem Servieren frische Petersilie beziehungsweise Schnittlauch, fein geschnitten, darüberstreuen.

Dazu isst man bei uns in Franken herrlich frischen Zwetschgen- oder Apfelblatz!

Blaukraut oder Rotkraut

Zubereitungszeit: ca. 45 Minuten

Zutaten:

1 Kopf Blaukraut ca. 1 kg, 40–50 g Pflanzenfett, ca. 1 EL Zucker, 2 Äpfel, 1 Zwiebel, 2 Lorbeerblätter, 3 ganze Nelken, 3 Pfefferkörner, 4 EL Essig, Salz, 2 EL Johannisbeergelee oder Preiselbeeren

Blaukraut klein schneiden. Klein geschnittene Zwiebel in Fett goldgelb andünsten. Jetzt gemörserte, zerstoßene Gewürze dazugeben, unter Rühren mitdünsten (ca. 1 Minute), damit sich die Aromen erschließen. Jetzt Äpfel zugeben und mit andünsten. Blaukraut unterheben und mehrmals durchrühren. Etwas kochendes Wasser dazugießen und auf mittlerer Flamme durchdämpfen. Immer wieder nachschauen, ob noch Wasser benötigt wird (kann anbrennen!). Eventuell mit Salz, Zucker abschmecken.

Den Essig erst dazugeben, wenn das Blaukraut weich ist – nicht von Beginn des Kochvorganges an, sonst wird der Kohl nicht weich!

Vor dem Servieren 2 EL Johannisbeergelee oder Preiselbeeren unterrühren. Mmmm!

Alternativ auch mit Weißkraut möglich, dann aber ohne Essig und ohne Gelee und Beeren.

Zucchini/Paprika süß-sauer à la Mama Wolffskeel

Zutaten:

3 kg geschälte Zucchini, 3 Zwiebeln in Ringen, 3 rote Paprikaschoten, 4 EL Salz, 3 Tassen normaler Essig, 2 Tassen Zucker, TL Nelkenpulver, 1 TL Kurkuma, 1 TL Pfefferkörner

Die geschälten Zucchini mit Salz bestreuen und einige Stunden (eventuell über Nacht) ziehen lassen. Dann die Zucchini mit den restlichen Zutaten bissfest kochen, Paprika und Zwiebel in Ringe schneiden und dazugeben. Kochendheiß in Twist-off-Gläser füllen und sofort verschließen! Die Gläser ca. 15 Minuten auf den Kopf stellen.

Schmeckt wunderbar zu Vesperbroten, zu süß-sauren Gerichten und Fleischspeisen. Viel Freude beim Probieren!

Mehlknödel à la Luise

Zubereitungszeit: ca. 25 Minuten

Zutaten:

500 g Mehl, Typ 505 oder 1050 (Dinkel, Weizen), Salz, Muskatnuss, eventuell etwas Streuwürze, knapp ½ l Wasser (je nach Klebeanteil des Mehls), 3–4 Eier, 3–4 runde Milchbrötchen (ca. 2 Tage alt)

Brötchen in kleine Würfel schneiden und in etwas Ghee oder Öl hell anrösten, erkalten lassen.

Teig herstellen (dazu Mehl, Salz, Muskatnuss, eventuell Streuwürze und die Eier vermengen und nach und nach Wasser dazugeben), mit dem Lochlöffel so lange abschlagen, bis er glänzt und Blasen wirft. Brötchenwürfel untermischen und alles ca. 1 Stunde ziehen lassen.

Mit einem Esslöffel aus dem Teig Knödel abstechen, mit Hilfe eines zweiten Löffels Knödel formen und in kochendes Salzwasser legen. Dabei die Löffel immer wieder in kaltes Wasser tauchen.

Die Mehlknödel 20–30 Minuten – je nach Größe – halboffen leise kochen. Die Knödel sehr gut abtropfen lassen, bevor Sie diese auf eine Servierplatte legen.

Mehlknödel passen hervorragend zu Fleisch- und Gemüsegerichten und zu Obstkompott.

Vom gleichen Teig kann man auch **Spätzle** machen.

Dabei nimmt man auf 500 g Mehl nur 2–3 Eier und 3/8 l Wasser (natürlich ohne Brötchen; dieser Teig muss sofort weiterverarbeitet werden, sonst wird er zäh!). Den Teig portionsweise durch eine Spätzlepresse in kochendes Salzwasser drücken. Wenn die Spätzle oben schwimmen, herausnehmen.

Spätzle können Sie zu Fleisch- und Wildgerichten, zu Linsensuppe und zu Linsengerichten reichen.

Kartoffelklöße

Für 4–6 Personen
Zubereitungszeit: ca. 1 ½ Stunden

Zutaten:
Ca. 1 kg Kartoffeln, 200 g Kartoffelmehl, Salz, ca. 1/8 l kochende Milch (richtet sich danach, wie mehlig die Kartoffelsorte ist), 1 Milchbrötchen (gewürfelt, in Ghee angebräunt)

Kartoffeln heiß durch eine Kartoffelpresse drücken, auskühlen lassen. Mit dem Kartoffelmehl mischen. Abbröseln – also mit beiden Händen den Teig hin und her reiben, bis er sich mit dem Kartoffelmehl vermischt hat. Salz und so viel kochende Milch dazugeben, durcharbeiten, dass ein fester Teig entsteht.

Der Teig muss sich von der Schüssel lösen. Zu Klößen formen; in die Mitte Brötchenwürfel geben, Knödel glatt formen, in kochendes Salzwasser einlegen. Bei offenem Deckel ca. 15 Minuten ziehen lassen.

Die Knödel sind fertig, wenn sie sich von alleine um die eigene Ache drehen.

Hefeteig

Scheinbar der einfachste Kuchenteig, aber man muss einiges beachten.

Zutaten für Grundrezept:
500 g Mehl – nach Bedarf etwas mehr!, ½ Würfel Hefe (bitte keine Trockenhefe verwenden), 80–100 g streichfähiges Fett (Margarine oder Butter), 50 g Zucker, Salz, ¼ l Milch (lauwarm)

Mehl in eine Schüssel geben. Mit dem Löffel in der Mitte eine Mulde machen und das *„Hefedämpferl"* ansetzen: Hefe zerbröckeln, 1 EL Zucker darüberstreuen und mit lauwarmer Milch übergießen, etwas anrühren. Schüssel mit einem Tuch abdecken. Gut aufgehen lassen.

Streichfähiges Fett stückchenweise um die Mulde legen und etwas unter das Mehl arbeiten. Dann restliche Milch lauwarm mit Zucker dazugeben, eine Prise Salz darüberstreuen und mit dem Kochlöffel durchrühren. Durchkneten und zum Schluss den Teig mit Kraft einige Male auf eine bemehlte Fläche werfen. Der Teig darf nicht an den Händen kleben und soll glänzen wie ein „Kinderpopo"! Dann Teig zugedeckt im warmen Raum gehen lassen, bis er etwa doppelte Größe erreicht hat.

Daraus können Sie verschiedenes Gebäck formen: Obstkuchen mit Zwetschgen, Mirabellen, Äpfeln; Hörnchen, Schnecken; Hefezopf gefüllt mit Rosinen oder mit Nüssen; Buchteln (gefüllt mit Zwetschgenmarmelade) oder Dampfnudeln; Schneckennudeln (Rosenkuchen); salziges Gebäck, dann aber nur 1 EL Zucker verarbeiten.

Hefeteig muss man immer zwischen den einzelnen Verarbeitungsschritten gehen lassen. Wenn er zum Beispiel auf dem Blech ausgewellt wird – erst einmal gehen lassen, mit einer Gabel mehrmals in die Teigplatte einstechen, nochmals gehen lassen. Dann können wir den Teig mit Obst belegen. Nochmals gehen lassen.

Hefegebäck in vorgeheizter Röhre bei 170–200 °C ca. 35–60 Minuten backen, je nach Art des Gebäcks: je niedriger der Kuchen, desto höher die Temperatur und umso kürzer die Backzeit.

Mutters Kuchen

Mutters Kuchen gelingen immer wunderbar und sind in der ganzen, großen Familie heiß begehrt. An jedem Wochenende verteilt meine Mutter die Kuchen an Kinder und Enkel. Ihre gängigsten Rezepte habe ich auf diesen Seiten vorgestellt.

Für die Backtemperaturen und -zeiten gilt: Sie beziehen sich auf Ober- und Unterhitze. Für Umluft kann in der Regel eine 10 % niedrigere Temperatur gewählt werden. Jeder Herd ist etwas anders, die Angaben sind immer nur Circa-Angaben, die gegebenenfalls der Überprüfung beziehungsweise Überwachung bedürfen!

Streusel für verschiedenste Kuchen

Zutaten:

200 g Mehl, 100–150 g Zucker, 1 Vanillezucker,
100–150 g Butter oder Margarine (auch halb Butter, halb Margarine)

Mehl, Zucker und Vanillezucker mischen. Weiches Fett unterhacken. Erst dann kneten. Fett darf nicht an den Händen kleben.

Sind die Streusel etwas zu weich, dann etwas Mehl, sind die Streusel etwas zu trocken, etwas Fett zugeben. Fett darf keinesfalls flüssig sein, sondern nur leicht streichfähig.

Diese Streusel gelingen mit etwas Fingerspitzengefühl immer und bleiben auch noch am zweiten Tag nach dem Backen schön kross.

Mürbteig / Grundrezept

Zutaten:

240 g Mehl, 160 g Butter oder Margarine, 80 g Zucker, 1 Ei,
1 Prise Salz, 1 TL Backpulver

Mehl, Zucker, Backpulver mischen. Das Ei in die Mitte geben, Prise Salz daraufstreuen, mit Mehl vermischen. Fett ins Mehl hineinhacken.

Fett nicht zu weich – nicht zu hart! Immer von außen nach innen arbeiten, Teig verkneten. Fett darf nicht an den Händen kleben!

Mit Geschirrtuch zugedeckt mindestens 10 Minuten ruhen lassen.

Für Obstkuchen: Teig in Form drücken und mit Obst belegen.
Ca. 45 Minuten bei 200 °C backen.

Auch zu gedecktem Apfel- oder Kirschkuchen verwenden. Dann 300 g Mehl nehmen und die anderen Zutaten entsprechend dem Verhältnis 3:2:1 (Mehl : Fett : Zucker). 1 Ei reicht aber auch hier völlig aus.

Nusskuchen

Zutaten:

150 g Margarine, 250 g Zucker, 1 Vanillezucker, 4 Eier, 250 g gemahlene Haselnüsse, 200 g Mehl Typ 550, 1 Backpulver, 1 knappe Tasse Sahne

Aus Margarine, Zucker, Vanillezucker und Eiern Schaummasse rühren. Sahne, Nüsse, Mehl und Backpulver unterrühren. Eine Kastenform fetten, mehlen, dann Teig einfüllen. Bei 180 °C ca. 1 Stunde backen. Nach dem Erkalten eventuell mit Schokoladenguss überziehen.

Mainzer Käsekuchen

Zutaten:

1 Rezept Mürbteig, 500 g Quark, 150 g Zucker, 1 Vanillezucker,
3–4 Eier, 1 Becher süße oder saure Sahne, 3 EL flüssige,
lauwarme Butter oder Margarine (auch halb Butter, halb Margarine)

Mürbteig herstellen. Alle anderen Zutaten verrühren, zum Schluss das warme Fett unter die Quarkmasse rühren. Mürbeteig in die Form geben, mit der Gabel einstechen, Quarkmasse darauffüllen.

Bei 180–190 °C ca. 50–60 Minuten backen. Die Oberfläche soll möglichst gleichmäßig gebräunt sein.

Noch ein Tipp: Kuchen auf einem Rost 10 Minuten auskühlen lassen. Ein Pergamentpapier auflegen, einen zweiten Rost darauflegen, den Kuchen vorsichtig stürzen und (in dieser gestürzten Lage) abkühlen lassen. Dadurch sinkt der Kuchen nicht ein und es gibt eine schöne gerade Oberfläche.

Gelee

Zutaten:

Früchte (z. B. Johannisbeeren, Himbeeren, Brombeeren),
1 kg Zucker auf 1 l Saft, Saft von 2 Zitronen
(Bei Johannisbeeren keine Zitronen verwenden – sie sind sauer genug; zudem sollten sie nicht zu reif sein!)

Früchte waschen, Blätter und Sonstiges auslesen. Früchte im Topf mit ganz wenig Wasser aufkochen. Masse soll nicht anhängen!

Fruchtbrei durch ein Sieb gießen, Saft auffangen. Restmasse durch feines Haarsieb stampfen. Das Mark zum Saft geben. Literweise (1 l Saft mit 1 kg Zucker und Zitronensaft) im breiten, hohen Topf 10 Minuten sprudelnd kochen lassen.

Gelierprobe machen: Wenn einzelne Tropfen auf einem Teller nicht verlaufen, ist das Gelee fertig.

Gelee in heiß ausgespülte und getrocknete Gläschen füllen und über Nacht abkühlen. Etwas Alkohol auf die erstarrte Masse geben und mit Gelierfolie bedecken, mit Haushaltsgummi fixieren. Durch dieses Verfahren ist die Kontrolle des Einkochgutes während des Winters besser möglich.

Alternative: Heiß ausgespülte Gläschen randvoll mit der kochenden Masse füllen, Twist-off-Deckel kurz mit mindestens 40 %-igem Alkohol (Rum, Weinbrand, Cointreau o. Ä.) ausschwenken, sofort zuschrauben, die Gläschen auf den Kopf stellen und auskühlen lassen. Dadurch kann kaum oder gar keine Luft an die Masse, das verhindert zusammen mit dem Alkohol Schimmelbefall.

Gelees und Marmeladen

Meine Mutter hat noch immer einen großen Garten mit vielen Beerensträuchern und sie kocht in jedem Jahr die leckersten Gelees und Marmeladen. Sie verwendet nur Obst oder Obstsäfte, Zucker und zum noch besseren Gelieren Zitronensaft oder Zitronensäure.

Marmelade

Zutaten:

Obstsorten Ihrer Wahl, Zitronen oder Zitronensäure, Zucker

Früchte weich kochen und durch die „Flotte Lotte" passieren oder mit dem Pürierstab zerkleinern.

Auf 1 l Mark 1 kg Zucker, Saft von 1 – 2 Zitronen, je nach Frucht. Sie können auch Zitronensäure verwenden.

Im breiten, hohen Topf 10 Minuten sprudelnd kochen.

Gelierprobe wie oben beschrieben.

Machen Sie die Marmelade wie oben beschrieben (siehe „Gelee") haltbar.

Saft

Aus Johannisbeeren, Holunderbeeren o. Ä. – sehr gesund und hochwertig!

Johannisbeeren in einen Topf geben, bis knapp über die Beeren mit Wasser befüllen, bedecken.

Gut durchkochen, Beeren müssen blass ausgekocht sein.

Durch feines Sieb seihen. 1 l Saft mit 1 Pfund Zucker aufkochen, heiß in Flaschen füllen und sofort verschließen.

Hält lange und schmeckt sehr gut!

Da es sich um ein Konzentrat handelt, zum Trinken immer mit Wasser aufgießen. Pur zu Cremes und Aufläufen verwenden.

Holundersaft heiß trinken bei Grippe, Erkältungen und Darmbeschwerden oder täglich 1 Glas heißen Saft zur Stärkung der Immunabwehr.

Für Kinder kochen Sie einen Roibuschtee und verfeinern ihn mit Holundersaft und Gewürzen als Punsch.

Für die „Großen" ist Saft, erhitzt mit Gewürzen und einem Schuss Alkohol, ein beliebter Grog besonders in der Advents- und kalten Winterszeit.

Apfel-Rezepte

Apfelmarmelade mit Rosinen

Zubereitungszeit: ca. 1 Stunde

Zutaten:

1 kg Äpfel – geschält und entkernt gewogen, 1 Zitrone,
1,125 kg Gelierzucker, 100 g Rosinen, 2 EL Himbeersirup

Äpfel klein würfeln. Dabei mit dem Saft einer Zitrone beträufeln, damit sie nicht braun werden. Im Einmachtopf mit dem Gelierzucker (1:1) sorgfältig verrühren. Gut gewaschene Rosinen und Himbeersirup zugeben.

Unter Rühren aufkochen. Etwas Apfelsaft angießen, falls die Masse zu trocken ist – je nach Apfelsorte.

3 Minuten sprudelnd kochen. Sofort in Gläser füllen, verschließen und kühl stellen.

Apfel-Quark-Auflauf

Zubereitungszeit: ca. 90 Minuten

Zutaten:

50 g Butter, 7 EL Zucker, 2 EL Rum, 4 Eier, 1 Prise Salz, abgeriebene Schale einer Zitrone, 500 g Quark, 100 g Haferflocken, 750 g geschälte Äpfel (z. B. Boskoop), 50 g Rosinen, 50 g Mandelblättchen, 30 g Butter

Eine Auflaufform mit Butter einfetten.

Butter, Zucker, Rum, Eier, Zitronenschale und Salz sehr schaumig rühren. Quark mit Haferflocken glatt rühren. Sorgfältig unter die Butter-Eiermasse mischen.

Äpfel vierteln, entkernen und die Spalten in Scheibchen oder Würfel schneiden. Dann mit Rosinen und Mandelblättchen mischen. Die Quarkmasse und die Apfelmischung schichtweise einfüllen. Die letzte Schicht muss Quark sein.

Kalte Butter in Flöckchen auf der Oberfläche verteilen.

Auflauf ca. 60 Minuten im vorgeheizten Backofen bei ca. 190 – 200 °C (Gas: Stufe 3) backen.

Dick mit Puderzucker bestäubt sofort servieren.

Glasierter Apfelkuchen

Zubereitungszeit: ca. 40 Minuten + Ruhezeit + Backzeit

Zutaten:

300 g Mehl, 100 g Zucker, 200 g Butter, 1 Prise Salz, 600 g Äpfel, 50 g Butter, 80 g Zucker, 1 Päckchen Vanillezucker, 1 Eiweiß, 125 g Puderzucker, Saft einer Zitrone

Mehl in die Backschüssel sieben. Zucker, Salz und Butter in Flöckchen zugeben. Rasch zum Mürbteig kneten. In Folie gepackt 60 Minuten im Kühlschrank ruhen lassen.

Inzwischen die Äpfel schälen. Die Kerngehäuse ausstechen. Früchte in dicke Scheiben schneiden. Diese in einer Mischung aus Butter und Zucker in einer Pfanne 5 Minuten goldgelb glasieren. Auskühlen lassen.

2/3 des Teigs auf Mehl ausrollen. Gebutterte Springform von 26 cm Durchmesser damit auskleiden. Mehrmals mit der Gabel einstechen. Äpfel einfüllen. Mit Vanillezucker bestreuen.

Restlichen Teig zur runden Platte ausrollen. Äpfel damit abdecken, Ränder zusammendrücken. Oberfläche auch mehrmals einstechen. Eiweiß mit gesiebtem Puderzucker und dem Zitronensaft verrühren. Teig damit überziehen.

40 Minuten im vorgeheizten Backofen bei ca. 180–200 °C (Gas: Stufe 3) goldbraun backen.

Gedämpfte Äpfel mit Quarkcreme

Zubereitungszeit: ca. 25 Minuten

Zutaten:

4 große Äpfel, je ca. 1/8 l Weißwein und Wasser, 2 EL Zucker, ½ TL Zimt, 125 g Quark, 1 Becher Magerjoghurt (175 g), 50 g Zucker, Zitronensaft

Äpfel waschen, die Kerngehäuse ausstechen. In einem hohen Topf mit Weißwein, Wasser, 2 EL Zucker und Zimt ca. 10 Minuten dünsten.

Quark mit Joghurt und 50 g Zucker schaumig schlagen. Mit Zitronensaft abschmecken.

Die Äpfel auf Tellern anrichten, lauwarme Äpfel mit der Creme füllen: Dazu wird das Kerngehäuse mit der Quarkcreme gefüllt und über den Apfel weitere Quarkmasse gezogen.

Man kann sie dann noch ganz leicht übergrillen.

Eine andere Möglichkeit: Äpfel dünsten, mit Mandelstiften spicken, Vanillepudding mit Ei abziehen (= Ei verquirlen und schnell, damit nichts gerinnt, unter den Pudding ziehen) und heiß auf die Äpfel verteilen.

Apfelschmarren

Zubereitungszeit: ca. 40 Minuten

Zutaten:

6 Eier, 1/4 l Milch, 1/4 TL Salz, abgeriebene Schale einer Zitrone,
1 TL Zucker, 250 g Mehl, 500 g Äpfel, Butter, Zucker

Für den Apfelschmarren Eier, Salz, Zucker, Zitronenschale und Milch gut verrühren. Nach und nach in 250 g gesiebtes Mehl rühren. Den so entstandenen Teig 20 Minuten quellen lassen.

Äpfel schälen, vierteln, entkernen und in dünne Scheibchen schneiden, unter den Teig heben. In jeweils 1 EL Butter daumendicke Eierkuchen auf beiden Seiten goldgelb backen. Mit zwei Gabeln in Stückchen reißen, noch etwas Butter und 1 TL Zucker zugeben. Stücke unter ständigem Wenden goldbraun und knusprig backen.

Mit Puderzucker bestäubt servieren. Weincreme dazu reichen.

Beschwipste Apfelgrütze

Einen speziellen Gruß an meine fränkische Heimat und den herrlichen Wein!
Zubereitungszeit: ca. 40 Minuten

Zutaten:

500 g säuerliche Äpfel, je 1/4 l Weißwein, Apfelsaft und Wasser,
80 g Zucker, 1/2 Vanilleschote, Schale einer Zitrone, 50 g Korinthen,
60 g Speisestärke, 1 EL Zitronensaft

Äpfel schälen, vierteln, entkernen und in dünne Spalten schneiden.

Weißwein, Apfelsaft und Wasser mit Zucker, der aufgeschnittenen Vanilleschote, der Zitronenschale und den Korinthen aufkochen, Apfelspalten darin 10 Minuten dünsten. Vanilleschote und Zitronenschale entfernen. Speisestärke in wenig Wasser anrühren, Flüssigkeit damit binden. Grütze mit Zitronensaft abschmecken.

In einer Schüssel auskühlen lassen. Mit leicht gesüßter, geschlagener Sahne servieren.

Backen ohne Eier

Sie vertragen kein Ei? Und so leckere Dinge wie Rührkuchen und Gebäck stehen auf Ihrer Verbotsliste?

Wer unter einer Allergie auf Hühnerei-Eiweiß leidet oder eine Diät ohne tierisches Eiweiß einhält, findet im Reformhaus Lösungen. Gebäck gelingt auch ohne Eier!

Hier ein paar Tipps, mit denen sich außerdem die Anzahl der Eier in Rezepten reduzieren lässt, wenn Sie Probleme mit dem Cholesterinspiegel haben.

Soja-Alternativen

Eier binden (z. B. Soßen, Suppen, Gebäck, Cremes usw.). Bei Ei-Unverträglichkeit müssen jedoch andere Zutaten her. Geeignete Alternativen sind Ei-Ersatz und vollfettes Sojamehl:

- Ei-Ersatz ist ein gelbes Pulver auf Sojabasis mit Guarkernmehl, es wirkt als Verdickungsmittel. Um ein Ei im Rezept zu ersetzen, benötigt man 2 TL Ei-Ersatz und 2–3 EL Flüssigkeit. Mit dem Mixer schaumig schlagen und den Schaum vorsichtig unter den Teig heben.
- Sojamehl esslöffelweise unter das Mehl mischen: 1 EL statt eines Eies, dazu 3–4 EL Flüssigkeit.

Übrigens: Verwechseln Sie „Ei-Ersatz" nicht mit „Dotterfrei". Bei „Dotterfrei" ist nur das Eigelb durch Sojabestandteile ausgetauscht worden. Es enthält aber noch Eiklar, eignet sich also nicht für Ei-Allergiker, es ist eine Alternative bei zu hohem Cholesterinspiegel.

Sind Eier und Soja tabu?

Müssen in einer Diät nicht nur Eier, sondern auch alle Sojabestandteile gemieden werden, ist eine andere Strategie notwendig:

- 2 EL Wasser, 1 EL Pflanzenöl und ½ EL Backpulver können im Backrezept jeweils 1 Ei ersetzen.
- Zum Legieren bei der Puddingzubereitung kann statt eines Eigelbs ein Schuss Sahne den Geschmack verfeinern.

Weitere Tipps

Besonders bei herzhaften Backwaren ohne Ei kann man Geschmack und Saftigkeit durch Zugabe von Kartoffelpüreepulver, das vorher in Flüssigkeit (halb Milch, halb Wasser) angerührt wurde, weiter verbessern (siehe auch Tabelle auf S. 263).

Als „Eiweißzulage" bieten sich aber auch Mehle aus Hülsenfrüchten wie Lupinen- oder Kichererbsenmehl an. Ihr Eiweißgehalt verbessert die Bindung von Teigen. Das Gebäck wird lockerer und bleibt länger frisch.

- Hülsenfrüchtemehl unter das restliche Mehl mischen, günstig ist ein Verhältnis 1:4.
- Einige Esslöffel gegartes Getreide vom Vortag oder geriebene rohe oder gekochte Kartoffeln unter den Brötchen-, Waffel- oder Pfannkuchenteig mischen. Backwaren trocknen dadurch nicht so schnell aus.

„Safran macht den Kuchen gehl!" – Dieser alte Kinderreim bezieht sich auf die schöne gelbe Farbe, die bei eifreien Kuchen fehlt. Wenden Sie folgenden Trick an: Etwas Safran, entweder als Pulver oder Fäden, in Milch auflösen und dann je nach gewünschter Farbintensität unter den Teig mischen.

Rührteig Grundrezept

Zutaten:

100 ml Öl, 80 g Vollzucker, 2 TL Natur-Vanillezucker,
50 g Sojamehl vollfett, 100 g Dinkelmehl, 100 g Stärke,
3 gestrichene TL Weinstein-Backpulver, 250 ml Mineralwasser

Öl, Zucker und Vanillezucker gut verrühren. Sojamehl mit Mehl, Stärke und Backpulver mischen und löffelweise mit dem Mineralwasser zur Öl-Zucker-Mischung geben. Zu einem glatten Teig verrühren.

Eventuell weitere Zutaten – zum Beispiel gemahlene oder gehackte Nüsse, aufgelösten Safran, Weinbeeren oder Schokostückchen – zufügen oder für Marmorkuchen 1–2 EL Kakaopulver zur Hälfte des Teiges geben.

Teig in gefettete Kastenform füllen und bei 190 °C ca. 30–45 Minuten backen.

Versunkener Apfelkuchen

Zutaten:

125 g Reformhausmargarine, 125 g Honig, 1–2 EL „Ei-Ersatz",
1 TL gemahlene Vanille oder Mark von ½ Vanilleschote, 1 Prise Salz,
400 g Weizenvollkorn- oder Dinkelmehl,
1 Päckchen Weinstein-Backpulver, 125 ml Milch, 3–4 Äpfel

Margarine schaumig rühren. Nach und nach Honig dazugeben. Ei-Ersatz mit 4–5 EL Wasser cremig aufschlagen und zur Margarine-Honig-Masse geben.

Vanille und Salz unterrühren. Abwechselnd das mit Backpulver gemischte Mehl und die Milch unterrühren. Teig in eine gefettete runde Tortenform geben. Äpfel waschen, schälen und in größere Stücke schneiden. Mit einer Gabel die Äpfel einritzen und auf den Teig legen.

Bei 175 °C ca. 30 – 40 Minuten backen.

Kartoffelbrot mit Leinsamen

Zutaten:

Kartoffelpüreepulver für 250 ml fertiges Püree,
125 ml lauwarmes Wasser, 125 ml Milch, 3 EL geschroteter Leinsamen,
je 100 g Mais-, Kichererbsen- und Dinkelmehl, 20 g Pfeilwurzelstärke,
2 Pck. Trockenhefe, 1 TL Honig, je 1 TL Salz, Kümmel und gemahlener Schabzigerklee, 1 TL „Ei-Ersatz", 200 ml lauwarmes Wasser,
etwas Margarine

Kartoffelpüreepulver mit Milch und Wasser nach Packungsbeilage anrühren. Backofen auf 50 °C vorheizen. Eine Kastenform (20 cm Länge) einfetten und mit 1 EL geschrotetem Leinsamen ausstreuen. Alle Mehlsorten sowie Stärke in einer Schüssel miteinander mischen und zu dem Kartoffelpüreebrei geben. Hefe, Honig, Salz, Gewürze, 2 EL Leinsamen, den aufgeschlagenen Ei-Ersatz-Schaum und Wasser dazugeben.

Alles sorgfältig zu einem glatten Teig verkneten.

Backofen ausschalten, den Teig in die Form füllen und abgedeckt im Ofen bei geöffneter Tür etwa 20 Minuten gehen lassen. Anschließend den Backofen auf 220 °C aufheizen und das Brot auf mittlerer Schiene etwa 1 Stunde backen.

Mayonnaise ohne Ei

Zutaten:

2 EL (10 g) Lecithin-Granulat, ca. 3 EL Milch, 7 EL kaltgepresstes Öl,
1 – 2 EL Obstessig, 1 – 2 TL Senf, Pfeffer, Meersalz

Lecithin in der Milch im Mixerglas auflösen (das geht am besten, wenn die Milch leicht angewärmt wird). Unter ständigem Rühren erst das Öl und dann alle anderen Zutaten zugeben. Mit Gewürzen abschmecken.

Ei-Ersatz auf einen Blick		
Alternative	**Verwendung**	**Einsatz**
„Ei-Ersatz"	1 Ei = 2 TL + 2–3 EL Flüssigkeit mit dem Mixer aufschlagen	Backwaren (Hefe-, Quark-, Öl-, Biskuit-, Mürbe-, Waffel-, Rührteige), Pfannkuchen; Panade von Gemüse, Fisch oder Fleisch
Vollfettes Sojamehl	1 Ei = 1 EL + 3–4 EL Flüssigkeit + Safran zum Gelbfärben	Backwaren (Rühr-, Mürbe-, Hefe-, Pfannkuchenteige)
Pflanzenöl + Backpulver	1 Ei = 1 EL Pflanzenöl + ½ EL Backpulver + 2 EL Wasser	Backwaren aller Art, Pfannkuchen, Panade von Gemüse, Fisch oder Fleisch
Kartoffelpüreepulver	In Flüssigkeit anrühren: 1 TL auf 1 EL Wasser	Backwaren werden lockerer und bleiben länger frisch
Geriebene rohe oder gekochte Kartoffeln, gekochtes Getreide vom Vortag	Esslöffelweise unter den Teig mischen, bis die Menge stimmig ist.	Backwaren aller Art, Pfannkuchen, Panade von Gemüse, Fisch oder Fleisch
Hülsenfruchtmehle aus Kichererbse, Lupine	Mit normalem Mehl im Verhältnis 1:4 mischen	Backwaren aller Art, Pfannkuchen, Panade von Gemüse, Fisch oder Fleisch
Lecithin-Granulat	In lauwarmer Milch je nach Menge 1 TL – 1 EL auflösen, bis die Konsistenz stimmig ist	Zur Herstellung von Mayonnaise, verbessert Backergebnis bei Backwaren
Johannisbrotkern- und Guarkernmehl	Für kalte wie warme Speisen, sparsamer Einsatz, gut verrühren, quellen nach; 1 TL – 1 EL, je nach Mengenangabe des Herstellers im Verhältnis zur Flüssigkeit	Zum Binden von Suppen und Saucen
Hirse- oder Hefeflocken, Quark	Nach und nach einstreuen bzw. unterrühren; 1 TL – 1 EL, bis die Masse gut gebunden ist	Zum Binden von Bratlingen und Frikadellen, Füllungsmasse
„Dotterfrei" (Bitte beachten: Enthält noch Ei-Eiweiß!)	1 Ei = 2 TL + 2–3 EL Flüssigkeit, mit dem Mixer aufschlagen	Backwaren, Rührei, Waffeln, Pfannkuchen, Paniertes

Ayurveda-Ghee (geklärtes Butterschmalz)

Ghee, das man als wichtigste aus Milch hergestellte „Arznei" ansieht, wird mit dem Element Liebe im Körper assoziiert.

Man bringt Butter zum Kochen und entzieht ihr so die lebenden Enzyme, die sonst zur Bakterienbildung beitragen könnten.

Die Qualität des Ghees hängt von der Qualität der Butter ab – und von seiner Herstellung und Lagerung. Je älter das Ghee, umso höher sein Heilwert.

Die höchste Qualität erhält Ghee, wenn man es am Vollmond kocht!

Bitte verwenden Sie (biologische) Sauerrahmbutter zur Herstellung von Ghee. Bringen Sie die Butter in einem großen hohen Topf bei kleinster Hitze zum Sieden. Ist die Oberfläche der Butter mit weißem Schaum bedeckt, stellen Sie die Butter auf kleine Hitze und lassen sie ohne Deckel sieden.

Pro kg Butter eine Stunde langsam kochen lassen und dann alles durch ein Leinentuch filtern und in lichtgeschützten Glas- oder Keramikgefäßen aufbewahren.

Butter, Joghurt und Ghee werden als äußerst nährende Nahrungsmittel angesehen. Sie fördern die Gesundheit und erhöhen die Lebenskraft.

Rezepte in der Fastenzeit

Eine knapp bemessene Ernährung bietet die besten Chancen für ein langes Leben. Vom griechischen Arzt Hippokrates stammt die folgende Empfehlung: *„Um gesund zu bleiben, soll der Mensch wenig Fleisch essen, dafür reichlich frische Pflanzen und periodisch fasten."*

Hier einige alte Rezepte, die schon unsere Omas als Resteverwertung oder bei Schmalwerden der Haushaltskasse kochten – auch in der Fastenzeit vor Ostern.

Aufgebrühte Brotsuppe

Zubereitungszeit: ca. 15 Minuten

Zutaten:

100–150 g Schwarzbrot (altbacken, aber nicht zu hart!),
1 l Brühe, nach Belieben Majoran oder Kümmel,
Schnittlauch oder Bärlauch

Brot dünnblättrig schneiden, auf Teller verteilen. Gewürze darüber streuen, heiße Brühe aufgießen. Mit kleingehacktem Schnittlauch oder Bärlauch garnieren.

Geröstete Brotsuppe

Zubereitungszeit: ca. 20 Minuten

Zutaten:

1–2 Zwiebeln oder Lauchstangen, 2 EL Ghee (Zubereitung des Ayurveda-Ghees siehe S. 264), 100–150 g Schwarzbrot (altbacken, aber nicht zu hart!), 1 l Brühe,
Gewürze: gemahlener Kümmel, Fenchel, Koriander,
Kräuter wie Schnittlauch, Bärlauch, Kerbel

Zwiebeln oder Lauch fein schneiden und im Ghee andünsten. Zerkleinertes Brot zugeben, hell anrösten, Brühe aufgießen.

Mit den Gewürzen abschmecken und mit frischen Kräutern bestreut servieren.

Cremige Brotsuppe

Für sehr harte Brotstücke geeignet!

Zubereitungszeit: ca. 20 Minuten + Zeit zum Einweichen

Zutaten:

150 g Schwarzbrot, 1 – 2 Zwiebeln, 1 l Brühe, Gewürze, 2 – 4 EL Sauerrahm, Kräuter

Hartes Brot in kalter Brühe einweichen (eventuell mehrere Stunden oder über Nacht). Mit den klein gehackten Zwiebeln weich kochen, eventuell mit Pürierstab pürieren. Sauerrahm und Kräuter zugeben und servieren.

Brezensuppe

Zubereitungszeit: ca. 15 Minuten

Zutaten:

2 altbackene Brezen (*„Brezel"* in Franken), 1 – 2 EL Ghee,
1 l Brühe, Kräuter

Brezen klein schneiden, in Ghee rösten, mit heißer Brühe übergießen. Mit Kräutern garnieren und sehr heiß servieren.

Anhang

A. Die wichtigsten Apfelsorten

	Aussehen, Geschmack, Besonderheiten	Pflückreife	Genussreife
Sommer- und Herbstäpfel			
Klarapfel	gelblich-grün, rund, sehr säuerlich-erfrischend	Anfang Juli – Anfang August	Mitte Juli – Mitte August
Gravensteiner	großer Apfel mit grün-gelblicher Schale, feinwürziger Geschmack	Ende August – Anfang September	September – November
Goldparmäne	gelbliche Schale mit rot-orange geflammten Streifen; knackig, würzig	Mitte – Ende September	Oktober – Dezember
Holsteiner Cox	eine Variante des Cox Orange; sehr saftig und süß	Mitte – Ende September	Oktober – März
James Grieve	beliebter Tafelapfel mit hellgrüner bis hellgelber Schale, rot geflammt; nur bis Oktober lagerfähig	Ende August – Anfang September	Ende August – Ende Oktober
Neben diesen Sorten gibt es noch eine Reihe von Neuzüchtungen wie Jamba, Alkmene und Gloster, die sich durch gute Geschmacks- und Lagereigenschaften auszeichnen.			
Winter- und Lageräpfel			
Golden Delicious	der Bestseller; goldgelbe, geflammte Schale; erfrischend feines, ausgewogenes Aroma; lange lagerfähig!	Anfang – Ende Oktober	November – Juli
Cox Orange	mittelgroß, orangefarbene Schale, zimtrot geflammt, saftig; feinsäuerlich, würzig	Mitte – Ende September	Oktober – März
Boskoop	grünlich als „Schöner aus Boskoop“, rotschalig als „Roter Boskoop“, der immer beliebter wird; feinsäuerlich	Ende September – Mitte Oktober	Dezember – April
Berlepsch	grün-rot geflammter, zartschaliger Apfel; harmonisch im Geschmack, gut zu lagern	Ende September – Anfang Oktober	November – März
Glockenapfel	goldgelbe, feine Schale; erfrischend säuerlich, würzig	Mitte Oktober	Februar – Juni
Ingrid Marie	strahlend rote Schale; herzhaft, frisch, feinsäuerlich	Mitte – Ende September	Oktober – März
Jonathan	mittelgroßer, kräftig rot gefärbter Apfel; süß-säuerlich, leicht würzig im Geschmack	Mitte Oktober	November – April

„Neue“ Sorten			
Elstar	glatte und goldgelbe Schale mit leuchtend karminroter Deckfarbe; feinsäuerlich, würzig und erfrischend	Ende September – Anfang Oktober	Ende September – März
Gloster	große Äpfel, kräftige rote bis bläulichrot gefärbte Schale; mild mit feinfruchtiger Säure	Mitte Oktober	November – Mai
Jonagold	Schale grüngelb bis sattgelb, die der Sonne zugewandte Seite ist leuchtend orangerot verwaschen bis geflammt; süßlich-feinsäuerlich, breites Aroma mit ausgewogenem Zucker-Säureverhältnis	Ende September – Mitte Oktober	Oktober – Mai
Jamba	Fruchtschale gelblich-grün, an der Sonnenseite rotstreifig geflammt; Schale leuchtend rot mit bläulichem Schimmer; feinsäuerlich, erfrischend und aromatisch	Mitte August – Anfang September	Mitte August – Ende Oktober

B. Meine Wildkräuter-Favoriten

Wäre Adam im Paradies geblieben, würde er die vorzüglichste Gesundheit haben.
... Aber nun trägt der Mensch im Gegenteil das Gift, das Phlegma und die verschiedensten Krankheiten in sich.

Hildegard von Bingen (1100–1179)

Heilpflanzen sind meist Wildgewächse. Weil sie in der Natur selbst ihren Platz erkämpfen müssen, sind sie äußerst widerstandsfähig. Verwenden wir Wildkräuterpflanzen, können wir unsere Gesundheit stärken oder wiedergewinnen. Die in den Pflanzen enthaltenen Vitamine, Mineralstoffe und Spurenelemente liegen für den menschlichen und auch den tierischen Organismus in einem natürlichen, ausgewogenen Verhältnis vor, um gesund und leistungsfähig zu bleiben. Schon beim Suchen der Wildpflanzen in der Natur bewegen wir uns an der frischen Luft. Mit allen Sinnen genießen wir die Schönheit und Stille des Waldes oder der Wiesen. Die Natur gibt uns Kraft, wir entwickeln ein neues Gefühl der Innigkeit zu den Pflanzen und Bäumen. Absolut ratsam ist auch, im eigenen Garten ca. 2 qm Wiese stehen zu lassen, damit sich die Natur entfalten kann. Dafür liefert sie uns dann die wunderbaren heilkräftigen Wildpflanzen für unsere Küche. Von April bis November und auch an frost- und schneefreien Wintertagen finden wir Wildpflanzen für unsere Ernährung. Im Sommer gesammelte Pflanzen können getrocknet werden; in zerriebener oder zermahlener Form verwendet man sie in den vegetationsarmen Monaten.

Nachfolgend stelle ich Ihnen eine Auswahl der bekanntesten heilkräftigen Wildpflanzen vor.

Löwenzahn

Wer kennt ihn nicht – mit seinen gezahnten Blättern und satten gelben Blüten? Wir finden ihn überall: auf den Wiesen, am Weg- und Waldrand und natürlich auch im eigenen Garten.

Seine Hauptwirkstoffe sind Bitterstoffe, gesund für Magen, Leber, Galle und Bauchspeicheldrüse, Karotinoide, die Vitamine B_1, B_2, B_6 und D, Kieselsäure, Magnesium, Calcium, Kalium, Zink, Kupfer und Schwefel. Löwenzahn enthält neunmal so viel Vitamin C und vierzig Mal (!) so viel Eisen wie Spinat.

Löwenzahn strotzt geradezu vor Vitalität und verscheucht mit seinen Vitaminen und Mineralstoffen nach langen Wintertagen unsere Frühjahrsmüdigkeit.

Von Frühjahr bis Herbst sammelt man die Wurzeln; von April bis Juni die Blütenknospen und Blüten; und das ganze Jahr über die Blätter für Salat oder Spinat. Getrocknete Blätter ergeben einen guten Haustee.

Innerlich wirken alle Teile des Löwenzahns gegen Arteriosklerose, Übersäuerung oder Azidose, zur Blutreinigung, bei Erkrankung der Luftwege, Leber- und Gallenleiden, Diabetes, Gicht, Rheuma, Hautunreinheiten und zur Regulierung des Blutdrucks.

Äußerlich wirkt Löwenzahn bei Geschwüren, Augenproblemen, eitrigen Wunden und Flechten.

Gänseblümchen

Unser beliebtes Gänseblümchen blüht sogar im Winter und wird auch Tausendschön, Marienblümchen, Winterröschen oder Gänseliesl genannt. Es erfreut uns überall auf den Wiesen, Weiden, an Wegrändern und Äckern. Die Blüten sind außen weiß bis rötlich, innen gelb.

Die Wirkstoffe sind hauptsächlich Gerbstoffe, Bitterstoffe, Saponine, Inulin, Fruchtzucker, Eiweiß, organische Säuren und ätherische Öle.

Alle oberirdischen Pflanzenteile kann man ganzjährig für Salat, Frischsäfte, Wildspinat, Gemüsebrühe oder als Haustee sammeln. Wunderbar schmecken klein geschnittene Blätter in Quark und Brotaufstrichen. Blätter und Blüten kann man trocknen.

Innerlich wirken Gänseblümchen heilend bei Erkrankungen der Luftwege, Erkältungen, bei Verdauungsbeschwerden, bei Periodenbeschwerden aller Art, bei Blasen-, Nieren-, Leberleiden und auch bei Arteriosklerose.

Äußerlich verwendet man das Kraut gequetscht zur schnelleren Wundheilung.

Gundelrebe

Die Gundelrebe (auch Gundermann genannt) ist ein Kriechgewächs mit dunkelgrünen, herzförmigen Blättern, das uns schon im März mit kleinen violetten Blüten begrüßt. Von Anfang April bis Ende Juni sammeln wir das blühende Kraut.

Schon Hildegard von Bingen empfahl Gundelrebe zum Beispiel gegen Ohrensausen und Schmerzen um und in der Brust.

Die Gundelrebe ist kein Unkraut, sie ist eine große Heilpflanze. Ihre Wirkstoffe Saponin und ätherische Öle sind stark schleimlösend. Machen Sie einen Teeaufguss oder lassen Sie einige Blätter in heißer Milch ziehen.

Innerlich angewendet wird Gundelrebe bei Rachenkatarrh, Bronchitis, Tinnitus, Schnupfen und Mittelohrentzündung. Außerdem sind die wertvollen Bitterstoffe der Pflanze für eine optimale Verdauung wichtig. Als Tee (starker

Aufguss!) stärkt Gundelrebe Herz und Leber, heilt bei Blasen- und Nierensteinen und bei Nierenentzündungen. Frisches Kraut im Salat und Tee wirkt auch ausleitend für Blei und andere Schwermetalle. Wer an einer Hauptstraße lebt oder als Drucker, Maler oder Anstreicher arbeitet, sollte Gundelrebe-Tee trinken.

Äußerlich verbessern die Gerbstoffe in der Pflanze die Wundheilung. Man stellt, wie folgt, eine Tinktur her, die zur Mundspülung, bei eiternden Zähnen oder Paradontitis eingesetzt wird: Sie pressen Gundelrebe-Stiele in ein Glasgefäß aus, verschließen es und stellen es 4 Tage in die Sonne. Es bildet sich eine helle Flüssigkeit. Sie geben nun Alkohol im Verhältnis 2:1 (2 Teile Alkohol, 1 Teil Gundelrebe-Flüssigkeit) dazu. Bewahren Sie den Saft in einer dunklen, verschlossenen Glasflasche auf – kühl und trocken.

Auch Kindern, die über Bauchweh klagen, gibt man einige Tropfen dieses Frischsaftes (lassen Sie dazu den Alkohol 20 Minuten auf Zimmertemperatur abdampfen). In der Rekonvaleszenz bei Erwachsenen und bei Gedeihstörungen von Kindern kann dieser Frischsaft ebenfalls gereicht werden.

Beifuß

Beifuß ist eine ausdauernde Pflanze, die bis zu 1,80 m Höhe erreicht. Die bräunlichen oder rötlichen Stengel haben lanzettenartige oder stachelspitzige Blätter; diese sind auf ihren Oberseiten kahl und dunkelgrün, auf ihren Unterseiten mehr oder weniger weißfilzig behaart. Die oberen Blätter sind einfach oder höchstens dreilappig; die Blütenköpfchen haben gelbe oder rötliche Einzelblüten in trauben- oder ährenartiger Anordnung.

Beifuß sprießt als „Unkraut" an Wegrändern, auf unbebauten Plätzen und Schutthalden, ebenso an Böschungen und Ufern.

Schon bei den Kelten und Germanen wurde die Heilpflanze verehrt. Mit ihr wurde geräuchert, geheilt und geweiht, noch im Mittelalter feierte man Beifuß als Mutter aller Kräuter. Bei den Japanern und Chinesen, wie jetzt auch bei uns, wird er zur Moxa-Behandlung eingesetzt. Das Wort „Moxa" stammt vom japanischen Namen „Mogusa" (Brennkraut) für Beifuß.

Man sammelt die oberen Triebspitzen der blühenden Pflanzen und trocknet sie als Magen- und Gallentee. Die wertvollen ätherischen Öle mit Cineol und Absinthol sowie die Gerb- und Bitterstoffe regen die Verdauung an. Für Haustee-Mischungen kann man Blätter und Blüten verwenden. Die Wurzeln schmecken roh im Salat oder gekocht wie Spargel.

Innerlich verwendet man alle Teile der Pflanze bei Magenkatarrh, Nervenschmerzen, allgemeiner Schwäche, bei Leberleiden, Periodenstörungen und Eingeweidewürmern.

Äußerlich ist die gynäkologische Anwendung von Beifuß schon seit alters her bekannt. Beifuß kann von Frauen im Sitzbad zur Geburtsvorbereitung oder zur

Anregung der Menstruation benutzt werden. Damit die Nachgeburt erleichtert wurde, verwendeten bereits im Mittelalter die Hebammen Beifuß-Pflanzen. Unfruchtbarkeit und Eierstockentzündungen wurden mit Beifuß-Fußbädern kuriert. In Tibet, China und Nordindien setzt man Beifuß traditionell zur Empfängnisförderung und zur Weißflussheilung ein.

Leider wird die große Heilkraft des Beifuß heute wenig geschätzt.

Brennnessel

Die Brennnessel – für viele die Königin der Heilkräuter – wächst fast überall und ist Futterpflanze für Regenwürmer und viele Arten von Schmetterlingen. Als Nachbarpflanze erhöht sie den Gehalt von ätherischen Ölen in anderen Heilpflanzen und steigert die Gesundheit und den Ertrag von Obstbäumen und -sträuchern. Die Brennnessel-Jauche zum Düngen und Stärken der Pflanzen ist ja bekannt. Läuse und auch die unbeliebten Schnecken mögen sie gar nicht.

Als *„Wegweiser zum Himmel"*, als heilige Pflanze verehren die Tibeter die Brennnessel.

Vom zeitigen Frühjahr an können die kleinen zarten Brennnesseln – mit ihrem besonders hohen Vitamin-C-Gehalt – als Spinat zusammen mit anderen Wildpflanzen (z. B. Giersch, Sauerampfer) gekocht werden. Die Früchte, die man im Herbst abstreifen kann, sind winzige Nüsschen, die nach Sesam schmecken. Sie können gut getrocknet für die Wintermonate aufgehoben werden.

Die Brennnesselsamen enthalten viele Mineralien, Vitamine und Pflanzenhormone, die zur Stärkung der Konstitution von Mann und Frau dienen, ähnlich wie das aus Korea importierte Ginseng. Stillende Mütter können mit dem Samen der Brennnessel die Milchbildung fördern.

Die grüne Kraft, Viriditas,
in den Wildkräutern
ist eine Kraft aus der Ewigkeit,
und diese Kraft ist heilsam.

Hildegard von Bingen

Zu mehr als 30% besteht die Nessel aus hochwertigem Eiweiß, ihre acht essentiellen Aminosäuren entsprechen genau der Anforderung des menschlichen Organismus. Weitere wertvolle Inhaltsstoffe sind Amine – stickstoffhaltige Verbindungen, die als Hormone wichtige Körperfunktionen erfüllen – und Acetylcholin, ein Neurotransmitter.

Außer ihrer zähen Überlebenskraft verfügt die Brennnessel über ein Vielfaches an Vitalstoffen gegenüber dem Kulturanbau-Kopfsalat – etwa über das 20-fache des „Schönheitsvitamins" Provitamin A, wichtig auch für Herz und Augen. Vitamin E kommt hochkonzentriert in der Nessel vor – ein kraftvolles Antioxidans, das Krebs- und Herz-Kreislaufkrankheiten vorbeugt. Die Brennnessel hat besonders große Mengen an Vitamin B_2 (für die Zellatmung), Vitamin B_5 (für Hormonbildung und Stoffwechsel) und dem seltenen Vitamin K (für Blutgerinnung und gesunde Knochen). Sie ist – verglichen zum Beispiel mit Kopfsalat – reich an Mineralstoffen. Ihr Gehalt an Kalium, Silicium, Mangan, Kieselsäure, Magnesium und Calcium ist groß; zudem enthält sie die 50-fache Menge an Eisen – im Vergleich zu oben genanntem Kopfsalat.

Innerlich angewandt führt die Brennnessel nicht zu Verstopfungen wie viele Eisenpräparate. Sie wirkt im Gegenteil stuhlfördernd, regt den Stoffwechsel an, fördert Auswurf und ist blutreinigend. Ideal ist die Pflanze für Diabetiker. Der Gehalt an Bor hilft sogar bei Demenz und Alzheimer. Ihre Glukokine senken den Blutzuckerspiegel. Samen, Blätter, Sirup und auch der Frischsaft können bei Anämie und Erschöpfung und sogar bei Depressionen eingesetzt werden.

Für das unangenehme Brennen ist Histamin verantwortlich, welches aber bei inneren und äußeren Verletzungen blutstillend wirkt.

Äußerlich fördert Brennnesselöl, auf die Schläfen getupft, Konzentration und Lernfähigkeit – es ist somit besonders für Schulkinder geeignet. Ein Kräuterkissen mit getrockneten Brennnesseln ist allen zu raten, die Einschlafprobleme haben.

Gute Brennnesselpräparate sind im Reformhaus und in der Apotheke erhältlich – falls Sie nicht selbst sammeln möchten.

C. Bärlauch – eine wirkungsvolle Heilpflanze

Jeder weiß heutzutage von der Heilkraft des Knoblauchs. Aber nur wenige wissen, dass ihm der Bärlauch – auch Wildknoblauch genannt – in der Wirkung noch erheblich überlegen ist.

Der Bärlauch wächst in schattigen, feuchten, humusreichen Wäldern. Im kühlen Waldboden findet er alle Nährsubstanzen und hat so ideale Bedingungen, seine besonderen Wirkstoffe zu entwickeln.

Schon von den Großeltern geschätzt, bereichert der Bärlauch auch heute die gute Küche. Im Frühjahr verwenden wir die Blätter, im Herbst die Wurzeln, um roh gehackt Salate, Suppen und Gemüse zu würzen. Als Brotaufstrich (mit Olivenöl und Pinienkernen) oder gekocht als Spinat schmeckt der Bärlauch vorzüglich.

Bärlauch – als Heilpflanze neu entdeckt

Schon die alten Römer, Gallier und Germanen schrieben dem Bärlauch heilsame Wirkungen bei verschiedenen Erkrankungen zu. Neue Forschungsergebnisse haben den Bärlauch wieder in den Mittelpunkt medizinischen Interesses gerückt.

Die Hauptwirkstoffe des Bärlauchs sind ätherische Öle, Vitamin C, Schwefel, Biokatalysatoren und Allicin, das antibiotisch wirkt. Bärlauch enthält weit mehr Eisen, Magnesium, Mangan und Schwefelverbindungen als Knoblauch, wobei die lebenswichtigen und gesundheitsfördernden Mineral- und Schwefelverbindungen vorwiegend in „Chelatform“ enthalten sind. Diese natürliche Zusammensetzung garantiert eine bedeutend bessere Aufnahme durch den Magen-Darm-Kanal als die isolierte Zufuhr solcher Einzelstoffe.

Bärlauch tut dem Blut gut

In der Volksmedizin gilt der Bärlauch schon seit jeher als blutdrucksenkend und als Mittel gegen Arteriosklerose. Die in ihm enthaltenen schwefelhaltigen Verbindungen haben in ihrer Gesamtheit einen positiven Einfluss auf die Regulierung der Blutfettwerte (Cholesterine) und verhindern Verklumpungen der roten Blutkörperchen.

Solche Blutverklumpungen spielen eine wesentliche Rolle bei Herzinfarkt, Schlaganfall, Thrombose und Arteriosklerose. Nicht nur, dass Bärlauch zu hohen Blutdruck senkt, auch zu niedriger Blutdruck wird normalisiert. Darüber hinaus regeneriert das im Bärlauch enthaltene Eisen die roten Blutkörperchen und den wichtigen Sauerstoffträger des Blutes, das Hämoglobin.

Eine ganz besonders positive Wirkung konnte man auch auf die Gefäße, das Blut und die Mikrozirkulation feststellen. Die enorme Steigerung der Blut- und

Lymphzirkulation verbessert den Zufluss in Organe, Gewebe, Hormondrüsen und Zellen.

Durch die drastische Erhöhung der venösen Blutzirkulation wird das schlackenbeladene Gewebe umfassender entsorgt, die abgelagerten, krankmachenden Substanzen werden abtransportiert und ausgeschieden.

Die Blutqualität wird durch die stoffwechselaktiven Wirkstoffe des Bärlauchs ganz entscheidend verbessert.

Bärlauch regt Magen und Darm an

Bärlauch wirkt auf die Drüsen des Magen- und Darmkanals einschließlich der Galle anregend, sodass vermehrt Verdauungssäfte produziert werden. Das Wachstum schädlicher Darmbakterien wird gehemmt, ohne die gesunde Darmflora zu schädigen. Die Muskulatur des Verdauungskanals wird beruhigt. Das im Bärlauch enthaltene Eisen wird im Gegensatz zu den häufigen Berichten bei medikamentöser Eisentherapie vom Magen gut vertragen. Es verursacht auch keine Stuhlverstopfung, wie sie sonst bei der Eisentherapie oft beobachtet wird. Menschen, die sich wenig bewegen, berichten, dass stattdessen Krämpfe und Koliken bei Verstopfung ausbleiben.

Keine unangenehme Geruchsbildung

Der Vorteil zum Knoblauch liegt nicht nur in der höheren Wirkstoffkonzentration, sondern auch darin, dass Bärlauch keinen unangenehmen Geruch verströmt. Geruch und Geschmack sind milder als beim Knoblauch, weshalb er wesentlich leichter einzunehmen ist.

Doch warum ist der Bärlauch trotz seiner hohen Wirkstoffkonzentration geruchsfrei? – Nach heutigem Erkenntnisstand sind die wirksamen Substanzen an Eiweiße gebunden. Beim geruchsintensiven Knoblauch liegen die Wirkstoffe dagegen vorwiegend in freier Form vor.

Bärlauch – der Superknoblauch

Es kann heute ohne Weiteres gesagt werden, dass der Bärlauch eine der bedeutsamsten Pflanzen im Kampf gegen Arteriosklerose und deren Folgen wie Herzinfarkt, Schlaganfall, Bluthochdruck, Gefäß- und Durchblutungsstörungen, Thrombose, Gicht und Zucker ist.

Auch bei hartnäckigen Erkrankungen wie Tinnitus (ständigen Ohrgeräuschen) und Herzrhythmusstörungen hat sich seine Anwendung als erfolgreich erwiesen.

Sogar Wechseljahresbeschwerden lassen sich, wie man jetzt herausgefunden hat, mit Bärlauch ausgezeichnet beeinflussen.

Seine höchste Wirkstoffkonzentration hat der Bärlauch im Frühjahr, weshalb man seine Blätter von März bis Mai pflücken und am besten frisch verwenden sollte.

Wer den Bärlauch als Saft oder in Kapselform zu sich nehmen möchte, möge darauf achten, dass nur frühlingsfrische Blätter, die schonend verarbeitet wurden, zur Herstellung verwendet werden.

D. Die Aspartam-Krankheit

Nach Angaben aus Expertenkreisen breiten sich Krankheiten wie Multiple Sklerose und Lupus erythemadodes (wird auch als „Schmetterlingskrankheit“ bezeichnet) epidemieartig aus. Forschungsergebnisse deuten darauf hin, dass der stetig steigende Verzehr des Süßstoffes Aspartam (z. B. in Light-Getränken, Backwaren, Süßigkeiten und Fruchtsäften) der Auslöser sein könnte.

Erwärmt man Aspartam auf über 28,5 Grad, wandelt sich der in Aspartam enthaltene Alkohol zu Formaldehyd und Ameisensäure um. Dies verursacht eine Übersäuerung im Stoffwechsel (Azidose). Die Methanolvergiftung (siehe nächster Absatz) imitiert die Symptome einer Multiplen Sklerose. Tatsächlich wurde bei vielen Patienten fälschlicherweise Multiple Sklerose diagnostiziert, obwohl es sich um Symptome einer Methanolvergiftung handelte. Multiple Sklerose ist eine chronisch verlaufende Erkrankung. Methanolbelastung führt zu rasch auftretenden Vergiftungserscheinungen, die zur Erblindung und zum Tod führen können.

Das in Aspartam enthaltene Methanol (auch Holzalkohol genannt, chemisch Methylalkohol) wird aus Aspartam freigesetzt, wenn es mit dem Enzym Chymotroypsin zusammentrifft. Die Absorption von Methanol durch den Körper wird noch beschleunigt, wenn dem Körper freies ungebundenes Methanol zugeführt wird. Methanol wird aus Aspartam auch frei, wenn man es über 28,5 Grad erhitzt. Das Problem mit Aspartam ist nun, dass es im menschlichen Körper wieder in seine Grundsubstanzen Asparaginsäure (40 %), Phenylalanin (50 %) sowie Methanol (10 %) zerfällt. Schon geringe Mengen Methanol, über einen größeren Zeitraum eingenommen, akkumulieren sich im Körper und schädigen alle Nerven, ganz besonders die sehr empfindlichen Sehnerven und die Hirnzellen.

Vor allem unter Cola- und Pepsi-light-Trinkern breitet sich die Krankheit Lupus erythematodes aus. Diese Gruppe trinkt häufig 3–4 Dosen pro Tag und leidet somit oft unter einer Methanolvergiftung, welche die Krankheit Lupus auslösen kann. Dass letztlich die Inhaltsstoffe ihres Getränks die Ursache für die Krankheit sind, wissen die wenigsten. Sie trinken ahnungslos weiter. Unter Umständen kann dies zu lebensgefährlichen Situationen führen. Stoppen die Lupus-Kranken die Zufuhr von Aspartam, verschwinden meistens die Symptome (z. B. Rötung im Gesicht, Hautveränderungen); die Krankheitsfolgen (z. B. Schädigung der inneren Organe) sind aber meist nicht umkehrbar.

Besonders erfolgreich waren die Veränderungen bei den falsch diagnostizierten Multiple-Sklerose-Kranken. Sie wurden symptomfrei, als die Zufuhr von Aspartam gestoppt wurde. Einige erhielten danach wieder ihre Sehfunktion und ihr Hörvermögen zurück.

An folgenden Symptomen können Sie Anzeichen einer erhöhten Aspartam-Belastung erkennen: Muskelschmerzen (Fibromyalgie), Krämpfe, einschießende

Schmerzen, Gefühllosigkeit in Armen und Beinen, Schwindel, Kopfschmerzen, Ohrensausen, Gelenkschmerzen, Depressionen, Panikattacken, verwaschene Sprache, unscharfes Sehen, Gedächtnisschwund.

Das ebenfalls in Aspartam enthaltene Phenylalanin ist für Menschen, die unter der angeborenen Stoffwechselkrankheit Phenylketonurie (PKU) leiden, sehr gefährlich. Durch einen Mangel oder Defekt an dem körpereigenen Enzym Phenylalaninhydroxylase, welches Phenylalanin (das auch im Körper vorkommt) in Tyrosin umwandelt, häuft sich Phenylalanin im Körper an und wird von ihm in Phenylbrenztraubensäure umgewandelt. Die Folgen sind u. a. verkümmertes Wachstum und „Schwachsinn“. Deshalb müssen Lebensmittel, die Aspartam enthalten, mit dem Hinweis *„enthält Phenylalanin“* versehen sein.

Bei der Markteinführung von Aspartam in den USA gab es Anhörungen vor dem amerikanischen Kongress. Damals fand man Aspartam in ca. 100 Produkten. Auch nach zwei weiteren Anhörungen zog man keine Konsequenzen. Mittlerweile wird Aspartam in weltweit über 9.000 Produkten verwendet. Der Patentschutz ist abgelaufen – Aspartam kann nun jeder herstellen und verkaufen. Die Taschen der Industrielobby sind sehr tief! Mittlerweile erblinden Menschen, weil Aspartam in der Augennetzhaut (Retina) zu Formaldehyd umgewandelt wird. Die Giftigkeit von Formaldehyd entspricht derjenigen von Zyanid und Arsen. Beides sind tödliche Gifte.

Aspartam verändert zudem auch den Stoffwechsel der Hirnnervenzellen, was zu epilepsieähnlichen Erscheinungen führt. Bei Parkinson-Kranken wird der ohnehin verminderte Dopamingehalt durch Aspartam zusätzlich gesenkt. Ursprünglich wurde Aspartam als Mastmittel entwickelt, weil es das Sättigungszentrum im Gehirn außer Funktion setzt. Aspartam ist kein Diätprodukt, sondern fördert die Fettablagerung!

Das Formaldehyd speichert sich in den Fettzellen. Mehrere Patienten, die den Rat ihres Arztes befolgten, das Aspartam zu meiden, verloren jeweils rund 9 kg Fett – allein durch das Weglassen von Aspartam.

Für Diabetiker kann Aspartam sogar gefährlich werden. Diabetiker mit einem kranken Augenhindergrund (Retinopathie) sollten nach ihrem Aspartam-Konsum befragt werden. Häufig ist es nicht der Diabetes, der den Augenhintergrund schädigt, sondern Aspartam. Aspartam lässt den Blutzucker verrückt spielen, was zu diabetischem Koma führen kann. Auftretende Gedächtnisstörungen kommen daher, weil Aspartinsäure und Phenylalanin Nervengiftstoffe sind. Sie passieren die Blut-Hirn-Schranke und zerstören die Gehirnzellen.

Aspartam führt so auch zu einer epidemieartigen Zunahme der Alzheimer-Krankheit! Mittlerweile werden schon 30-Jährige mit der Diagnose Alzheimer ins Pflegeheim überwiesen.

Der Hersteller von Aspartam – die Firma Monsanto – finanziert die Amerikanische Diabetesgesellschaft, die American Dietetic Gesellschaft und die

Konferenz des American College of Physicians. Die New York Times legte 1996 in einem Artikel offen, wie die American Dietetic Gesellschaft Geld von der Lebensmittelindustrie entgegennimmt und dafür deren Produkte fördert.

Es gibt 92 gut dokumentierte Symptome infolge einer Aspartam-Vergiftung – vom Koma bis zum Tod. Die meisten davon sind neurologischer Art – denn Aspartam zerstört das Nervensystem. Aspartam steckt zum Teil auch hinter der mysteriösen Krankheit nach dem Irakkrieg „Desert Storm". Damals waren Tausende Paletten mit Light-Getränken ins Kriegsgebiet verschifft worden. Über Wochen lagerten sie unter der heißen arabischen Sonne (man bedenke, dass Hitze Aspartam noch gefährlicher macht!), und die Soldaten tranken mehrmals am Tag von den Getränken...

Aspartam kann neurologische Geburtsschäden verursachen. In Tierstudien fand man heraus, dass Tiere Gehirnkrebs entwickelten, wenn man sie mit Aspartam fütterte. In menschlichen Gehirntumoren fand man große Mengen an Aspartam. Ursache dafür ist, dass sich das Phenylalanin zu DXP verändert, welches Gehirnkrebs verursacht.

Eine ungefährliche Alternative zu Aspartam ist das Süßungsmittel Stevia (siehe Anhang E. Stevia – die süße Alternative zum Zucker). Es wird aus Pflanzen gewonnen und kann ideal zum kalorienfreien Süßen verwendet werden. Aber viele Jahre lang hat die amerikanische Gesundheitsbehörde FDA den Gebrauch und den Verkauf von Stevia verhindert, um die Firma Monsanto, welche gerade das Aspartam vermarktete, finanziell zu schützen.

Die Verbreitung dieser Information kann Leben retten – warnen Sie Freunde, Verwandte und Bekannte davor, Light-Produkte mit Aspartam zu konsumieren.

E. Stevia – die süße Alternative zum Zucker

Es gibt eine gesunde Alternative zu unseren herkömmlichen Süßmitteln: Stevia rebaudiana oder Kaja-he, das *„Honigblatt"* – so nennen es die Indianer Paraguays. Das Stevia-Blatt ist zehn- bis zwanzigmal so süß wie Zucker. Es harmonisiert uns auf der emotionalen Ebene und sorgt für gute Laune – praktisch ohne Kalorien!

Stevia hat eine lange Geschichte: Die Guarani- und Mato-Grosso-Indianer Südamerikas verwenden die Blätter seit Jahrhunderten als Süßungsmittel und als Medizin bei Diabetes, Bluthochdruck und Hautproblemen. Erst Anfang des 20. Jahrhunderts wurden durch den Schweizer Botaniker Moses Bertoni umfangreiche Studien über die Pflanze durchgeführt. Seine Feststellung: *„Stevia ist nicht nur nicht toxisch, sondern im Gegenteil gesund."* Seit 40 Jahren wird die Pflanze in Japan und seit 20 Jahren in den USA verwendet.

Diabetiker und Menschen, die aus Gewichtsproblemen auf Zucker verzichten wollen, finden in Stevia eine ideale Süßkraft, da Stevia zahlreiche Nährstoffe, aber praktisch keine Kalorien enthält.

Nachteile durch Stevia oder gesundheitsschädliche Wirkungen für den Körper wurden noch nie beobachtet (im Gegensatz zu den bei uns üblichen Süßstoffen – siehe auch Anhang D. Die Aspartam-Krankheit). Stevia besitzt im Gegenteil viele gesundheitliche Heilwirkungen. So kann sie bei Erschöpfung, Übergewicht bis hin zu Zahnproblemen angewandt werden.

Leider hat die Nutzung von Stevia in der Europäischen Union einen Haken (siehe Kasten). Doch immer mehr Europäer wünschen sich dringend die Freigabe dieses wunderbaren Süßmittels als Lebensmittel.

Bezugsmöglichkeit z. B. über: Govinda Natur GmbH, Waldstr. 18, 55767 Abentheuer, info@govinda-natur-gmbh.de, www.govinda-natur-gmbh.de.

Zur rechtlichen Situation in der Europäischen Union

Stevia rebaudiana ist innerhalb der Europäischen Union (EU) nicht als Lebensmittel freigegeben. Süßstoffe gelten als Zusatzstoffe und müssen zugelassen sein. Den entsprechenden Antrag eines belgischen Labors lehnte die Europäische Kommission im Sommer 1999 ab, da die Studienlage zu Stevia nicht ausreichend sei. Wer Stevia EU-weit als Süßstoff verkauft oder als Zusatzstoff verwendet, verstößt gegen geltendes Recht. Stevia kann wegen seiner positiven dermatologischen und dentalen Wirkung zu kosmetischen Produkten verarbeitet werden. Mit der Abgabe von Stevia rebaudiana soll den interessierten Fachkreisen (Hochschulen, Instituten) die Möglichkeit zu weiteren Untersuchungen neuer Anwendungsmöglichkeiten gegeben werden.

F. Trennkost bei Verdauungsschwäche

Eine Verdauungsschwäche verhindert die Aufspaltung der Nahrung in ihre Bestandteile, sodass die Nahrung nicht vollständig beziehungsweise teilweise überhaupt nicht mehr verdaut werden kann.

Für Verdauungsschwächen können folgende Punkte verantwortlich sein:

1. mangelnde Produktion von Magensäure (Eiweißverdauungsschwäche);
2. mangelnde Produktion von Verdauungsenzymen in der Bauchspeicheldrüse (Kohlenhydratverdauungsschwäche);
3. mangelnde Produktion von Gallenflüssigkeit/-säure (Fettverdauungsschwäche).

Eine Möglichkeit herauszufinden, unter welcher Verdauungsschwäche man leidet, bietet das Trennkostverfahren.

Ernähren Sie sich eine Woche lang sehr kohlenhydratreich und gleichzeitig sehr eiweißarm. In dieser Woche sollte in den Mahlzeiten ganz wenig Eiweiß enthalten sein. Bessern sich oder verschwinden in dieser Woche die Krankheitszeichen wie zum Beispiel Blähungen oder durchfallartige, weiche Stühle, so leiden Sie wahrscheinlich an einer **Eiweißverdauungsschwäche.**

In der nächsten Woche nehmen Sie nur eiweißreiche und kohlenhydratarme Nahrung zu sich. Achten Sie sehr darauf, dass die Mengen an Kohlenhydraten wirklich gering bleiben; essen Sie statt drei Hauptmahlzeiten mehrere kleine Imbisse. Kommen nun die in der letzten Woche ausgebliebenen Beschwerden wieder, so bestätigt das noch einmal die Eiweißverdauungsschwäche.

Verbessern sich erst in dieser 2. Woche Ihre Symptome (wie z. B. Verdauungsbeschwerden, Bauchschmerzen), so haben Sie höchstwahrscheinlich eine **Kohlenhydratverdauungsschwäche**. Machen Sie auch hier einen zweiten Test, indem Sie sich in der dritten Woche wieder mit vielen Kohlenhydraten ernähren.

Sind Ihre Beschwerden während dieser Trennkostwochen nur sehr wenig verändert worden, so leiden Sie vermutlich unter beiden Verdauungsschwächen.

Um eine **Fettverdauungsschwäche** auszutesten, verzichten Sie auf den Verzehr von fetthaltigen Nahrungsmitteln. Man erkennt die Fettverdauungsschwäche am leichtesten am so genannten Fettstuhl (klebriger Stuhl, der Schmierstreifen in der Toilette und einen hohen Toilettenpapierverbrauch verursacht).

G. Grüne Mineralerde

Mildes Heilwasser

Geben Sie einen Teelöffel Heilerde in ein Glas. Füllen Sie es mit stillem Mineralwasser oder lauwarmem Tee auf und rühren Sie kräftig um. Lassen Sie dieses Heilerdewasser so lange stehen, bis sich die Heilerde gesetzt hat. Dann haben Sie das milde Heilerdewasser hergestellt. Der leicht trübe Überstand wird nun getrunken.

Das milde Heilerdewasser enthält die „Information der Heilerde" sowie wasserlösliche Mineralien. Personen mit erhöhtem Blutdruck oder Verstopfung sollten auf alle Fälle nur das milde Heilerdewasser trinken. Stärker konzentriert wird das Heilerdewasser, wenn man die Heilerde anrührt, absetzen lässt, einige Stunden stehen lässt, umrührt und dann trinkt.

Diese konzentrierte Darreichungsform bindet noch mehr Giftstoffe im Körper und gibt gleichzeitig Nährstoffe ab.

Äußere Anwendungen

Heilerde kann man äußerlich anwenden, etwa als Maske oder Umschläge. Rühren Sie dazu 2 – 4 EL Heilerde mit Wasser an und tragen Sie diese – wo gewünscht – auf. Mit Klarsichtfolie abdecken. Nach 1 – 2 Stunden mit lauwarmem Wasser abwaschen.

Etwaige Cremes sollten Sie erst dann verwenden, wenn die Erde mindestens 1 – 2 Stunden gut in die Haut eingezogen ist.

Horchen Sie in Ihren Körper hinein. Was tut mir gut? Warm oder kalt? Wo ist es mir angenehm? – Beschäftigen Sie sich ruhig einmal mit sich selbst. So werden Sie Vertrauen zu sich und Ihrem Körper entwickeln.

Sollte Ihnen Wärme angenehmer sein als Kälte, dann wenden Sie Heilerde natürlich warm an.

H. Basen-Tipps

Basisches Vollbad

Geben Sie 100 g Kaiser-Natron auf ein Vollbad. Badetemperatur: mindestens 38 Grad Celsius. Baden Sie bis zu 60 Minuten (wenn Sie dies vertragen!). Bei Bedarf lassen Sie warmes Wasser nachlaufen. Nach dem Baden lassen Sie das Wasser leicht antrocknen. Schwitzen Sie nach Möglichkeit in Ruhe 1 Stunde zugedeckt nach.

Dieses Bad können Sie 2–3 Mal wöchentlich genießen.

Basische Salzsocken

Geben Sie ca. 1 EL Kaiser-Natron auf 1 Liter warmes Wasser. Baumwoll-/Leinensocken eintauchen, auswringen und anziehen. Wollsocken darüberziehen, über Nacht tragen. Wiederholen Sie dies möglichst täglich – am besten über einen längeren Zeitraum von 1–2 Monaten (nicht während der Menstruation!).

Basenbildende Tees

Brennnessel, Birkenblätter, Salbei, Schafgarbe, Schachtelhalm, Wermut.

Basenbildendes Gemüse

Auberginen, Bohnen, Brokkoli, Gurken, Karotten, Kartoffeln, Kohl, Kohlrabi, Kürbis, Lauch, Mangold, Pastinaken, Rote Beete, Spinat, Sellerie, Topinambur, Zucchini.

Basensuppe

Schneiden Sie Bohnen, Zucchini, Pastinaken, Sellerie und Kartoffeln klein und lassen Sie diese 15–20 Minuten köcheln. Verzehren Sie die Suppe gleich, dürfen Sie das Gemüse mitessen.

Kochen Sie die Suppe auf Vorrat, um sie im Laufe des Tages zu essen, seihen Sie bitte das Gemüse ab – denn dieses gärt innerhalb von 20 Minuten.

Die Brühe schmeckt sehr angenehm, wenn man eine Rote Beete mitkocht, und wirkt stark entsäuernd unter anderem durch die Zufuhr von organisch gebundenen Mineralien.

I. Kochen mit dem Dampfkochtopf

Unsere Lebensmittel werden in der Regel verschieden bearbeitet, bevor wir sie essen. Kochtechniken spielen dabei eine große Rolle. Faserstrukturen werden gelockert, Inhaltsstoffe zum Teil leichter verdaulich, Duft- und Geschmackstoffe können sich entfalten und regen den Appetit an.

Dampfdrucktöpfe sind eventuell schnelle Helfer – aber sie sind auch umstritten.

Welche Vor- und Nachteile hat Dampfdruckkochen?

Bei der Kompottzubereitung ist beispielsweise die gesamte Garzeit (Ankoch- und Weiterkochzeit) im Dampfdrucktopf nur wenig kürzer als im normalen Kochtopf. Beim Kochen von Hülsenfrüchten und Getreidegerichten wird (nach dem Ankochen) für das Weiterkochen im Druckkopf etwa die Hälfte der Zeit benötigt.

Dass die beim Dampfdruckgaren empfindlichen Inhaltsstoffe unserer Lebensmittel besser erhalten bleiben, ist bislang nicht nachgewiesen. Die höheren Temperaturen der Dampfdruckmethode erhöhen die Reaktionsgeschwindigkeit der hitzeempfindlichen Nährstoffe, die dadurch stärker abgebaut werden. Die kürzere Garzeit hat den Vorteil, dass weniger Wirkstoffe ausgelaugt werden als beim Garen im normalen Kochtopf. In zahlreichen Versuchen wurde in den letzten Jahren festgestellt, dass es für den Erhalt der empfindlichen Inhaltsstoffe ausschlaggebend ist, ob die Lebensmittel gekocht, gedämpft oder gedünstet werden, Ob mit oder ohne Druck, spielt dabei kaum eine Rolle. Demnach ist Garen in wenig Wasser wie beim Dämpfen und Dünsten nährstoffschonender als das Kochen mit viel Wasser.

Dampfdrucktöpfe sind lohnend für die Zubereitung von Lebensmitteln und Speisen, die eine längere Garzeit benötigen – wie Eintöpfe, Getreide- oder Hülsenfruchtgerichte. Sie können bis zu 70% Zeit und durch den kürzeren Garvorgang bis zu 50% Energie einsparen. Gemüse (z. B. Zucchini, Pilze, Tomaten, Paprika, Kartoffeln) oder Obst (z. B. Erdbeeren, Äpfel, Zwetschgen, Beeren), das von Natur aus wasserhaltig ist, kann in herkömmlicher Kochweise gedünstet und gekocht werden, genauso schnell und preiswert. Kohlgemüse und auch Spargel sollten nach wie vor in Wasser gegart werden, damit die belastenden Stoffe in das Kochwasser übergehen und nicht mitgegessen werden.

J. Hände weg von der Mikrowelle!

Dr. Bernhard H. Blanc, Institut für Biochemie an der ETH Lausanne, und Dr. Hans U. Hertel, Umweltbiologische Beratung und Forschung, haben in einer wissenschaftlichen Arbeit nachgewiesen: Nahrung aus der Mikrowelle bewirkt unmittelbar nach der Nahrungsaufnahme Veränderungen im Blut (siehe Veröffentlichung in Raum & Zeit, Ausgabe Januar/Februar 1992).

Seit dem Einsatz von Mikrowellen im Zweiten Weltkrieg (1939–1945) weiß man von der Schädlichkeit dieser Wellen auf biologische Systeme. Man wollte den Soldaten zu jedem Zeitpunkt und an jedem Ort warmes Essen verabreichen können. Doch es zeigte sich, dass mit der Benutzung von Mikrowellenstrahlen ein hohes gesundheitliches Risiko verbunden ist. Daraufhin wurde der Gebrauch von Mikrowellenöfen im ganzen deutschen Gebiet verboten. Nach dem Krieg befassten sich die Russen mit der Mikrowelle. Sie kamen zum gleichen Ergebnis und verboten gesetzlich die Nutzung von Mikrowellenöfen.

Ende der 1980er Jahre kam nun (siehe oben) aus der Schweiz die Nachricht von der hohen Gefährlichkeit der Mikrowellenöfen. Nicht umsonst gibt es in jedem Land gegen diese Art von Strahlungen Toleranzgrenzwerte. Die Toleranzgrenze wird jedoch von Land zu Land unterschiedlich „interpretiert". Toleranzgrenzen bestehen auch für Mikrowellenöfen, um den Austritt von Leckstrahlungen aus diesen Geräten zu minimieren.

Die Forschungsergebnisse besagen, dass Mikrowellenöfen den Nährwert der Nahrung zerstören, durch den bloßen Betrieb zu direkten Strahlenschäden führen, Gesundheitsschäden durch die im Ofen erhitzten oder aufgetauten Speisen und Getränke verursachen.

Wie sich nun mit Mikrowellen bestrahlte Nahrung durch Aufnahme dieser Wellen in den menschlichen Körper auswirkt, darüber macht sich kaum jemand Gedanken.

Fakt ist:

- Mikrowellenbestrahlung verringert den Nährwert signifikant.
- Die Bioverfügbarkeit von Nährstoffen wie Fetten, Eiweißen, Kohlenhydraten, Vitaminen, Mineralien usw. nimmt ab. Die lebenswichtigen Stoffe können vom Körper nicht mehr aufgenommen und verarbeitet werden.
- Bis zu 90% der lebensspendenden Nährstoffe in allen Lebensmitteln, die getestet wurden (z.B. Karotten, Kartoffeln usw.), gehen verloren.
- Es kommt zu einer Beschleunigung des strukturellen Zerfalls der Nahrung.
- Die Nahrung wird durch die Strahlung verändert und wirkt säuernd.
- Die Blutwerte verändern sich wie bei einem beginnenden Krebsprozess. Die Zunahme von weißen Blutkörperchen ist nach Aufnahme der Mikrowellenkost am höchsten. Ebenso kommt es mit dieser Art der Nahrungszubereitung zu einer Abnahme des Hämoglobin-Wertes (und damit der

Fähigkeit des Blutes, Sauerstoff zu transportieren), außerdem zu einer Veränderung des Hämatokrit-Wertes. Das weist auf eine zunehmende Verklumpung der roten Blutkörperchen hin; damit verbunden ist die Gefahr einer Embolie.

Die technische Mikrowelle erzeugt Erwärmung durch hochfrequente und dauernde Umpolung (2,5-milliardenmal pro Sekunde) der Stoffe und Substanzen. Reibungswärme entsteht – dadurch wird die Nahrungsstruktur widernatürlich deformiert und die Nährstoffe werden zerstört. Das Lebensmittel fällt aus seiner Harmonie, ebenso das vorliegende Säure-Basen-Verhältnis. Ein durch die Mikrowellen deformiertes Molekül in den Lebensmitteln ist für den Körper nicht mehr verwertbar. Auf diese nun geschädigten Strukturen reagiert das körpereigene Immunsystem. Es geht auf Abwehrstellung und das Blutbild verändert sich wie bei einem beginnenden Krebsprozess. Krebs entwickelt sich bekanntlich über Jahre, bis er erkannt wird. Deshalb wird die Gefahr der Mikrowellenöfen gerne unterschätzt und nicht in Zusammenhang mit eventuellen Befindlichkeitsstörungen bis hin zu Erkrankungen gebracht.

Im Gegensatz zu einem Mikrowellenofen wird bei der herkömmlichen Kochweise auf dem Herd oder im Backofen das Essen auf natürliche Weise – von außen nach innen, ohne Reibung zu erzeugen – erwärmt.

K. Gesundheitsgefährdung durch geopathogene Zonen

Der Standort des Bettes soll frei sein von den Einflüssen geopathogener Zonen. Ist dies nicht der Fall, lebt der Mensch im Wechselfeld verschiedenster Feldgrößen; dies sind physikalische, magnetische, elektromagnetische Felder und Wellen sowie wahrscheinlich auch eine Anzahl von Kraftfeldern, die wir im Rahmen unserer Naturwissenschaften derzeit noch nicht bestimmen können. In früheren Generationen wurde der Auswahl des geeigneten Standortes eine große Bedeutung zugemessen. Unser technisch-naturwissenschaftlich orientiertes Zeitalter lehnt die Existenz von Einflüssen, die durch das Instrumentarium der Naturwissenschaften noch nicht geklärt werden können, jedoch leider ab.

Es ist daher wichtig, bei der Standortauswahl die biologischen Auswirkungen dieser Zonen so weit wie möglich zu berücksichtigen.

Die in der Natur vorkommenden Feldgrößen wirken meist günstig auf uns, da wir durch unseren langen Entwicklungsprozess an sie gewöhnt sind. Anders jedoch ist es mit den geopathogenen Zonen, zu denen unterirdische Wasserläufe, Verwerfungen, Kreuzungsbereiche der Gitternetze (siehe Ausführungen weiter unten) und andere, seltener vorkommende Anomalien des Bodenaufbaus zählen. Insbesondere sollten Überschneidungen mehrerer Einflüsse, wie beispielsweise Kreuzungen von Verwerfungen mit Wasseradern oder Gitternetzen, vermieden werden.

Die Wirkung solcher Störzonen verläuft vertikal oder annähernd vertikal durch beliebig viele Stockwerke hindurch. Eine Abschirmung durch die heute bekannten Baustoffe ist nicht möglich. In der uns umgebenden Natur gibt es neben ungünstig wirkenden Strahlen auch solche, die eine durchaus positive Wirkung ausüben können. Die Wirkung jeder einzelnen Strahlung auf verschiedene Menschen ist allerdings recht unterschiedlich – so wie es auch Pflanzen und Tiere gibt, die geopathogene Strahlen meiden und andere, die sie suchen.

Unterirdisch fließendes Wasser hat veränderte Feldverhältnisse auf der Erdoberfläche zur Folge. Diese Feldwirkung ist sehr häufig durch Missbildungen an Baum- und Pflanzenwuchs zu erkennen (z. B. bei Apfel-, Birn-, Nussbaum, Birke, Flieder, Johannisbeeren, Buche, Linde, in der Wohnung bei Begonien und Azaleen).

Veränderungen im geologischen Aufbau der Erdkruste führen ebenfalls zu einer veränderten Bodenausstrahlung, die über Sekundäreffekte technisch messbar ist oder durch den Radiästheten (Rutengeher oder Pendler) erfasst werden kann.

Gitternetze, insbesondere jenes nach Dr. Curry (auch Diagonalnetzgitter) und jenes nach Dr. Hartmann (auch Globalnetzgitter) benannte, sind aller

Wahrscheinlichkeit nach einerseits durch das Magnetfeld der Erde, andererseits durch die Eigenschwingung der Erde selbst verursacht. Die Streifen dieser Gitter sind abwechselnd gegenläufig polarisiert. Es gibt aufladende und abladende Zonen – Zonen, die entzündliche, und solche, die degenerative Prozesse fördern. Generelle Aussagen über ihre biologische Wirkung ohne Berücksichtigung der Wechselpolarität und der unterschiedlichen Menschentypen sind daher nicht zutreffend.

Es gibt zehn fast sichere Anzeichen für das Vorhandensein pathologischer Störzonen im Bereich des Schlafplatzes:

1. Abneigung gegen das Zubettgehen;
2. stundenlanges „Nicht-einschlafen-Können";
3. unruhiger Schlaf, zerknittertes Bettzeug, Albträume, Aufschreien;
4. Ausweichen im Bett, Aus-dem-Bett-Fallen;
5. Flucht aus dem Bett, Nachtwandeln;
6. Frieren im Bett; Knirschen und Klappern mit den Zähnen, aber auch Nachtschweiß;
7. Müdigkeit und Energielosigkeit am Morgen, oft auch den ganzen Tag über;
8. Appetitlosigkeit, oft sogar Erbrechen am Morgen;
9. Missmut, Nervosität, Unbehagen und Depressionen, Weinen nach dem Erwachen;
10. Krämpfe, Herzklopfen im Bett.

Eines dieser Kennzeichen genügt schon als Hinweis für das Vorhandensein von Störzonen, meist sind jedoch mehrere gleichzeitig vorhanden.

Da die Gitternetze kleinräumig sind (Netzabstand ca. 2–5 m), ist praktisch jedes Schlafzimmer davon betroffen. Um einen gut geeigneten Schlafplatz zu finden, sollte man die Möglichkeit haben, die Betten umstellen zu können. Es empfiehlt sich gegebenenfalls sogar, die Betten von Zeit zu Zeit umzustellen, um nicht einer Störzone jahrelang konstant ausgesetzt zu sein. Schlafzimmer sollten daher eine dementsprechende Größe aufweisen. Bei Platznot, aufgrund von kleineren Wohnungen oder fehlender Auswahl wäre es eventuell zweckmäßig, auch andere Funktionen für das Schlafzimmer vorzusehen: zum Beispiel optisch abgetrennt einen Arbeitsplatz für die Hausfrau oder den Hausherrn, Spielmöglichkeiten für Kinder, Meditationsplatz oder Ähnliches.

Ein vom Einfluss geopathogener Zonen freier Schlafplatz ist im Allgemeinen eine wesentliche Voraussetzung für ein gesundes und harmonisches Leben. Ist dies nicht möglich, kann dadurch sowohl die körperliche Gesundheit wie auch das seelische Wohlbefinden gravierend beeinflusst werden. Sogar die Beziehung zum Partner und zu den Mitmenschen wird dadurch häufig beeinträchtigt.

L. Das Immunsystem hört mit

Kämpfe nicht gegen die Krankheit – stärke die Gesundheit!

Ist uns eigentlich bewusst, dass wir ständig Selbstgespräche mit uns führen – Radio nonstop?

„Bei diesem Wetter bekomme ich bestimmt einen Schnupfen.“ – *„Diese Arbeit macht mich krank.“* – *„Diese Kollegin macht mich ganz verrückt, immer kommt sie zu spät ...“* – *„Dieser Pickel ist wieder ätzend.“* – *„Ach, diese Falten – hilfe, ich werde alt ...“* – *„Heute sehe ich wieder schrecklich aus, Augenringe und meine Haare ...“* – Kennen Sie diese netten Selbstgespräche morgens im Bad? Und wussten Sie schon, dass Sie bei Ihren interessanten Gesprächen abgehört werden?

Das Immunsystem ist ein ständiger Belauscher unseres inneren Dialogs, sagt Dr. Deepak Chopra, Endokrinologe und ehemals Chefarzt des New England Memorial Hospital in Stoncham, Massachusetts (USA).

Untermauert wurde diese Aussage durch die Entdeckung der so genannten „Neuropeptide“. Diese chemischen Stoffe wurden in den 1980er Jahren von Wissenschaftlern ausfindig gemacht. „Neuro“, weil man sie im Gehirn vorfindet – und „Peptide“, weil sie proteinartige Moleküle sind.

Jeder Gedanke, also jede innere Vorstellung, jedes Wort beeinflusst das Nervensystem durch diese spezifischen Botenmoleküle.

Überraschenderweise entdeckten nun die Wissenschaftler, dass nicht nur das Gehirn spezifische Rezeptoren (Schlüssel-Schloss-Prinzip) für diese Neuropeptide hat, sondern dass Neuropeptide überall im Blutstrom umherfließen und zu all unseren Organen gelangen, da es für diese Neuropeptide Rezeptoren in den Zellen des Immunsystems gibt.

Kränklicher Wortschatz, kränkliche Menschen

Jede innere bildliche Vorstellung, jedes Wort wird registriert. Ihr Immunsystem beobachtet, hört und fühlt mit.

Unser Immunsystem nimmt alles wortwörtlich und unsere alltäglichen Sprüche wie *„Das macht mich krank“*, *„Das war tödlich“*, *„Ich bin kaputt“*, *„Ich bin am Ende“*, *„Ich bin krank“* oder *„Ich habe Allergien“* haben so eine entsprechende Wirkung.

Vor allem wenn sie Bestandteil Ihres täglichen Vokabulars sind. Die Botschaft, die mittels der Neuropeptide zu den Rezeptoren der Organe und des Immunsystems transportiert wird, ist entscheidend. Leute, die kränklich sind, haben auch einen „kränklichen“ Wortschatz: Worte wie *„gesund“*, *„kraftvoll“*, *„Freude“*, *„Glück“*, *„Ich will ...“*, *„Ich kann ...“* fehlen, dafür werden häufig Worte wie *„krank“*, *„schlecht“*, *„müde“*, *„kann nicht“* oder *„schlapp“* benutzt.

Unser Immunsystem registriert die wörtliche Botschaft. Die Folge: Ihr endokrines System reagiert mit den entsprechenden Gefühlen im Körper.

Motivierende Selbstgespräche

Bitte keine abfälligen Witze oder Bemerkungen über sich selbst. Ihr Immunsystem hat keinen Sinn für Humor, eventuelle unerfreuliche Ergebnisse können daraus resultieren.

Hilflosigkeit entsteht durch den falschen Fokus.

Legen Sie sich gedanklich auf das fest, was verkehrt oder nicht ganz in Ordnung ist (*„Oh, dieser grässliche Pickel, diese große Nase, dieser Schnupfen …“*), beeinflusst das Ihr endokrines System. Ihr Energiehaushalt wird geschwächt, es entstehen unangenehme Gefühle und dies wiederum wirkt sich auf Ihr Verhalten und Ihre Umgebung aus.

Achten Sie darauf:

- Wie spreche ich mit mir selbst, in welcher Tonlage, welche Worte benutze ich?
- Welche inneren Bilder sind in meiner Vorstellungswelt?
- Konzentrieren Sie Ihre gedankliche Kraft auf das, was Sie wollen – und nicht auf das, was Sie nicht wollen!
- Gestalten Sie Ihr inneres Radio – übernehmen Sie Regie und Programmauswahl.

Das Ergebnis wird sichtbar. Sie haben mehr Spaß an sich selbst und die Umgebung an Ihnen. Ihr Selbstvertrauen wächst!

Zur Autorin

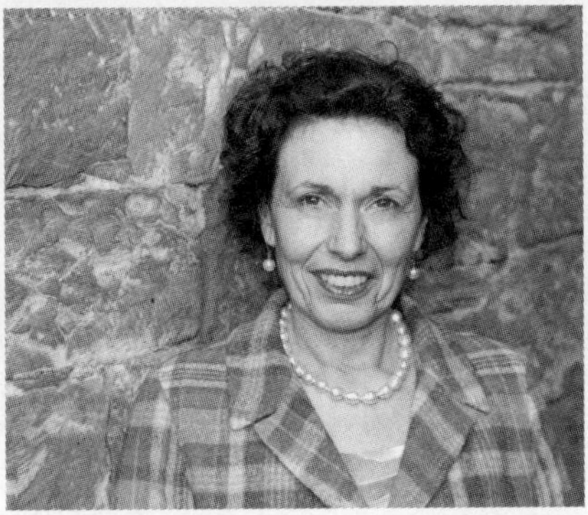

Angelika Gräfin Wolffskeel von Reichenberg, Heilpraktikerin und psychologische Beraterin, wurde deutschlandweit als charismatische und umfassend heilkundlich gebildete Referentin und Buchautorin bekannt. Mit bis zu 400 Besuchern sind ihre Vorträge, die sie u. a. als Referentin des Biochemischen Bundes Deutschland (BBD) e. V. und in Zusammenarbeit mit Apotheken hält, hervorragend besucht.

Schwerpunkte der letzten Jahre sind die Themen **„gesunde Ernährung"** und **„Biochemie nach Dr. Schüßler"**. Zu ihren weiteren Arbeitsgebieten gehören u. a. die klassische und kreative Homöopathie nach Antonie Peppler, die energetische Therapie, Fußreflexzonentherapie, die Wirbelsäulentherapie nach Dorn/Breuss, Irisdiagnose, TCM, Ayurveda und Ernährungsberatung.

Darüber hinaus ist Gräfin Wolffskeel **Lehrbeauftragte des Freien Verbands Deutscher Heilpraktiker e. V. (FVDH)** für Biochemie nach Dr. Schüßler, Beisitzerin im Biochemischen Verein Würzburg für Gesundheitsfragen und Fortbildungsreferentin für Biochemie nach Dr. Schüßler der Bayerischen Apothekenkammer München. Des Weiteren leitet sie die **SURYA-Heilpraktiker-Schule** in Reichenberg bei Würzburg und ist dort unter anderem als Dozentin für die Schwerpunkte Verdauungsorgane, Stoffwechsel und Biochemie nach Dr. Schüßler tätig. SURYA bietet eine nebenberufliche, erwachsenengerechte Ausbildung zum/zur Heilpraktiker/in im Zyklus von zwei Jahren an.

Angelika Gräfin Wolffskeel ist gerne zu einem Gedankenaustausch mit ihren Lesern bereit. Sie können Ihre Fragen jederzeit im Internetforum www.mankau-verlag.de/forum stellen.

Praxis und Vortragstermine der Autorin:
www.graefin-wolffskeel.de

Haben Sie Fragen an die Autorin? Anregungen zum Buch?
Erfahrungen, die Sie mit anderen teilen möchten?

Nutzen Sie unser Internetforum: **www.mankau-verlag.de/forum**

Weitere Veröffentlichungen der Autorin

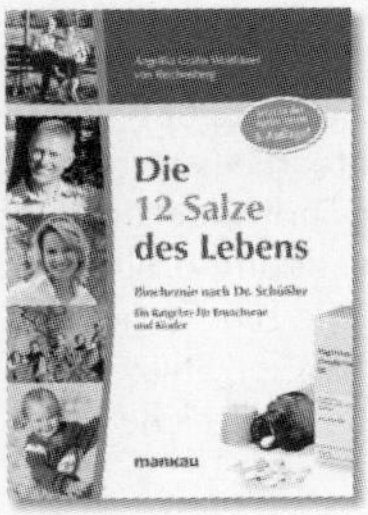

Die 12 Salze des Lebens
Biochemie nach Dr. Schüßler
Ein Ratgeber für Erwachsene und Kinder
ISBN 978-3-938396-65-0

In ihrem umfassenden Bestseller-Ratgeber rund um Schüßler-Salze gibt Angelika Gräfin Wolffskeel ihren großen Erfahrungsschatz preis: grundlegendes Wissen zu den 12 Schüßler-Salzen sowie den 12 Ergänzungssalzen, Heilung nach Krankheitsbildern, Schwangerschaft, Kinderheilkunde, Entwicklung und Pubertät, Wechseljahre, Entzündungen, Fibromyalgie-Syndrom, Nervensalze, Osteoporose, Kuren...
Ein praxisorientierter und fundierter Ratgeber, der seinesgleichen sucht. Mit umfangreichem Krankheitsregister!

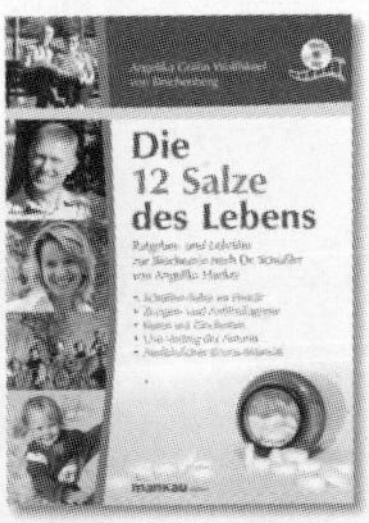

Die 12 Salze des Lebens (Video-DVD)
Mit den Schüßler-Salzen durch die Jahreszeiten
ISBN 978-3-938396-37-7

In dem Ratgeber- und Lehrfilm nach dem gleichnamigen Buch-Bestseller stellt Angelika Gräfin Wolffskeel die Biochemie nach Dr. Schüßler informativ und anschaulich vor. Zum Bonusmaterial gehören ein Live-Vortrag von Gräfin Wolffskeel sowie die Vorstellung der Schüßler-Salze und biochemischer Kuren.

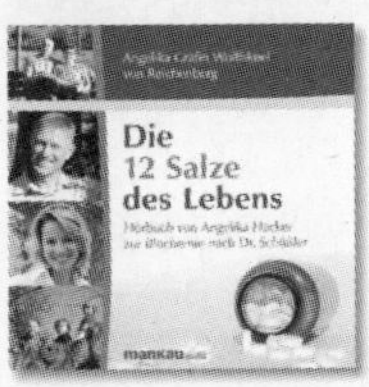

Die 12 Salze des Lebens (Hörbuch)
ISBN 978-3-938396-38-4

Frei nach dem gleichnamigen Buch erklärt Angelika Hacker die Schüßler-Salze und ihre Anwendungsmöglichkeiten. Das Hörbuch gibt zudem konkrete Behandlungsempfehlungen von Angelika Gräfin Wolffskeel. Inklusive einer geführten Meditation zur Körperwahrnehmung.

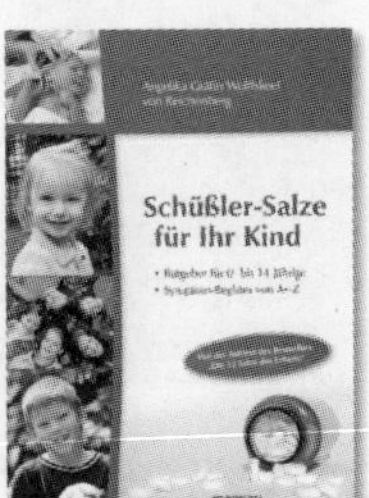

Schüßler-Salze für Ihr Kind
Sanfte Heilung für 0- bis 14-Jährige
Symptom-Register von A bis Z
ISBN 978-3-938396-24-7

Angelika Gräfin Wolffskeel gibt Müttern und Vätern einen Ratgeber an die Hand, der aus dem Praxisalltag und vielen Fragen besorgter Eltern entstanden ist. Ein umfangreiches Kinderkrankheiten- und Symptom-Register von A bis Z – von Akne über Appetitlosigkeit, Husten und Windpocken bis zu Zahnungsproblemen – gibt konkrete Einnahmeempfehlungen bei zahlreichen Beschwerden.

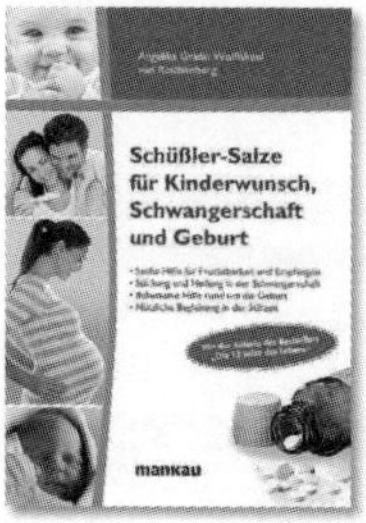

Schüßler-Salze für Kinderwunsch, Schwangerschaft und Geburt
ISBN 978-3-86374-011-5

Mit ihrem reichen Erfahrungsschatz bietet Angelika Gräfin Wolffskeel allen werdenden Eltern sanfte Hilfe ohne Nebenwirkungen: vom effektiven Einsatz der Schüßler-Salze zur Stärkung und Vorbeugung in der Kinderwunsch-Phase bis zur Behandlung von Fruchtbarkeitsstörungen, von der Linderung typischer Beschwerden oder individueller Probleme während der Schwangerschaft bis zur Abwendung drohender Gefahren, von der konkreten Unterstützung durch die biochemischen Mineralsalze vor, während und nach der Geburt bis zur Stillzeit. Zu allen Fragen finden Sie die passende Anwendung und hilfreiche Tipps für Ihren individuellen Weg.

Literatur und Quellen

Elvira Bierbach
Naturheilpraxis heute
2. Auflage September 2002
Urban & Fischer Verlag

Pschyrembel
Klinisches Wörterbuch
257. Auflage 1994
Verlag Walter de Gruyter

NaturMedizin im Spektrum 01/06
NaturMedizin im Spektrum 03/03
NaturMedizin im Spektrum 02/02
Hg.: Fa. Pascoe pharm. Präparate GmbH

Barbara Simonsohn
Warum bio
Natur & Heilen 8/2002
Verlag Natur & Heilen

Udo Lamek
Die Bauchspeicheldrüse – das vergessene Organ
Sonderdruck Praxis-Magazin 4/2005

NaturHeilkunde Journal für die Ganzheits-Medizin
Die energetische Ernährung nach den 5 Elementen
Nr. 5/2006
M+M Verlag GmbH

Barbara Simonsohn
Wildkräuter-Stars
CoMed Nr. 02/2006
CO MED Verlagsgesellschaft mbH

Petra und Joachim Skibbe
Backen nach Ayurveda – Kuchen, Torten & Gebäck
Pala-Verlag

Dr. med Jürgen Schürholz / Anette Bopp
Weleda Therapiehandbuch
1. Auflage 2006
Hg.: Weleda AG

Dr. med. Franziska Römer
Wala Vademecum
Einführung in ausgewählte Arzneimittel
Für Ärzte und Apotheker
3. Auflage 2003
Hg.: Wala Arzneimittel

Angelika Gräfin Wolffskeel
Die 12 Salze des Lebens
Biochemie nach Dr. Schüßler
Ein Ratgeber für Erwachsene und Kinder
5. Auflage 2010
Mankau Verlag

Eigene Vortragsreihen

Stichwortregister

A

Allergie 21, 66, 76, 100 ff., 121ff., **167 ff.**, 169, 170 ff., 173 ff., 217, 260

Ältere Menschen 36, 44, 56, 59, 60, **105 ff.**, 131, 161, 166, 220

Aminosäuren 20 ff., 32f., **35 f.**, 46, 51 f., 55, 58, 97, 115, 127, 134 ff., 139, 140, 161, 181, 194, 215, 224, 274

Angstanfälle 100

Antigen **119**, 168, 169

Antioxidationsmittel 10

Apfel 9, 17, 74, 100, 112, 118, 127, 152, 155, 172 f., 200, 206, 224, 257 f., 269, 289

Arteriosklerose 21, 24, **25**, 39, 52, 56, 58, 59, 61, 63, 68, 74, 76, 112, 180, 272, 276, 277

Ascorbinsäure **36**, 126

Asthma 27, 68, 85, 170

Autoimmunerkrankung 29, **178 f.**, 181

Ayurveda 212 f., 215, 222, 229, **264**, 265

B

Ballaststoffe 20, **28**, 69, 97 f., 140, 182, 215, 228

Basen 29, 40, 42 f., 45 f., 126, **153 ff.**, 160, 189, 199, 201, 204, 220, 285

Bauchspeicheldrüse 11, 31, 50 f., 53, 56, 60, 65, 102, 109, 110, 111, 113 ff., 121, 137, 158 f., **177 ff.**, 271, 293

Bindegewebe 51, 56, 60, 113, 126 f., 158 f., **162 ff.**, 166, 193, 205

Biorhythmus 95 ff.

Biotin 30, 33, **36**, 46

Bitterstoffe 74, 80, **114**, 116, 145, 220, 271, 272, 273

Blase 11, 81, 83, 109, 125, 131, **132,** 166, 272 f.

Blut 14, 22, 26 ff., 30, 44 ff., 49, 50, 56, 60, 63, 80, 109, 113, 115, 117, 123, 126, 127, 130, 133 ff., 136, 138 ff., 142, 144, 145, **154**, 158, 160, 163, 174, 178 f., 219, 276, 280, 287 f.

Blutbildung **35**, 126, 130

Blutgerinnung 33, **34**, 36, 44, 134, 275

Bluthochdruck 42 ff., 47, 84 f., 121, 126, 129, **157**, 277, 282

Brennnessel 84, 130 f., 155, 189, 194 f., 205, 233, 238, 244, **274**, 275, 285

Bronchitis 84 f., 101, 272

Bürstmassage 201, **202**, 206

C

Calcium 31, 40, 42 f., **44 ff.** , 50, 52, 85, 97 f., 106, 140, 158, 175, 189, 199, 219

Carotinoide 67, **69**

Chlor 38, 42, **44 ff.**, 85, 169, 211

Cholesterin 7, 23 ff., 29, 39, 47, 56, 58, 70, 71, 75 ff., **134 f.**,138, 158, 180

Chrom 49, 56, **58**, 59, 183

Coenzym siehe Enzym

D

Darm 14, 22 ff., 27 ff., 34, 36, 44f., 47, 51, 55 ff., 58, 65 ff., 70, 73, 77 f., 80, 84, 87 f., 96, 98, 109, 111, 115 ff., **118 ff.**, 121 f., 123, 132 f., 135, 137 ff., 141, 144, 150, 157 ff., 161 f., 165, 168f., 171, 175, 196, 198 f., 203, 214, 219, 276 f.

Darmflora 34, 36, 52, 53, 82, 98, 102, **120**, 121, 123, 136, 144, 157, 221, 277

Darmschleimhaut 119, 120, 121, 123, **157**, 206

denaturiert 9 f., 42, 98, 119, 139 f., 169 f., 190

Depression 47, 52, 82, 102, **122**, 124, 137, 150, 275, 280, 290, 297

Durchfall 9, 32, 35, 39, 43, 46 ff., 50, 53 f., 81, 82, 84, 120, 122, 147, 169 f., 207, 214, 283

E

Einlauf 197 f., 200, **203**, 206, 297

Eisen 21, **49 ff.**, 54, 56, 68, 85, 97 f., 103, 123, 134 f., 219, 228, 271, 275 ff.

Eiweiß 10, 14, 15 f., 17, 20, **21**, 22, 29, 35, 47, 50, 61, 79, 98, 100, 106, 113, 119, 121, 122, 126 ff., 134, 139, 145, 149, 160 ff., 168, 172, 174, 177, 179, 198, 200, 206, 212, 213, 217 f., 222, 224, 258, 260 f., 263, 272, 274, 283, 287

Eiweißbedarf 21, **98**, 100

Eiweißverdauung 114, **283**

Ekzem 27, 68, 71, 77, 165, 170

Element 21, 38, **49 ff.**, 85, 92, 103, 110, 117 f., 125, 133, 142, 214, 218, 264

Emulgator 10

Energiebedarf **17**, 18, 20, 26

Entgiftung 67, 72 f., 129, **134**, 135, 140, 150, 157, 164, 181, 201, 224

Enzym 14, **29**, 32 ff., 38, 47, 49 ff., 54, 55 f., 62, 64, 70, 72, 73, 77 f., 98, 101, 111, 114 ff., 119, 121, 126, 134, 141, 143, 162, 183, 189, 216, 264, 279, 280, 283

Erbanlage 19, **96**

Erbrechen 39, 42, **45**, 46, 101, 290

essentielle 10, **20 ff.,** 30, 38, 49, 52, 101, 180, 182, 194, 215

F

Farbstoff 49, 64, 66, 68, 69, 100, 138, 168 f., 171

Fasten 28, 114, 132, 135, 182, 183, 189, 190, **191 ff.**, 196 ff., 201 f., 203, 205, 206, 207, **265**

Fette 14 f., 17, 20, **23**, 24, 34, 51, 63 ff., 69 f., 78, 100, 106, 115, 121, 135, 144, 155, 188, 215, 222, 224, 287

Fettsäure 23, **24 ff.**, 31, 33, 36, 56, 62, 97, 134 f., 140, 182, 187, 201

Fettverdauung 34, 114, 135, **138**, 283

Flavonoide 66, 68, **73**

Fluor 49, 52, 56, **59**, 228

Folsäure 30, 32, **35**, 97, 120, 123

Freie Radikale 40, 52, **61**, 78, 101, 201

Frühling 109, **133**, 136, 191

Fußbad 83 f., 132, 151, 183, 207, 274

G

Gallenblase 109, 133, 135, **138 f.**, 159, 191

Gedeihstörung 101, 273

Gelenkerkrankung 29, 75, 120 ff., 126, 136, 161, 163, 165, 170, **185 ff.**, 280

Gemüsebrühe 155, 199, 200, **201**, 204, 226

Gewürze 7, 56, 59, **80 ff.**, 86, 103, 106, 148, 155, 167, 172, 196, 209, 214 ff., 221 f.

Gicht 21, 53, 73, 84, **158**, 161, 180, 272, 277

Gifte 10, 14, 27, 29, 62, 72, **126 ff.**, 128, 129, 133, 136 ff., **151**, 153, 156, 164, 169, 188, 222, 280

Ginkgoloide 68

Glaubern 195, 198, **199**, 200

Glucosinolate 66 f., 71 f.

H

Harn 11, 22, 43, 46, 50 ff., 60, 72, 78, 84, 87, **126 ff.**, 129 ff., 132, 134 f., 156, 166, 179 f., 197

Harnblase 129

Haut 14, 23, 27, 30, 32 ff., 35, 46, 50, 52, 54 ff., 75, 84, 87 f., 96, 101, 113, **117 ff.**, 132, 136 ff., 145, 148, 154, 158, 162, 165, 168 ff., 175, 180 ff., 196, 201, 204 f., 217, 228, 272, 279 f., 282

Heilwasser **92**, 93, 182, 284

Heißhunger 98, 180

Herbst 55, **109**, 110, **117**, 118, 141, 269, 272, 274, 276

Herz 24, 31 f., 39, 52, 55, 57, 68, 70, 73, 85, 109, 120, 130 f., **142 ff.**, 183, 197, 211, 214, 273, 276 f.

Herzinfarkt 21, 39, 58, 63, 80, 115, **157**, 179, 276, 277

Hesperidin 68, 74, **75**

Hildegard von Bingen 116, 271, 272, 274
homogenisiert 119, **173 ff.**, 179, 213 f., 217
Hormone 15, 29, 31, 36, 38, 45, 49, 53, 65, 77, 91, 99, 115, 126, 130, 134, 138, 162, 166, 178, 197, 274
Hühnerei 54, 55, 155, 168, **169**, 188, 224, 260
Hülsenfrüchte 22, 28, 32, 54, 55, 67, 69, **71**, 79, 81, 98, 105, 112, 161, 176, 188, 212, 237, 261, 286

I

Immunabwehr 33, 36, 77, 78, **118**, 121, 140, 157, 169, 170, 179, 256
Immunsystem 27, 47, 50, 54, 57, 58, 60 ff., 65, 68, 70, 71, 74 ff., 78, 96, 99, **101**, 102, 113, 118, 120, 121, 168, 169, 179, 182, 187, 288, 291 f.
Indole 67, **73**
Ingwer **80**, 81, 103, 104, 106, 118, 148, 207, 214, 221, 242
Inositol 68, 77, **78**
Insulin 26, 54, 56, 70, 115, 134, **177 ff.**, 183
Isothiocyanate 67, **72**, 73

J

Jahreszeiten 95, **108**, 109 f., 141, 146, 191
Jod 49, **53**, 55, 67, 73, 85, 97, 98, 216

K

Kalium 38, 40, 43, **45**, 46, 85, 127, 156, 199, 222, 271, 275
Kartoffel 17, **27**, 33, 41, 43, 46, 47, 55, 56, 66, 69, 72, 82 f., 112, 114, 118, 127, 140, 148, 152, 153, 155, 172, 182, 188, 189, 198, 200, 201, 204, 206, 211 ff., 218, 220, 221, 263, 285 ff.
Kinder 21, 44, 46, 50, 53, 59, 96, 98, 100, 101, **103 f.**, 147, 150, 170, 173, 177, **217**, 220, 253, 256, 273, 275, 290
Kleie **140**, 183
Kobalt 49, **53 ff.**, 222
Kohlehydratstoffwechsel 36, 134, 139
Kohlenhydrate 14, 15, 17, 20, **26**, 35 f., 58, 64, 106, 121, 140, 143 f., 178, 18 2, 203, 219, 222, 283
Kohlenhydratverdauung 114, 283
Konzentrationsschwäche 53, 100, 147
Körperflüssigkeit 113, 126, 130, **133**, 224
Körperkerntemperatur 110
Krämpfe 9, **39**, 42 ff., 47, 53, 55, 84 f., 100, 162, 165 f., 180, 207, 277, 279, 290
Kräuter 7, 43, 48, 68, 70 f., 73, 75 f., **80**, 83 f., 86 f., 104 ff., 130 f., 148, 151, 194 f., 199 ff., 204, 209, 214 ff., 217, 220, 271, 273 ff.
Kräutertee 48, 87, 104 f., 130 f., 151, 155, 176, 189, 194 f., 200 ff., 206 f., 214, 217, 219, 222
Kreislauf 14, 23, 31, 39, 68, 70, 73, 75, 78, 80 ff., 85, 96, 100, 109, 120 f., 129 f., 134, 139 f., **142 f.**, 165, 194, 197, 202 f., 206, 214
Küchenkräuter **80**, 86, 148, 155
Kupfer 49, **51 ff.**, 54, 61, 222, 271
Kur 84, 191, 194 ff., 217

L

Laktasemangel 119
Leber 14, 22 f., 27, 30 ff., 39, 50 ff., 55 ff., 65 ff., 71 ff., 78, 84 f., 96, 108 f., 111, 113, 115, 120 f., 127, **133 ff.**, 136 ff., 140, 144, 150, 156, 158 f., 165, 180 f., 183, 200 f., 204 f., 207, 211 f., 217, 219, 222, 224, 271 ff.
Leberstörung 136 f.
Leberwickel 137, 183, 200, **201**, 207
Lernschwierigkeiten 100
Lignane 68, **77**
Limonoide 68, **77**
Lunge 27, 30, 52, 56, 60, 52, 65, 87 f., 96, 109, 113, 117 f., 124, 130, 142, 146, 147, 156, 169, 196
Lungenfunktion 117 f.

Lymphe **133**, 138, 144
Lymphknoten **113 f.**, 120

M

Magen 9, 13 f., 22, 24, 28 f., 34 ff., 47, 57 f., 65, 70, 73, 78, 84 f., 98, 106, 108 f., **110 ff.,** 114 f., 121 f., 132, 136, 141, 143 f., 146 f., 154, 156, 158 ff., 166, 168, 171, 174, 192, 195 ff., 207, 209, 220 f., 271, 273, 276 f.
Magensäure **42**, 44 f., 85, 112, 166, 283
Magnesium 11, 38 ff., 43, 45, **47 f.**, 85, 97, 140, 143, 189, 198, 222, 228, 271, 275 f.
Mangan 49, **51**, 52, 54, 222, 275, 276
Maximalzeiten **108**, 109
Mikroorganismen 41, 55, 71, 80, **120**, 131, 139, 144, 176
Milchprodukte 21, 32, 42, 43, 98, 100, 106, 118, 155, 188, 189, **213**, 214, 217, 221 f.
milchsauer vergoren 66, 72, **98**, 189, 200, 203, 211, 212, 219
Milz 11, 31, 50, 53, 58, 78, 96, 109 f., **113 f.**, 137 f., 146 f., 161, 171
Mineralien 10, 14, 20, 31, 33, 39 ff., 49, 92 f., 97, 125 ff., 130, 140, 145, 147, 161, 181 ff., 199, 203, 217, 224, 274, 284, 285, 287
Mineralstoffe 7, 11, 20, **38 ff.**, 42, 47, 49, 64, 85 f., 88, 92, 97, 106, 111, 121, 130, 136, 151, 165, 181, 189, 194, 199, 215, 228, 233, 271, 275
Mineralwasser 42, 56, 87, **92 f.**, 112, 130, 160 f., 211, 246, 284
Minimalzeiten **108**, 109, 122
Mitochondrien 14
Molke 128, 155, **179**, 183, 188, 194, 213
Molybdän 49, **52**, 53

N

Nährstoffe 10, 12, 14, 16 f., **20**, 26, 38, 51, 64, 87, 96 f., 127, 129, 135 f., 141, 157, 162, 177, 181, 194, 211, 219, 282, 284, 286 f.
Nahrungsmittelzusatzstoff **14**, 100
Naringin 68, **75**
Nase 27, **117 f.**, 129, 157, 165, 170, 292
Natrium 38, 43 f., **46**, 47, 154, 157, 159 f., 199, 211, 219
Naturheilkunde 83, 121, 135, 193
Nebenhöhlen 27, 129, 157, 165
Nerven 12, 16, 29, 32, 34 f., 38 f., 42 ff., 46 f., 52 f., 55 ff., 58, 60, 68, 77 f., 81 f., 85, 96, 113, 120, 123, 128, 135, 137, **149 ff.**, 159, 162, 166, 177, 181, 183, 230, 273, 279 ff., 291
Niacin 32, **35**
Niere 11, 14, 21 f., 31, 39, 42 f., 45, 47, 51 ff., 56 f., 60, 68, 78, 83 ff., 87 f., 96, 109, 113, 123, **125 ff.**, 129 ff., 134, 137, 145 f., 147, 150, 154, 156 f., 163 f., 166, 169, 177, 186, 196, 201, 222, 230, 272 f.
Nierenfunktion 42, 45, 47, 95, 126, 128
Nitrat 14, 91 f., 130, 141

O

Oberbauch 115, 138, 146, 201
Obst 9 f., 26, 28, 33, 41, 43, 56, 62, 64 ff., 67, 69, 73 f., 75, 98, 100, 102, 104 f., 112, 114, 119, 123, 128, 130 f., 137, 140 f., 143, 146, 153, 155, **160 f.**, 172, 176, 181 f., 188 f., 196, 200, 209, **212**, 215, 217, 219 ff., 274, 286
Ödem 43, 47, 85, 113, 121
Organe 11, 24, 26 f., 39, 53, 60, 65, 96, **108 ff.**, 112 f., 115, 117, 120, 122, 125, 129 f., 136, 138, 142, 144 f., 149, 156 f., 159, 163, 165, 179, 185, 193, 196, 201, 204, 277, 279, 291
Organuhr **108**, 109, 191, **Umschlag**
Osteoporose 42, 44 f., 51 f., 56, 59, 158, 165
Oxidation 14 f., 36, 40, 62 f., 74 ff., 87, 144

P

Pankreas 31, 52, 109, **114 ff.**, 144, 154, 179 ff.

Panthotensäure 36
pasteurisiert 119, 214
Perikard 109
Pflanzen 9, 15, 23 ff., 26 ff., 31, 33, 36, 40 f., 53, 61, **64 ff.**, 67, 69 ff., 74 ff., 80, 97 f., 124 f., 130, 141, 150, 155, 161, 166, 168, 172 f., 283, 194, 201, 215 f., 263, 271 ff., 274, 277, 281, 289
Phosphat 34, 51 f., 59, 68, 78, 100, 127, 190, 215, 217
Phosphor 21, 31, 38, 42, 44, **45**, 47, 138, 140, 145, 156, 171
Photosynthese **15**, 26, 40
Phytosterine 67, **70**
Protease 69, **79**
Proteine 14, 15, 17, 20, **21 f.**, 24, 26, 29, 46, 51, 58, 61, 78, 144, 161, 174
Pseudoallergen 100

Q

Quantenphysik 13
Quellwasser 89, **90**, 92 f., 104, 128, 131, 147, 155, 161, 195, 196, 202, 204, 211
Quercitrin 75, **76**

R

Radikale siehe freie Radikale
Radikalenfänger 102
Rezept 6, 221, **224 ff.**
Rheuma 21, 55, 57 f., 84, 122, 158, 165, **185**, 187, 272
Rohkost 72, 105 f., **110**, 111, 114, 145, 160 f., 176, 182, 187, 189, 212, 217, 221, 234
Rutin 68, 75, **76**

S

Salz **11**, 38, 40, 42, 45, 47, 55, 58, 76, **85 f.**, 87, 96, 103, 106, 122, 125 ff., 130 f., 145, 148, 153 f., 159, 189, 191, 198, 199, 204 f., 210, **216**, 219, 221, 285
Saponine 67, **70**, 71, 272
Sauerstoff 21, 49, 54, 56 f., 59, 61, 93, 103, **117 ff.**, 127, 130, 147, 156, 162, 166, 201, 223, 276, 288
Säugling 21, 44, 50, 56, 87, 95, 98, 100, 119, 173 f.
Säure 29, 40, 42 f., 44 ff., 59, 126 ff., 137, 150, **153 ff.**, 156 ff., 161 ff., 163 ff., 166, 175, 182, 199, 201, 203 f., 211, 224, 288
Säure-Basen-Haushalt 40, 42, 45, 127, 137, **153 ff.**, 160 ff., 163 ff., 175, 182
Schilddrüse 18, 45, 50, **53**, 55, 73, 102, 165, 175, 176, 197, 213
Schlacken 14, 28, 87, **113**, 117, **125 ff.**, 129, 130, 133, 159, 162 ff., 198, 205, 277
Schleimhaut 14, 30, 50, 76, 101, **118 ff.**, 121, 123, 148, 157, 164, 166, 170, 194 f., 206
Schwangerschaft 18, 31, 36, 39, 50 f., 58 f., 83, **96 ff.**, **171**, 178, 197
Schwefel 21, 43, **46**, 52, 55, 71, 78, 156, 224, 271, 276
Schwingung 12 f., 90, 151
Selbstheilungskräfte 65, **131**, 163
Selen 49, 51, 55, **57 f.**, 61, 102, 183, 216
Silicium 56, **60**
Sommer 108 ff., 114, 141, **142 f.**, 145, 146, 269, 271, 282
Spätsommer 109, **110**, 114
Spritzmittel **10**, 129, 224
Spurenelement 10, 11, 14, 20, 39 ff., **49 ff.**, 61, 64, 85, 97 f., 101, 147, 161, 181 f., 194, 211, 215, 217, 271
Squalen 68, **77**
Stillen 18, 44, 53, 55, 81, **98**, 103, 174, 274
Stillzeit 36, 39, 50, 58, 97, 197
Sulfide 65, 69, **78**
Sulforaphan 67, **73**

T

Tafelwasser **92**, 93
Tagesablauf 101, 200, 206, **219**

Tageszeiten 99, 108
Terpene 68, **76**
Tumor 29, 55, 57f., 64, **65**, 66, 67f., 71ff., 77, 158, 164, 281

U

Übelkeit 53, 55, 66, 81, 82, 98, 206
Umwelteinflüsse **61**, 64, 90
Unfruchtbarkeit 50, 52, 91, 274

V

Verdauung 11, 13ff., **22**, 28, 34f., 45, 65, 70, 76, 80ff., 85, 88, 98f., 101, 103, 106, **110f.**, 114ff., 118ff., 121ff., 125, 132, 135, 138, 141, **143f.**, 147f., 149, 157ff., 160ff., 189, 195, 198, 204, 209f., 212, 220, 224, 272f., 277, **283**
Verhaltensstörung 13, 100
Vitamine 7, 10f., 14, 20, 23f., **29ff.**, 32, 34, 36f., 40f., 43, 47, 61, 64, 66, 69, 73, 75, 97, 102, 106, 111, 120f., 123, 125, 140, 145, 147, 161, 181ff., 189, 194, 203, 215f., 219, 271, 274, 287
Völlegefühl 108, **115**, 141, 158, 203

W

Wasser 9, 14f., 17, 20ff., 27ff., 30, 32, 34, 37ff., 41ff., 47f., 55ff., 67, 72f., 84f., **87ff.**, 90ff., 93f., 98, 100, 103ff., 106, 112f., 116f., 121ff., 125ff., 128ff., 131f., 134, 138, 141, 147f., 151, 153f., 157, 159f., 161f., 180, 182f., 188f., 194f., 196, 199, 201ff., 204f., 207, 211f., 214f., 219, 221, 224, 226, 263, **284f.**, 286, 289
Weichmacher 10
Weißmehlprodukt 114, 116, 155, 176,
Weizen 68, 101, 140, 155, 168, 170, 182, 213
Wildkräuter 155, 233, **271ff.**
Wildpflanzen 130, **271**, 274
Winter 72, 109, **125ff.**, 131, 133, 141, 143, 146, 161, 191, 271f., 274

Z

Zappelphilipp 100f.
Zelle 11ff., 14ff., 23f., 26, 29f., 32f., 35f., 39f., 43ff., 46f., 49, 56f., 60ff., 64ff., 70, 72, 76, 85, 87f., **96**, 102, 115, 117, 120, 126f., 129f., 140, 142, 153, **162f.**, 164, 169, 177f., 179f., 183, 277, 291
Zellsubstanz 15
Zeugung **96**, 97
Zink 49, **50f.**, 54, 58, 61, 68, 97, 101, 102, 116, 182f., 216, 222, 271
Zinkmangel **101**, 116
Zuckerkrankheit 115, 156, **177f.**
Zusatzstoffe 10, 14, 27, 100, 151, 175, 282

Notizen

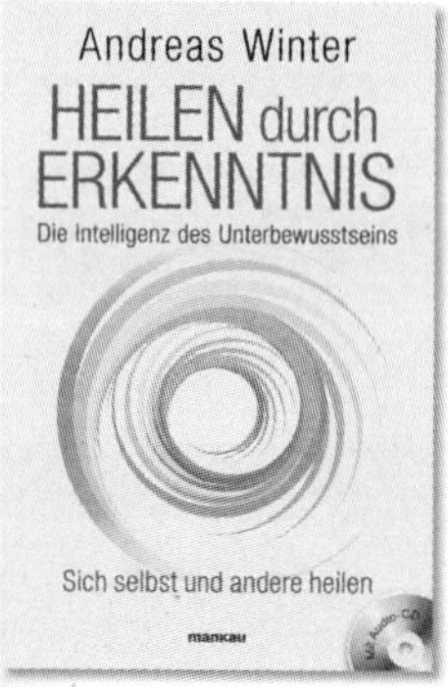

Andreas Winter

Heilen durch Erkenntnis

Die Intelligenz des Unterbewusstseins
Sich selbst und andere heilen

978-3-938396-68-1

„Heilung durch Erkenntnis hat so viele Schätze, die nur darauf warten, den Leser zu erreichen. Allein die zehn Fragen, die das Leben verändern, bringen dich so zu dir selbst, dass du gar nicht mehr vor dir selbst weglaufen kannst."

Connection Spirit

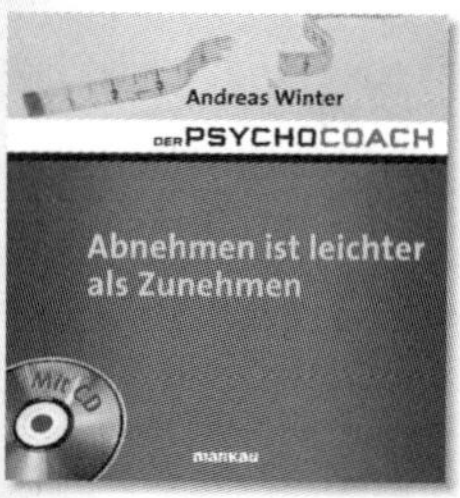

Andreas Winter

Abnehmen ist leichter als Zunehmen

Mit Starthilfe-CD!

ISBN 978-3-938396-12-4

„Das Fazit von Winter, nämlich dass das Gehirn entscheidet, ob wir dick werden oder schlank, hat bei Leserschaft und Medien ein derart großes Echo erzeugt, dass die Erstauflage sofort vergriffen war (...)."

lebenswert

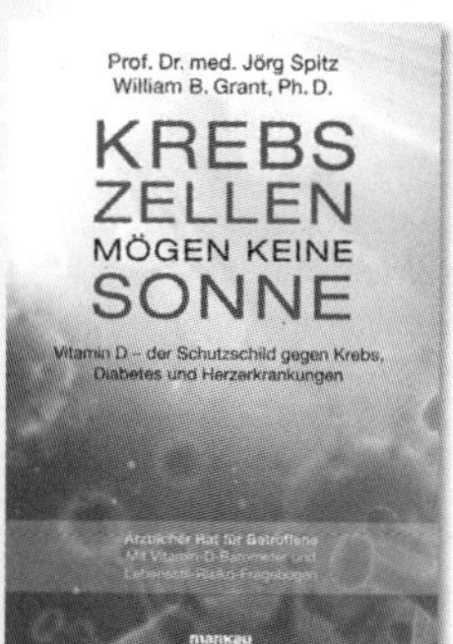

Prof. Dr. Jörg Spitz & William B. Grant, Ph. D.

Krebszellen mögen keine Sonne

Vitamin D – der Schutzschild gegen Krebs, Diabetes und Herzerkrankungen

978-3-938396-64-3

„(...) Die Autoren berichten in diesem Buch die neuesten Forschungsergebnisse und erläutern, wie der eigene Vitamin-D-Spiegel reguliert werden kann. Außerdem geben sie wertvolle Tipps, wie die Heilkraft der Sonne präventiv sowie bei bereits bestehender Erkrankung lindernd eingesetzt werden kann."

Bewusst Sein

Unsere Bücher erhalten Sie bei Ihrem Buchhändler oder über unseren Internetladen:

www.mankau-versand.de

Ein Internetforum mit unseren Autoren, Leseproben, Veranstaltungstipps und unseren Newsletter finden Sie auf:

www.mankau-verlag.de